Muhammad Sheraz Arshad Malik

Visualização de informações e dados médicos

Muhammad Sheraz Arshad Malik

Visualização de informações e dados médicos

ScienciaScripts

Imprint
Any brand names and product names mentioned in this book are subject to trademark, brand or patent protection and are trademarks or registered trademarks of their respective holders. The use of brand names, product names, common names, trade names, product descriptions etc. even without a particular marking in this work is in no way to be construed to mean that such names may be regarded as unrestricted in respect of trademark and brand protection legislation and could thus be used by anyone.

Cover image: www.ingimage.com

This book is a translation from the original published under ISBN 978-620-2-30877-9.

Publisher:
Sciencia Scripts
is a trademark of
Dodo Books Indian Ocean Ltd. and OmniScriptum S.R.L publishing group

120 High Road, East Finchley, London, N2 9ED, United Kingdom
Str. Armeneasca 28/1, office 1, Chisinau MD-2012, Republic of Moldova, Europe
Printed at: see last page
ISBN: 978-620-8-28482-4

DEDICAÇÃO

Dedico os meus humildes esforços a Alá e ao Seu Profeta Hazrat Muhammad (que a paz esteja com ele) por cada momento de misericórdia, bênção e afeto acarinhado.

AGRADECIMENTOS

Antes de mais, gostaria de agradecer a Deus Todo-Poderoso, o mais benéfico, o mais misericordioso e o mais gracioso, pela Sua orientação e providência. Consegui elaborar esta tese graças às bênçãos de Deus Todo-Poderoso.

É para mim uma grande honra e um grande prazer expressar a minha gratidão à minha supervisora, a Professora Catedrática Dra. Suziah Binti Sulaiman, pela sua amável supervisão, encorajamento, sugestões valiosas e discussões esclarecedoras para a realização deste estudo. Manteve-me no bom caminho durante todo o período do doutoramento e deu-me coragem e força nos momentos de angústia e problemas. Gostaria de agradecer ao Professor Associado Dr. Dhanapal Durai Dominic Panneer Selvam, na qualidade de presidente do meu painel do Seminário de Conclusão da Investigação (RCS), ao Professor Associado Dr. Dayang Rohaya Bt Awang Rambli e à Professora Dra. Emy Elyanee Binti Mustapha, na qualidade de membros do painel do RCS, por me terem dado orientações, análises críticas e sugestões de melhoramento desta tese. Estou muito grato, não só ao Departamento de Ciências da Computação e da Informação, mas também à Universiti Teknologi PETRONAS, Malásia, por me ter proporcionado uma bolsa de estudos totalmente financiada para prosseguir os meus estudos de doutoramento e um excelente ambiente de investigação.

Não há palavras para exprimir os sentimentos que tenho pelos meus pais, pelo seu amor, apoio e reza pelo meu sucesso e paciência ao longo deste estudo, especificamente pela minha mãe, que sempre me encorajou dizendo para nunca desistir. Além disso, estou muito grato aos meus irmãos Faraz e Shahbaz por estarem sempre presentes para partilhar os seus ombros. Não podia esquecer a Habiba pela sua paciência, encorajamento e apoio. Estou também grato a um número incontável de familiares, amigos e simpatizantes cujas orações e votos de felicidades são sempre um apoio moral para mim.

RESUMO

A visualização de informações (IV) facilita a exploração de diferentes factos significativos nos registos de saúde electrónicos (EHR) utilizando grupos baseados em eventos para os interessados. Os dados de um único paciente podem ser visualizados de uma forma mais fácil, mas a visualização de vários registos de pacientes leva à complexidade da compreensão da informação devido às diferentes formas do conjunto de dados. Os médicos, enquanto principais, e os administradores de bases de dados (DBA) e os designers visuais, enquanto intervenientes secundários, interagem com a visualização dos dados dos doentes para prestar melhores serviços de cuidados de saúde em hospitais de baixo orçamento. A representação complexa de eventos de base numérica e categórica no EHR provoca dificuldades no manuseamento e na execução de consultas visuais devido a um conhecimento deficiente, a competências menos desenvolvidas, a uma avaliação mais fraca e à ausência de uma perspetiva individual e futura das partes interessadas. As actuais ferramentas e aplicações de IV fornecem um conhecimento mínimo sobre os EHR devido à menor exploração das instalações com base no elevado custo dos recursos informáticos, à ausência de mão de obra informática bem treinada e qualificada nos hospitais, à falta de tempo para compreender e adquirir as competências necessárias para executar consultas visuais a fim de avaliar as informações para políticas futuras.

O CARE 1.0 é um modelo proposto com base nos quatro grupos decrescentes de componentes IV, tais como conhecimentos, competências, avaliação e perspetiva futura para as partes interessadas relacionadas, e mostra uma relação direta intermitente numa consulta visual para a profundidade estereoscópica do EHR. Este trabalho de investigação envolve estudos baseados em inquéritos para a derivação de modelos e o desenvolvimento de protótipos para validar o modelo resultante com a ajuda de entrevistas em grupo. A exploração de objectos visuais com base no espetro só é possível com o envolvimento interativo das três partes interessadas, em vez de se concentrar apenas nos médicos. Com a ajuda de um protótipo em linha, propõe-se um sistema de visualização do futuro mais semântico e com menos lacunas de informação, com uma escala navegável para vários EHR, o que ajuda a responder melhor à necessidade e à emergência dos quatro grupos que são o conhecimento, as competências, a avaliação e a perspetiva futura no modelo proposto, envolvendo três partes interessadas para maximizar a produtividade cognitiva. A divisão baseada em eventos dos registos dos doentes na visualização resultante sonda o conhecimento relevante maximizado que envolve competências personalizadas, facilitando assim uma avaliação viável para a perspetiva individual e futura em múltiplos EHR. O modelo proposto centra-se na representação simplificada da informação necessária sobre o doente em fenómenos baseados em grupos, com uma interface gráfica de utilizador pequena e menos densa, o que leva a acelerar os meios visuais dos gráficos informativos no protótipo. Com o feedback do grupo de especialistas associados, observa-se conclusivamente que o conhecimento IV converge a relação de competências e avaliação, enquanto as competências afectam o aumento da avaliação e a perspetiva futura de utilização dos EHR. Simultaneamente, o modelo proposto representa que o conhecimento, as competências, a avaliação e a perspetiva futura estão intermitentemente ligados para apoiar a implementação bem sucedida de IV para dados temporais em múltiplos EHR.

ÍNDICE DE CONTEÚDO

LISTA DE ABREVIATURAS

S.No	Abbreviation	Detail
1	ARRA	American Recovery and Reinvestment Act
2	AVO	Abstract Visualization Object
3	CDSMP	Chronic Disease Self-Management Program
4	CM	Conceptual Model
5	CML	Conceptual Modeling lanaguage
6	CP	Clinical Pathways
7	CPR	Computer Based Patient Record
8	DOM	Domain Object Model
9	DVCS	Distributed Version Control System
10	EA	Enterprise Architect
11	EFA	Exploratory Factor Analysis
12	EHR	Electronic Health Record
13	EMR	Electronic Medical Record
14	EPR	Electronic Patient Record
15	EUP	EHR Usability Protocol
16	HCI	Human Computer Interaction
17	HIPPA	Health Insurance Portability and Accountability Act
18	HITECH	Health Information Technology for Economic and Clinical Health
19	IPBC	Interactive Parallel Bar Chart
20	iPHR	Intelligent Personal Health Record
21	IRA	Information Requirement Analysis
22	ITAM	Integrated Technology Acceptance Model
23	ITIL	Information Technology Infra structure Library
24	IV	Information Visualization
25	NFA	Non Finite Automaton
26	NLP	Neuro Linguistic Programming

27	OWL	Web Ontology Language
28	PHP	Hypertext PreProcessor
29	PHR	Personal Health Record
30	PMDC	Pakistan Medical and Dental Council
31	RDF	Resource Descriptive Framework
32	REST	Representational State Transfer System
33	SDLC	System Development Life Cycle
34	SSM	Soft Systems Methodology
35	SVM	Support Vector Machine
36	SWRL	Semantic Web Rule Language
37	TAM	Technology Acceptance Model
38	UML	Unified Modeling Language
39	VAS	Visual Analytic System
40	VCS	Version Control System

CAPÍTULO 1

INTRODUÇÃO

1.1Visão geral

Neste capítulo, é explicada uma breve definição de Sistema Analítico Visual (SVA), Visualização de Informação (IV), Registos de Saúde Electrónicos (RSE) e o envolvimento das contribuições de diferentes partes interessadas. Este capítulo fornece uma visão geral sobre as diferentes aplicações de Visualização de Informação e destaca os antecedentes sobre o problema da lacuna de compreensão da interpretação de dados para os principais interessados. Este capítulo também descreve o problema de investigação, os objectivos primários e secundários, as questões de investigação e explica a solução proposta.

1. 2Sistema de análise visual

O Sistema Analítico Visual **(SVA)** é uma combinação de técnicas de análise automatizada com visualização de informação para uma derivação eficaz de conhecimentos, relação de dados e decisões sobre conjuntos de dados muito grandes e complexos[1, 2]. O SVA tem um nível de importância mais vasto devido ao seu significado funcional estratégico, ao fornecimento de análises de apoio à decisão e à compreensão de tendências influentes de dados passados em múltiplos domínios diversificados, como a indústria, a educação e a investigação. Os SVA permitem obter mais informações sobre a abstração de processos, associando representações interactivas de dados para raciocínio analítico. A Figura 1.1 apresenta uma imagem em torno desta definição, que é descrita e realçada com referência ao utilizador, ao conhecimento, à representação de dados em bruto e ao feedback relacionado com as dimensões.

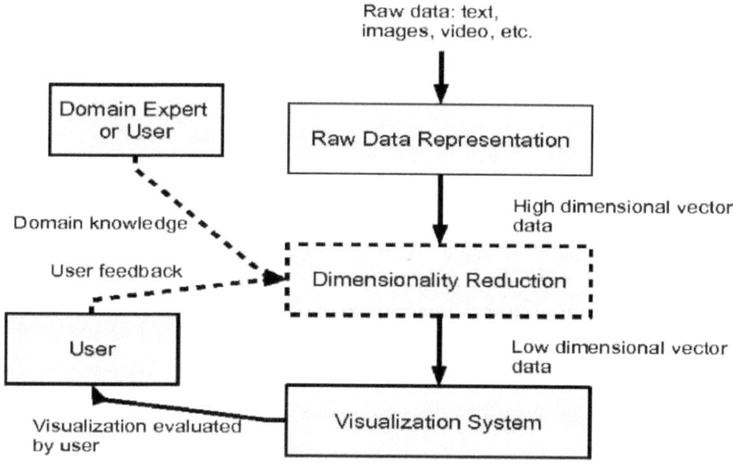

Figura 1.1 Representação estrutural do SAV [3]

A Figura 1.1 mostra como um utilizador interage com um sistema analítico visual relacionado com o conhecimento do domínio. Após a análise dos dados com este sistema, surge uma representação resumida dos dados, que normalmente se encontra num formato pictórico ou gráfico. O utilizador examina e observa esta representação gráfica e compara-a com o conhecimento do domínio, com pressupostos pré-decididos ou com a criação de novas ideias, começando assim a explorar o sistema de forma interactiva. Diferentes parâmetros nos gráficos relacionados com o conhecimento do domínio são definidos ou ajustados com base nos requisitos e definições de escolha e ajudam a modificar os pressupostos do conhecimento do domínio do utilizador. Esta sessão interactiva e este conjunto de actividades são determinados como uma abordagem de sistema analítico visual que estabelece uma linha ténue entre a visualização de informações e a aprendizagem automática ou o sistema de apoio à decisão. Mas como este sistema é totalmente composto por alguns componentes importantes, como a visualização de informação, os gráficos, a aprendizagem automática, a interação homem-computador (IHC) e o conhecimento específico do domínio, também é necessário um breve conhecimento e compreensão destes domínios.

1. 3Visualização da informação

A Visualização de Informação (**IV**) é definida utilizando a definição de Visualização como uma imagem ou modelo mental sob a forma de gráfico e uma forma visual de representação que permite que as técnicas de interação tirem partido da ampla largura de banda do olho humano para a mente, permitindo aos utilizadores ver, explorar e compreender grandes quantidades de informação de uma só vez[4][58][105]. Outra definição diz que a visualização de informação envolve a criação de abordagens para transmitir informação abstrata de forma intuitiva[5]. O famoso mantra da visualização de Schneiderman *"primeiro a visão geral, o zoom e o filtro, depois os pormenores a pedido"*[6, 7] é o sentido chave por detrás da derivação de uma visualização básica.

A visualização da informação proporciona diferentes formas de representar, organizar e transformar dados numa forma que permite uma interação humana frequente e mais fácil para implicação. Isto ajudará na análise de dados com base na sua exploração em raciocínio puro, ajudando assim os utilizadores a desenvolver a compreensão das estruturas e ligações nos dados, transmitindo os efeitos imediatos e a interação na visualização resultante[8]. A visualização da informação é um conjunto de tecnologias que utilizam a computação visual para ampliar a cognição humana com informação abstrata[9]. A visualização da informação promete ajudar-nos a acelerar a compreensão e a ação num mundo de volumes de informação cada vez maiores[9]. O objetivo da visualização da informação é ampliar o desempenho cognitivo e não apenas criar imagens interessantes. As visualizações de informação devem fazer pela mente o que os automóveis fazem pelos pés [2].

A Visualização de Informação está categorizada em diferentes sub-ramos, tais como Visualização de Dados, Visualização de Software, Visualização Geográfica, Visualização de Patentes e Informática Visual. Estes subcampos utilizam as mesmas caraterísticas do campo principal que é a Visualização de Informação e têm a mesma estrutura de componentes dentro do domínio resultante que está a ser utilizado na sua implementação prática utilizando gráficos, cores, padrões e esquemas. A definição de dois termos aqui são Informação e Visualização que, em conjunto, combinam estas duas palavras, incluindo as seguintes definições como Informação é definida como uma sequência de símbolos que podem ser interpretados como uma mensagem. A visualização da informação pode ser uma forma de sinais, ou transmitida como sinais ou ondas [10]. Há muitas outras definições descritas por diferentes investigadores, mais relacionadas com os campos desmultiplicados de aplicações gráficas e de TI para uso quotidiano, que vão desde a bolsa de valores aos resultados dos exames dos alunos, passando pela representação da densidade populacional e dos carris dos caminhos-de-ferro, até ao mapeamento de estradas ou rotas aquáticas. Por vezes, a IV é um campo mais vasto de representação de dados, referido em termos de visualização de dados, que abrange uma menor largura de banda no espetro semiótico.

A visualização de dados é definida como um estudo da representação visual de dados ilustrados como *"informação que foi abstraída de alguma forma esquemática, incluindo atributos ou variáveis para as unidades de informação"* [9]. A Visualização de Informação **(IV)** fornece as melhores representações visuais interactivas de dados abstractos para reforçar a cognição humana: assim, ajuda o utilizador a obter informações diretas sobre a estrutura interna dos dados e as suas relações diretas e indirectas [11-15]. Existem várias definições de sistemas analíticos visuais no que diz respeito às perspectivas dos utilizadores. Mas, de uma forma muito simplificada, os sistemas analíticos visuais ajudam a relacionar a informação através do processamento de dados e dão a forma mais simples, mais fácil e mais compreensível a uma forma corragada, adjunta, multidimensional e ambígua de dados complicados e conflituosos. As caraterísticas mais salientes de um SAV são a deteção precoce de anomalias esperadas nos dados, a compreensão mais fácil dos resultados e a aceleração da eficiência do apoio à decisão para acções como as soluções de cuidados de saúde, tal como é focado nesta tese.

1. 4Registo de saúde eletrónico

Conjuntos de dados grandes e complexos são representados de forma organizada graficamente para compreender os significados básicos do contexto e da relação da informação utilizando a visualização da informação. Os registos de saúde electrónicos **(EHR)** ou os ficheiros de histórico dos doentes são sistemas já existentes que são incorporados por médicos e especialistas médicos para diagnosticar, analisar e sugerir medidas de garantia de qualidade médica para um ou vários doentes. Os sistemas de análise visual ajudam no desenvolvimento de decisões, na configuração de estratégias e na análise rápida de diferentes classes de dados. Os dados podem ser categóricos temporais, ou seja, o número de visitas de doentes às UCI (Unidades de Cuidados Intensivos), ou numéricos, podendo ser números, textos, imagens ou gráficos. Diferentes sistemas complexos de bases de dados em linha, que incluem sobretudo motores de busca como o Yahoo, o Google e o MSN, juntamente com sistemas de registos automatizados, por exemplo, registos de saúde electrónicos e sistemas de TI organizacionais simples a complexos, adquirem agora, em grande medida, representações de dados baseadas em ferramentas IV. Isto ajuda a compreender melhor as tendências comerciais, o apoio estratégico e as políticas de decisão [16]. Os cuidados de saúde da Malásia designam os RSE por PHR (Registo de Saúde Pessoal) ou iPHR (Registo de Saúde Pessoal Inteligente) para transportar toda a informação relacionada com a saúde dos doentes.

Os EHR são registos de doentes com diferentes tipos de informações sobre os doentes. Funcionam como ficheiros de doentes, à semelhança dos registos num ambiente informático, com informações estáticas sobre os doentes, como o nome, a identificação, a fotografia, o sexo, a idade e outras informações dinâmicas, como a data de entrada, a alta, a situação médica atual ou passada. Estes registos também contêm informações do médico sob a forma de sintomas, estado geral de saúde, pormenores da visita, resultados, relatórios de testes, medicação e tratamento sugerido. Os registos informáticos dos doentes são também designados por EMR (Electronic Medical Records), PHR (Personal Health Record), EPR (Electronic Patient Record) e CPR (Computer based Patient Record) [17]. As recentes legislações federais, os avanços nas leis da saúde e a tecnologia, como a Lei da Recuperação e Reinvestimento Americana (ARRA) e a Lei da Tecnologia da Informação da Saúde para a Saúde Económica e Clínica (HITECH), apoiam fiscalmente a adoção de sistemas de registos de saúde electrónicos (EHR) como soluções de tecnologias da informação da saúde (HIT) que podem ter um impacto positivo na qualidade dos cuidados de saúde a diferentes níveis das práticas clínicas [17, 18]. No entanto, continua a haver uma diferença válida entre os EMR e os EHR: "*O EMR representa uma versão eletrónica do registo do consultório médico em papel, limitada apenas à informação desse ambiente. O EHR, por outro lado, representa a informação cumulativa relativa a um indivíduo/paciente específico através do espetro de fontes de dados. Isto inclui, mas não se limita a, informação de múltiplos EMRs de diferentes consultórios médicos; informação sobre medicação e alergias de farmácias, companhias de seguros e outras fontes; informação de laboratório e radiologia de diferentes locais; e até dados introduzidos pelo doente a partir de um Registo de Saúde Pessoal (PHR)...*" [19].

Existem dois tipos diferentes de CDI utilizados pelo IV para a apresentação dos dados dos doentes.

a) CDI único do doente

   Este tipo de registo de doentes contém um único registo de doente, incluindo o nome do doente, a localização, o sexo, as visitas anteriores, os sintomas de identificação da doença e os testes ou outras recomendações[39].

b) CDI para vários doentes

   Esta forma de registos de dados contém informações relativas a mais do que um doente e o conjunto de dados contém informações relativas a dois ou mais nomes de doentes, ID, sexo, visitas anteriores, pormenores sobre doenças e notas médicas ou resultados de testes. É utilizado para comparar quando é necessário efetuar uma comparação com base no médico ou noutras questões relacionadas com a política [40, 41].

Os registos de saúde electrónicos funcionam de forma semelhante aos ficheiros tradicionais dos doentes e os ficheiros de registo dos doentes continuam a ser o mesmo método adotado na maioria dos hospitais públicos para manter os registos dos doentes junto à cama ou com o pessoal de serviço no armário. Mas com a utilização dos computadores e da tecnologia na indústria da saúde, esta está também a aumentar e a desempenhar um papel positivo na melhoria e elevação dos padrões de saúde e na disponibilização de instalações, não só para os médicos e administradores, mas também para os doentes, as companhias de seguros e todos os outros intervenientes direta e indiretamente associados [20]. Quase todos os hospitais têm a sua própria base de dados, de maior ou menor dimensão, gerida por profissionais de TI locais, como administradores de bases de dados (DBA) e designers visuais, ou por serviços subcontratados ou geridos centralmente por diferentes fornecedores. Uma vez que os dados contidos nestes registos consistem em informações numéricas e categóricas, ou seja, números estáticos, como datas, batimentos cardíacos por minuto, etc., ou leituras da tensão arterial, visitas anteriores ao hospital, períodos de tratamento ou quaisquer outros resultados de operações e notas especificadas pelos médicos. A informação é muito útil não só para os médicos experientes, que passaram algum tempo nos hospitais, mas também para formar os novos estagiários ou os médicos menos experientes que trabalham nas enfermarias de urgência, nos blocos operatórios, nos doentes externos e noutras instalações privadas. Os médicos fazem a sua primeira interação com o doente utilizando a informação através destes registos, que anteriormente eram adoptados através de ficheiros de doentes, agora substituídos por computadores e dispositivos portáteis para informação do doente. Dado que estas informações vão desde os simples sintomas de uma doença comum ou de uma perturbação gástrica até ao estado crónico mais complicado do doente, os médicos têm de prestar especial atenção aos diferentes factos de informação contidos nestes registos.

1. 5Descrição do problema

Os sistemas analíticos visuais fornecem as dimensões exploratórias na visualização da informação, uma vez que permitem aos utilizadores primários, como médicos, designers e colaboradores, compreender melhor as consultas temporais e não temporais, a análise diferencial e as decisões validadas [21]. À medida que os repositórios de dados aumentam tanto em tamanho como em intangibilidade, as aplicações analíticas visuais existentes reflectem uma implementação deficiente da visualização da informação em termos de análise exploratória, representação cognitiva eficaz do utilizador e modelação de processos orientados para o utilizador. Para resolver este tipo de problemas, foram desenvolvidos diferentes modelos e quadros de visualização da informação com novas formulações, tais como a integração da informação de entidades individuais em níveis únicos e multiníveis para contextualizar melhor a sua importância nas relações entre o utilizador e a transformação de dados [6].

Os sistemas de CDI existentes lidam sobretudo com a entrada de dados, a recuperação, a disponibilidade e as representações numéricas baseadas em consultas, mas carecem de uma análise temporal abstrata, de uma menor densidade de informação e de processos exploratórios deficientes devido à complexidade das aplicações IV [7][26]. As ferramentas de visualização existentes ajudam os médicos a representar os dados dos registos clínicos electrónicos utilizando a visualização interactiva apenas para cenários específicos, como Midgaard[22], Lifelines[7], Web-based interactive Visualization Systems[23] e VIE-VISU[24]. As aplicações de visualização dos registos médicos de saúde, como a Lifeline2[25], já tentaram resolver vários problemas de análise dos dados dos pacientes médicos. Dado que a representação dos dados dos registos de saúde electrónicos se torna complexa devido à agregação de tipos de dados categóricos e numéricos, à dependência espacial e à heterogeneidade, não existe uma solução de visualização extensiva que possa generalizar totalmente os requisitos dos médicos principiantes e menos experientes para a utilização de aplicações de visualização. As actuais ferramentas de IV não têm capacidade para substituir totalmente os actuais ficheiros baseados em EHR devido a formatos de dados diferentes e não normalizados, a múltiplas localizações de armazenamento de dados, a uma análise visual complicada de compreender e a uma menor extensibilidade de exploração devido à não disponibilidade de opções de feedback por parte dos médicos para utilização futura[26] [73].

Os sistemas IV existentes em matéria de história clínica ainda carecem de muito trabalho no que diz respeito ao processo de exploração pormenorizada e aprofundada de registos individuais ou de entidades múltiplas, tal como é exigido pelos médicos principiantes em unidades de emergência para acompanhar a história de um acontecimento, manter a história e interligar as informações[22]. Os sistemas actuais não podem fornecer um suporte alargado para os dados numéricos e os dados temporais ao mesmo tempo, uma vez que nos registos dos doentes ambos os tipos de informação provêm de um processo bem versado e é necessário um sistema analítico orientado para as entidades que ajude os utilizadores a utilizá-lo com múltiplos formatos e tipos de dados.

Uma vez que os quadros actuais carecem de representação dos dados analisados com base nas experiências cognitivas e no feedback do utilizador, o resultado é uma informação densa e detalhada. Estes pormenores são complexos no que diz respeito à perspetiva do utilizador final, ou seja, os médicos recém-especialistas que podem necessitar sobretudo de uma informação relativa a uma determinada secção dos registos existentes [27-30]. As ferramentas de IV existentes não fornecem qualquer tipo de suporte dinâmico ou em tempo real para dados em linha, o que é extremamente importante para o tipo de aplicações mais recentes baseadas na redução do fator tempo para minimizar o processamento da informação para representação analítica perante os médicos [6, 28, 31].

Os diferentes sistemas de bases de dados relacionados com os sistemas de registo de dados electrónicos, os conjuntos e os tipos de dados já apresentam muitas complexidades de processamento nas suas entradas cognitivas e comportamentais no que diz respeito aos médicos, administradores de bases de dados e designers visuais para o tratamento de consultas temporais e não temporais. As actuais visualizações de EHR carecem de vastas áreas para representar o conhecimento dos detalhes de diagnóstico dos doentes, simplificar a avaliação interactiva das competências operacionais sobre o historial dos doentes e ajudar a perspetivar a utilização futura desta ferramenta. A ausência de envolvimento dos profissionais de saúde e de TI no desenvolvimento e na conceção dessas ferramentas resulta em soluções complexas e não fáceis de utilizar, o que cria uma lacuna funcional para compreender, operar e avaliar as necessidades de IV para utilização futura em múltiplos EHR. Esta lacuna também se deve à falta de intercâmbio de informações entre as três partes interessadas, a deficiências de formação e a uma fraca interação com os sistemas IV.

1.5. 1Declaração do problema

As aplicações IV existentes nos CDI fornecem informações incompletas devido a procedimentos operacionais complicados, criando assim uma lacuna de interpretação para os registos de saúde electrónicos.

A agregação de dados numéricos e categóricos temporais heterogéneos do EHR conduz a formatos de dados densos e não uniformes nas aplicações IV. A exploração deficiente e as técnicas operacionais difíceis para executar consultas visuais resultam num apoio nulo ou reduzido à análise dos significados dos dados dos doentes para as partes interessadas com experiência mínima em IV. Isto cria falhas na compreensão, operação, filtragem, análise e ampliação dos factos baseados em eventos de múltiplos EHR, como já foi referido por [20][67][73][78]. A indisponibilidade de interconexão entre estas áreas gera significados diferentes de eventos de cuidados de saúde semelhantes, como a utilização de medicamentos, o que reduz a aplicação de ferramentas IV nos CDI.

1.6Objectivos e questões de investigação

Os objectivos primários e secundários da presente tese são os seguintes

1.6.1Primeiro objetivo

Propor um modelo integrado de processo IV para melhorar a análise da visualização dos registos de saúde electrónicos.

1.6. 2Questões de investigação

Assim, colocam-se as seguintes questões de investigação.

RQ 1. Quais são as áreas de deficiência na representação de dados de pacientes envolvendo a Visualização de Informação para múltiplos Registos de Saúde Electrónicos no que diz respeito às partes interessadas primárias e secundárias?

As partes interessadas, tanto primárias como secundárias, não dispõem de informações, de utilização, de fragilidades operacionais e de perspectivas de procura futura sobre o IV no EHR. A identificação das áreas mais fracas e deficientes no que respeita ao IV nos médicos, DBA e designers ajudará a encontrar uma solução para esta questão.

RQ 2. Quais são os componentes relacionados com a informação e os serviços na Visualização de Informação relativos a múltiplos EHR?

A segregação e o agrupamento de factores relacionados com a IV associados a múltiplos EHR ajudarão a definir e a fornecer uma linha de orientação para o desenvolvimento de uma solução IV padronizada e melhor, abordando esta questão. Esta questão de investigação centra-se em destacar o grupo mais vasto de factores de IV, a fim de melhor compreender e mapear as necessidades das diferentes partes interessadas através do desenvolvimento de um quadro teórico.

RQ 3: Como é que diferentes áreas da Visualização de Informação podem ser inter-relacionadas para uma representação simplificada de múltiplos EHR?

Esta questão de investigação explica como é que a relação entre as diferentes áreas IV pode ser identificada e validada utilizando uma visualização mais fácil e mais simples para múltiplos EHR envolvendo todas as partes interessadas que utilizam uma solução IV. A resposta à questão de investigação 3 ajudará a realçar a necessidade de validação das necessidades dos médicos utilizando uma ferramenta IV mais fácil e mais simples em hospitais com orçamentos reduzidos e com uma formação menor e mais reduzida.

1.6. 3Objectivos secundários

Com base nas questões de investigação e no que diz respeito aos seus pormenores, surgem os seguintes objectivos secundários.

> Identificar as principais áreas de deficiência de IV entre médicos, DBA e Designers Visuais na compreensão do mesmo domínio das consultas visuais.

> Desenvolver um quadro teórico para simplificar a representação dos pormenores da análise dos dados dos doentes para responder às necessidades actuais e futuras dos médicos e de outras partes interessadas que utilizam aplicações IV para facilitar as práticas de cuidados de saúde.

> Desenvolver um protótipo que possa funcionar como um modelo para melhor preencher as lacunas de compreensão da visualização para todos os intervenientes, incluindo profissionais médicos e de IV.

1.7 Âmbito de aplicação

O âmbito desta tese é a utilização de IV por médicos novos e menos experientes nos países em desenvolvimento para explorar a interpretação eficiente do EHR. Este trabalho de investigação centra-se nas reacções de três partes interessadas importantes para o IV em CED, nomeadamente médicos, DBA e designers visuais, devido à ausência de profissionais de informática no domínio da saúde [15, 32, 33]. A maior parte dos hospitais públicos não dispõe de profissionais da informação sanitária com conhecimentos médicos e informáticos, pelo que a incorporação de vários profissionais ajuda a facilitar uma melhor solução de IV para as necessidades actuais e futuras. As actuais ferramentas de IV abordam o conjunto de conhecimentos ou a melhoria do conjunto de competências dos médicos e muito poucos referiram ter efectuado uma avaliação, mas a um nível reduzido e sem perspetiva de futuro devido à falta de infra-estruturas. Surge assim a necessidade de um modelo integrado que deve englobar o agrupamento de caraterísticas de IV relacionadas com conhecimentos, competências, avaliação e perspetiva futura individual, tendo em conta que os médicos recém-formados têm menos conhecimentos sobre a eficácia dessas ferramentas na análise de diagnóstico de dados de saúde.

1.8Modelo e integração do modelo concetual

Os modelos de sistemas de informação podem ser de tipo concetual, lógico, de dados e físico e cada um deles tem definições diferentes. O ***modelo concetual*** é explicitamente escolhido para ser independente das preocupações de conceção ou implementação, por exemplo, concorrência ou armazenamento de dados [34]. O modelo concetual tenta clarificar vários termos ambíguos e a interpretação de problemas relacionados com esses termos e conceitos, tal como sugerido neste trabalho na secção seguinte. O modelo IV integrado proposto neste trabalho de investigação evita confundir as partes interessadas associadas à fase de conceção e de solução, uma vez que envolve a interpretação da compreensão do processo e a simplificação do EHR para os médicos que interagem com competências minimizadas e uma melhor avaliação numa perspetiva futura.

A modelação de dados é um processo intrigante utilizado para definir e analisar os requisitos de dados desejados para apoiar os processos empresariais no âmbito das necessidades empresariais. Assim, o modelo de dados envolve normalmente não só os peritos em modelação de dados, mas também as partes interessadas da empresa e os potenciais utilizadores do sistema de informação[35].

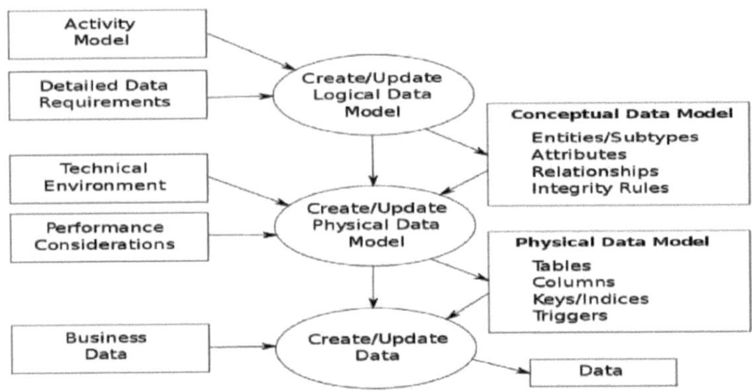

Figura 1.2: Integração do modelo concetual e do modelo de dados com os dados[35]

O modelo que vai ser discutido nesta tese é uma combinação da modelação de dados e do modelo concetual, uma vez que inclui os pormenores e os requisitos das entradas e dos processos de todos os intervenientes. Normalmente, para a visualização do EHR num SAV, há três partes interessadas envolvidas direta e indiretamente. Os médicos são os principais intervenientes, enquanto os DBA e os designers visuais são os intervenientes secundários. Os médicos são os utilizadores diretos desses sistemas SAV para inferir dados utilizando os seus requisitos de processo e os DBA ou os Designers Visuais são o suporte principal dos seus processos, tratando também das funções completas no âmbito dos processos principais do sistema para obter dados de saída. A Figura 1.2 apresenta um exemplo de integração e uma breve compreensão dessa integração, com base num formato generalizado.

1. 9Contribuição da investigação e CARE 1.0

Esta investigação contribui para o fornecimento de um modelo integrado de IV CARE1.0, combinando, agrupando e integrando os diferentes aspectos do conhecimento de diagnóstico, das competências operacionais simples, da diversidade de compreensão na avaliação de dados de múltiplos pacientes e da perspetiva dinâmica futura para a utilização de EHR com médicos. O modelo IV incorpora também uma integração de diferentes disciplinas, por exemplo, conjuntos de bases de dados médicas, IHC, visualização da informação e análise das necessidades, devido à inexistência de uma solução deste tipo, bem como uma solução analítica da informação complexa para melhorar os actuais sistemas de cuidados de saúde. Isto ajudará os médicos a melhorar as abordagens de diagnóstico para melhorar os cuidados aos doentes, bem como outros utilizadores para as necessidades e tendências futuras, não só nos domínios médicos mas também noutras ciências fundamentais para investigação e exploração futuras. Além disso, servirá para ajudar os profissionais de TI, incluindo DBAs e designers, a conceber um sistema analítico visual baseado na colaboração dos requisitos dos utilizadores, na integração de modelos anteriores de diferentes disciplinas, bem como uma base para os investigadores da visualização de informações para essas futuras aplicações.

Este modelo facilitará aos utilizadores a resolução de questões temporais e não temporais na utilização de uma ferramenta IV para processar a informação do doente, tanto em representação offline como online, como na Internet ou num sistema autónomo. Isto também levará a determinar a solução com base nos seus comportamentos cognitivos e no conjunto de acções referenciadas, tal como referido em [73]. O quadro resultante ajudará a determinar os requisitos de uma ferramenta de aplicação em várias fases que ajudará os conceptores a facilitar a gestão dos conhecimentos dos médicos e dos especialistas em medicina a alinhar e a conciliar o seu percurso de representação dos dados actuais com base no conjunto de dados autenticados que desejam. O resultado deste trabalho apresenta-se sob a forma de um protótipo IV para a visualização de EHR utilizando o CARE 1.0 como modelo, com base nos contributos de três intervenientes: médicos, profissionais de bases de dados e designers visuais que trabalham no mesmo domínio. As caraterísticas mais importantes deste protótipo de aplicação e abordagem são a simplificação, os pormenores diretos, a facilidade de compreensão e o funcionamento da ferramenta IV para utilização pelos médicos com pouca ou nenhuma formação e em hospitais de baixo orçamento.

1. 10Organização da tese

Esta tese de investigação começa com o Capítulo um, que descreve a introdução sobre Sistemas

Analíticos Visuais, Visualização de Informação, Registos de Saúde Electrónicos, antecedentes, descrição e declaração do problema, questões de investigação, objectivos primários e secundários, bem como a proposta de solução para este problema de forma resumida.

O segundo capítulo trata da revisão da literatura que abrange o trabalho anterior de diferentes pessoas, organizações e universidades que trabalharam no domínio semelhante da IHC relacionado com a visualização de informações e o desenvolvimento de modelos, aplicações e ferramentas de visualização de EHR. Estas abordagens, modelos e ferramentas de IV para EHR ou campos estreitamente relacionados são descritos e estão mais associados a diferentes conjuntos de dados, interface gráfica do utilizador (GUI), funcionalidade, comportamento estrutural e capacidades de interação com os intervenientes, bem como aos seus diferentes componentes. Neste capítulo, descrevem-se trabalhos anteriores que estão mais estreitamente relacionados com dados de um ou vários doentes e com a sua visualização.

O terceiro capítulo explica a metodologia e os pormenores dos três estudos realizados entre as três partes interessadas participantes, que se dividem em partes interessadas primárias, ou seja, médicos, e partes interessadas secundárias, que são profissionais de bases de dados e designers visuais. O capítulo descreve a abordagem e a forma de realizar os estudos entre as três partes interessadas para recolher os requisitos, as lacunas e as suas exigências.

O quarto capítulo apresenta o modelo resultante, a sua integração e componentes e a descrição das suas partes, bem como a descrição geral do CARE 1.0. Esta secção também destaca os componentes do modelo e as suas diferentes áreas de exploração. Indica igualmente o nível de utilização e a área de funcionalidade para os três intervenientes supramencionados neste trabalho. Este capítulo descreve ainda a ferramenta protótipo desenvolvida para explicar e apoiar a ideia deste modelo e os seus componentes de funcionamento e respectivos pormenores.

O quinto capítulo descreve o protótipo de visualização resultante, a sua integração e componentes e a descrição das suas partes, bem como a descrição geral relacionada com o modelo CARE 1.0. Esta secção também destaca os componentes do protótipo com referência a três partes interessadas, como Médicos, DBA e Designers Visuais. Este capítulo descreve igualmente os processos de criação de relatórios numéricos e de visualização para diferentes tipos de consultas visuais executadas por diferentes intervenientes.

Este capítulo também destaca os resultados dos três estudos e explica os resultados dos três estudos individualmente, bem como a comparação entre eles, tanto em formato gráfico como em padrões estatísticos, para compreensão do leitor e de outros investigadores. Os resultados são descritos para apoiar não só o desenvolvimento, mas também para realçar as áreas deficientes, os pontos fortes e a necessidade de uma abordagem baseada no conhecimento no futuro, tanto em métodos qualitativos como quantitativos.

O sexto capítulo apresenta as conclusões e a discussão sobre os resultados, as limitações e os inconvenientes, bem como as perspectivas de trabalho futuro para este modelo. Propõe-se também a utilização deste modelo noutras indústrias ou em domínios semelhantes para uma melhor compreensão e exploração das caraterísticas de interoperabilidade.

A última parte da tese abrange o resumo do trabalho e o apêndice que consiste num exemplo de questionário para três partes interessadas, código de programa, perguntas de entrevista, resultados estatísticos e gráficos.

CAPÍTULO 2

REVISÃO DA LITERATURA E TRABALHOS RELACIONADOS

Este capítulo apresenta o trabalho relacionado no domínio da Visualização de Informação relacionado com um ou vários EHR para dados temporais e não temporais. O objetivo deste capítulo corresponde diretamente aos objectivos definidos no primeiro capítulo, como se segue;

> Identificar as principais áreas de deficiência de IV entre médicos, DBA e Designers Visuais na compreensão do mesmo domínio das consultas visuais.

A visualização de dados temporais também está a ser utilizada noutros domínios relacionados, como a aviónica, a previsão meteorológica, os motores de busca na Web e domínios de missão crítica. A intenção é fornecer uma revisão de base dos trabalhos anteriores de diferentes investigadores sobre modelos de VAS, aplicações IV e desenvolvimento de ferramentas e os seus resultados em áreas semelhantes, a fim de alcançar e apoiar os objectivos de investigação especificados no capítulo 1.

A discussão neste capítulo engloba os diferentes modelos, ferramentas, estruturas, bem como técnicas utilizadas em VAS baseados em IV para a exploração de EHR de um e múltiplos pacientes. Esta tese é um esforço para englobar o trabalho relacionado com os estudos de pormenor para ferramentas de visualização em EHR.

2. 1Visualização de informação em EHR

Os mapas de árvores são uma abordagem utilizada na visualização da hierarquia de dados apresentados em diferentes segmentos com duas abordagens diferentes, ou seja, fatia a fatia e algoritmo de cima para baixo [37]. Ambas as abordagens estão a ser utilizadas com base no tamanho e peso da entidade existente nas áreas de interface. A primeira abordagem é utilizada para desenhar caixas, enquanto a segunda é utilizada para deslocar e mover a página para baixo com base na limitação finita da entidade. O algoritmo descendente tem limitações em termos de resolução horizontal na apresentação dos objectos visuais. Nesta abordagem, os investigadores também separaram os nós de representação dos objectos com base no peso, tamanho e dimensões. Devido à criação de compensações nestes nós, é efectuado um redimensionamento e os nós importantes são representados através da utilização de animação baseada no tamanho, peso e na sua relação com os nós de compensação e os nós de informação de origem. O zoom, os sinais textuais, as consultas e a solução de problemas de proporção de aspeto utilizando áreas não rectangulares são abordagens diferentes tentadas para atrair a atenção do utilizador no domínio da visualização de dados. A utilização de cores nas interfaces, com destaque para os nós, e a procura de informações na estrutura de diretórios, como os ficheiros de diretórios, é uma das soluções que se adapta à perceção do utilizador para um determinado ficheiro. No entanto, à medida que a variação dos dados aumenta, esta abordagem mostra limitações para o mapeamento em profundidade, tal como sugerido pelos investigadores para realçar em futuras aplicações IV.

2.1. 1Divisão de dados taxonómicos IV

É também proposta uma divisão taxonómica unificada para a representação do IV com base em cinco factores: **dados, tarefa, interatividade, nível de competência e contexto** [22]. **Os dados** são uma representação abstrata do IV, sendo outros subfactores, como os tipos de dados, a relação entre os dados e a sua estrutura relacional, considerados como os primeiros factores taxonómicos importantes num quadro do IV. Os tipos de dados podem ser *objectos, atributos e meta-informação*, sendo os dois primeiros **dados de baixo nível** e os últimos **dados de alto nível**. As relações entre os dados podem ser **lineares, circulares, em árvore ordenada, em árvore não ordenada e em hiperespaço. A tarefa** é também definida como o que os utilizadores pretendem alcançar ou obter. Está dividida de acordo com a mesma teoria de Shneiderman dos factores de tarefa, tais como "*visão geral, zoom, filtro, detalhe a pedido, relacionado, histórico e extração"[7, 33] [33]*. O fator de **interatividade** está relacionado com a sensação do utilizador de compreender o sistema onde se encontrava e onde pretende chegar a partir de um ponto de partida. Este é outro fator importante que ajuda nos pormenores taxonómicos do quadro IV, uma vez que se relaciona com os dados e as tarefas para transformar a informação IV.

2.1.2IV Divisão baseada em factores

Foi proposto um conceito semelhante de divisão em factores IV na linha do tempo contra a interatividade com coerência de visualização para dados de um único doente[12]. Pode ser dividido em *manual, mecanizado, instruível, dirigível e automático*. **O fator de competência** é considerado como um fator de qualidade para o resultado exigido pelo utilizador. Assim, desde o nível de *principiante* até ao nível *de perito*, existe uma gama de factores de competência. **O fator contexto** é um dos factores que não está diretamente relacionado com o artefacto do computador, mas que influencia diretamente o utilizador na utilização do IV. Existem seis dimensões: *experiência de vida, intenção, necessidade, história e dispositivo*. **O input no** quadro do IV tem em consideração *as taxonomias de conceção de Ferramentas e Dispositivos* e a sua influência mútua. **As abordagens de visualização** incluem dimensões de visualização (plano, cor, valor, tamanho, textura, orientação, forma e relação) e a dinâmica de visualização inclui subcomponentes taxonómicos. Um estudo detalhado revela que todos estes factores têm efeitos diretos na visualização, mas indirectos entre si. Na parte final desta tese, são utilizados pormenores semelhantes para identificar a relação entre diferentes conjuntos de factores para três partes interessadas, ou seja, médicos, profissionais de bases de dados e designers visuais, no que diz respeito à IV.

2.1. 3Doença e saúde Divisão baseada em eventos

O sistema **HL7** EHR é um dos modelos funcionais baseados na perspetiva do utilizador, que define os diferentes termos, sequências e fluxos do processo de informação do doente propostos pelo Ministério da Saúde do governo dos EUA relativamente aos EHR[38]. Existem igualmente outros sistemas de CDI noutras regiões do mundo, como a União Europeia, a Inglaterra, o Canadá, a Alemanha e outros países. O HL7 envolve três partes interessadas, a saber, o fornecedor, o paciente e o vendedor. Esta investigação utilizou o conceito semelhante de três intervenientes em sistemas de visualização de informação para EHR, tais como médicos, DBA e designers visuais. O modelo HL7 descreve mais pormenorizadamente os diferentes termos definidos para os registos de saúde electrónicos, bem como as normas de dados definidas de acordo com as caraterísticas operacionais necessárias, como os registos de dados dos doentes, os registos de medicamentos e outros registos de instalações de cuidados de saúde. Esta norma é adaptada em várias aplicações de EHR de estilo empresarial, mas ainda não está totalmente adaptada com base nos dispendiosos custos operacionais e de formação das unidades de cuidados médicos de baixo custo.

2.1.4VIE VISU & Fusion

O VIE VISU é uma estrutura multi-modelo proposta para aumentar a recuperação de informação utilizando IV em registos médicos. Em primeiro lugar, o conceito baseou-se na junção de dados não triviais em visão 3D para interesses de dados semelhantes utilizando diferentes classes de conjuntos de dados [24]. Este modelo concetual funciona para a interatividade de grandes volumes de dados utilizando um conjunto de visualização. A ferramenta VIE VISU foi utilizada para representar dados de emergência de doentes envolvendo metáforas gráficas como múltiplos de objectos metafóricos para eventos de respiração e circulação [24]. Esta ferramenta é utilizada como um estudo-piloto em fases específicas relacionadas com os doentes da UCI apenas sob a forma gráfica. A interface de ecrã único mostra diferentes comportamentos de objectos visuais utilizando o fluxo de tempo para os dados do doente numa unidade de emergência.

O registo e a fusão na visualização de diferentes conjuntos de dados para bases de dados de imagens médicas são utilizados através de histogramas 3D[ll]. A Figura 2.1 representa a fusão e o registo de imagens do cérebro utilizando a Ressonância Magnética (RM) e a Tomografia (CT). Os ossos de um corpo são tomados como índice na região do córtex para representam melhor a área apontada ou especificada, conforme mencionado na Figura 2.1.

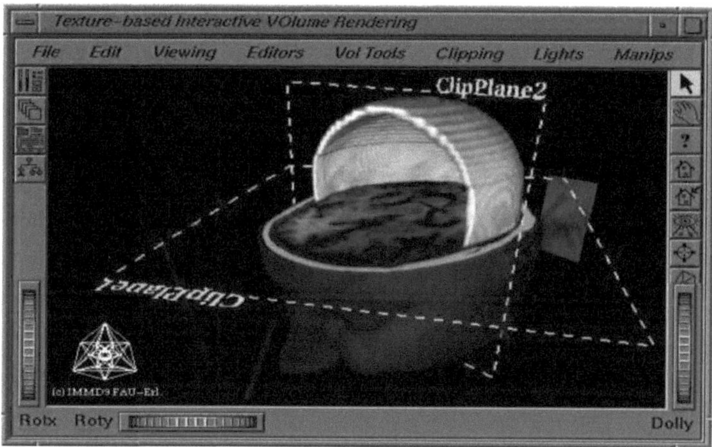

Figura 2.1: Fusão de RM e TC após registo

Como mencionado nesta abordagem, a imagem é gerada diretamente pela fusão por software de duas imagens que são registadas a partir de dois conjuntos de dados diferentes, que implicam apenas um tipo de conjunto de dados complexo que pode abordar apenas a informação de um conjunto de dados de um único doente e de um único evento. Esta abordagem é mais adequada para a visualização de dispositivos orientados para o hardware, como máquinas de ressonância magnética ou máquinas de raios X, em trabalhos mais recentes que contribuíram para dados de espécimes individuais de uma determinada peça para uma determinada função. Não aborda a informação de outros doentes aliados para a análise de vários doentes. Embora esta abordagem esteja mais relacionada com a aceleração do hardware do que com a eficiência da ferramenta de visualização.

2.2IV Questões em matéria de CED

Esta secção destaca as questões relacionadas com a representação intravenosa em um único e vários sistemas de informação em linha, utilizando diferentes formatos em diferentes ferramentas e aplicações intravenosas.

2.2. 1CBVAR

O Clustering Based Visualization of Association Rules (CBVAR) é um protótipo de ferramenta de visualização que tem sido proposto por investigadores para conjuntos de dados mais pequenos e maiores[42]. Um grande conjunto de dados de conhecimento também requer uma forte **visualização de regras de associação**, bem como a extração de dados **(DM).** As ferramentas anteriores tratam maioritariamente da extração de dados e da associação de componentes de conhecimentos de visualização separadamente. Neste trabalho, os investigadores propuseram uma estrutura integrada que utiliza ambos ao mesmo tempo no CBVAR. As abordagens gráficas existentes para a representação de regras de associação em conjuntos de dados carecem de vistas globais e detalhadas. A ausência de representação de vistas detalhadas constitui um desafio para a IHC. O protótipo proposto CBVAR centra-se na redução de conjuntos de regras de associação, incluindo conjuntos de base genéricos e regras de associação genéricas em formato de ficheiro XML [43]. Cria uma estrutura de análise de ficheiros XML com o algoritmo olho de peixe como princípio subjacente utilizado. No entanto, continua a ter limitações no que respeita ao tratamento de imagens 2D e 3D para conjuntos de dados complexos, como se observa em vários EHR.

2.2. 2TrendSetter

O Trendsetter é outro quadro IV para aplicações baseadas na Web sugerido com base na Interface de Protocolo de Aplicação (API) também utilizada pelo Google e pelo Yahoo com base nos pedidos dos utilizadores enviados através do Protocolo de Transferência de Hipertexto (HTTP)[16]. A ideia central é representar a visualização dos pedidos dos utilizadores para extração e exploração de dados. Esta estrutura baseia-se em Java, Flash e Action Script 3.0 e adquire conjuntos de dados a partir de API e de ficheiros XML enviados para a fase de aquisição. Os pedidos são processados de forma a que as fases "representar", "refinar" e "interagir" sejam omitidas e os ficheiros de dados sejam transferidos para um pedido HTTP para análise. Isto é efectuado através da utilização de duas API, em comparação com o processo normal que utiliza uma. Uma API recebe novas informações e a outra é utilizada para fornecer um conjunto de dados sobre o número de vezes que os utilizadores pesquisaram.

Com base no tempo e no número de pesquisas, a estrutura decide a importância de um conjunto de dados que é muito procurado ou requerido pelo utilizador. A categoria de informação mais encontrada é destacada por cor, tamanho ou pela sua importância para os utilizadores, tal como descrito em [44]. É fornecido aos utilizadores um formulário do tipo fase, que mostra apenas os ícones mais significativos em primeiro lugar e os menos significativos são mantidos fora da fase, apenas como pop-up. As actualizações são programadas de 60 em 60 segundos e a interface do utilizador tem a possibilidade de escolher os ícones. A avaliação é efectuada com base na validação dos processos de aplicações Web existentes e na comparação dos processos recentemente propostos na fase. A limitação das interfaces gráficas de utilizador (GUI) e o número de ferramentas web incorporadas foram algumas das limitações relatadas pelos investigadores no âmbito deste quadro. Este trabalho associa-se ao desenvolvimento de grupos de consultas visuais estreitamente relacionadas na visualização de EHR.

2.2. 3Sistema de análise visual de duas fases

Foi introduzido um quadro de **SVA em duas fases** para abordar a seleção de necessidades específicas de visualização nas situações de base de cenários[21]. A primeira fase abrange as principais actividades de análise do domínio, enquanto a segunda destaca as práticas analíticas individuais num SVA. Um quadro visual é composto por três elementos: 1) ***Integração*** dos processos analíticos gerais do domínio; 2) ***Facilitação visual*** das tarefas analíticas do domínio; 3) ***Personalização*** dos fluxos de trabalho individuais. Esta estrutura generaliza tanto a análise do domínio central como o design centrado no ser humano como constituinte do SVA. Esta estrutura de duas fases baseia-se na conceção de modelos aninhados [45] e na conceção baseada no contexto [46]. **A fase I** é designada por observação e caraterização e subdivide-se em componentes como a observação do domínio relacionado, requisitos analíticos baseados nas necessidades do utilizador (incluindo análise operacional, técnica, organizacional e de tarefas), disseminação da análise e transformação do conhecimento. Os investigadores recomendaram a avaliação de fórmulas para a conceção do quadro de visualização com base na experiência e na área específica dos requisitos do utilizador, tal como também foi previamente adaptado por[46]. Os investigadores também sugeriram que os conceptores de aplicações de IV derivassem artefactos tangíveis com base em dois requisitos: **a)** estes devem constituir uma base concreta para o SAV prático; **b)** os artefactos devem ser utilizáveis pelos utilizadores sem introduzir sobrecarga cognitiva. A referência à Teoria do Conhecimento deve ser um conhecimento organizacional simbólico e transformá-lo em funções do sistema. **A fase II** refere-se ao aperfeiçoamento centrado no utilizador, ou seja, ao registo de informações sobre a forma como os dados surgiram e como foram processados pelo utilizador. Esta fase conduz ainda à análise do padrão do utilizador e à personalização que substitui a recolha de utilização, o rastreio de anotações, a partilha de conteúdos, o registo de interações, a personalização do sistema, o conhecimento centrado nas tendências futuras e os objectivos de colaboração para os dados alvo. Esta estrutura conduz à divisão da visualização para simplificar o processo de mapeamento da informação, que deve ser abordado em futuras aplicações IV.

2.2. 4Modelo de queda de água e Prefuse

Os investigadores também propuseram o modelo de cascata como outra norma a utilizar como abordagem taxonómica para satisfazer as várias necessidades de IV para dados temporais [27] [47]. Este modelo de referência sugere a conversão de dados em bruto numa forma de tabela que pode ser facilmente mapeada para uma estrutura visual. Esta tabela de dados, com a intervenção da interação humana, é alterada de acordo com as necessidades do utilizador e cria um espaço de trabalho para a criação de sentido visual. Atualmente, os kits de ferramentas de visualização InfoViz e XML, juntamente com o **Prefuse**, estão a ser utilizados para o desenvolvimento automatizado de projectos, mas fornecem um conjunto limitado de representações visuais [13]. Os resultados dos inquéritos revelaram que a representação do feedback dos utilizadores é deficiente e que ainda não existe uma metodologia única que capte todas as tarefas de conceção necessárias. Os investigadores centraram-se na utilização de taxonomias, modelos de referência e técnicas de agrupamento, tal como são utilizadas em IHC e noutros domínios da engenharia de software, para implementar na visualização de dados. Estas técnicas têm limitações devido à sua aplicação prática em diferentes casos, como os casos de representação de dados temporais. O Prefuse é um kit de ferramentas de visualização de representação de ligações de nós, utilizado sobretudo para dados não estruturados em relação ao tempo, tal como gráficos de dispersão, de forma interactiva para a escalabilidade da visualização em conjunto com processos de modelos em cascata[13] [47]. **O Protovis** é outra versão avançada dos mesmos investigadores, concebida para resolver problemas de expressividade e acessibilidade na visualização de registos[48] [69].

2.2.5Patviz e Fusion Viewer

O Patviz [36] [49] [50] é uma ferramenta de visualização que utiliza três padrões sugeridos por outros investigadores: o primeiro é o mapeamento relacional entre a base de dados e os modelos orientados para objectos; o segundo é a abordagem baseada em scripts para controlar a representação das variáveis IV e o terceiro são as alterações em linha utilizando o kit Prefuse[13]. Os investigadores seguiram a mesma abordagem dos anteriores colaboradores do Prefuse, exceto no que se refere à adição de uma tabela virtual, à configuração de scripts para manipuladores de eventos, a renderizadores e à inclusão de um operador de scripts. No entanto, os investigadores referiram uma execução mais lenta na aplicação IV. O Patviz também está a ser utilizado noutros domínios, como a recuperação e visualização de dados de patentes[48] [50].

O Fusion Viewer é outra ferramenta de IV adaptada para ampliar conjuntos de dados médicos individuais em EHR, como imagens de ressonância magnética (MRI), mas não é válida para comparar ou analisar múltiplos EHR [51, 52]. O problema de interação com o IV em conjuntos médicos foi também descrito por uma estrutura de sete fases baseada em factores de custo relacionados com a execução da visualização, a mudança de vista, a operação, o modo de entrada múltipla, a tomada de decisões, o movimento físico e a confusão do IV [53]. O investigador sugeriu 32 estudos de caso breves, deduzidos de 484 artigos de investigação sobre o SIV, e as limitações gerais relatadas são problemas de interação por parte dos interessados, enquanto utilizadores finais do SIV, tal como sugerido anteriormente por [36] [51] [54, 55].

2.2. 6ActiviTree

O ActiviTree actuou como um passo em frente para resolver o problema da compreensão de dados, utilizando uma abordagem algorítmica baseada em gráficos para representar dados baseados em eventos numa visualização [56]. A sequenciação de eventos semelhantes e a exploração de uma segmentação detalhada baseada em caraterísticas de objectos semelhantes resultam em padrões frequentes. Estes padrões geram dimensões múltiplas para a exploração do mesmo conjunto de caraterísticas de dados com base nos instintos de entrada do utilizador numa visualização que, neste trabalho, é designada por diários de atividade. Os investigadores tentaram utilizar o modo de decluttering para representar o máximo de possibilidades em IV, mas não foi validado no domínio de múltiplos EHR [57].

Esta ferramenta IV funciona com base na teoria, utilizando três passos: abstração de dados em nós ou pontos de representação, mapeamento de dados em relação a modelos visuais e representação desse modelo em formas de visualização simples. São incorporadas bibliotecas de entrada para a abstração de dados para nós e arestas; análogos visuais para itens visuais relativos ao registo, disposição e filtragem e, em seguida, enviados para o processo final da fábrica de renderização. A última parte desta estrutura é constituída por controlos do utilizador baseados nos requisitos do utilizador final de acordo com as necessidades do IV. Foram implementadas diferentes formas de visualização utilizando o mesmo conjunto de ferramentas, tais como a disposição gráfica radial animada, a disposição gráfica forçada, a montanha de dados, os gráficos de olho de peixe, os menus de olho de peixe, os mapas em árvore, os gráficos de dispersão e as árvores hiperbólicas, tal como sugerido por [58] para dados não temporais. Trata-se de um kit de ferramentas de fonte aberta, mas a versão básica não pode abranger o mapeamento completo das caraterísticas dos dados, pelo que a abordagem baseada no contexto é adaptada de forma semelhante ao protótipo proposto, especificamente em consultas de conjunto baseadas em pacientes para médicos na secção de relatórios de visualização no capítulo 5.

2.2. 7Explorador de agrupamento hierárquico

Outro grupo de investigadores em IHC sugeriu **o Hierarchical Clustering Explorer (HCE) v3** para medir os padrões de dados interessantes em dados agrupados com base em dois passos [14] [59] [60]. O passo primário envolve a seleção ou incorporação de padrões pelo utilizador com base em coordenadas paralelas e o passo secundário é a relação do resultado encontrado com dados externos. Esta ferramenta forneceu uma linha de base para ser utilizada noutras ferramentas IV, como Life Line e Life Flow, para visualização de registos médicos. Esta ferramenta inclui um navegador de linhas temporais e um painel de navegação utilizado sobretudo para dados complexos baseados em clusters [14]. As caraterísticas mais importantes desta ferramenta são as consultas de piso e teto e as consultas de modelos. O piso representa a linha de base dos resultados com base no clique do utilizador e o teto representa a interpretação dos resultados da linha superior.

Os padrões de conceção utilizados no desenvolvimento de ferramentas de IV são também uma área relacionada significativa para determinar que padrão pode ser seguido em qualquer situação de reutilização baseada em cenários. Neste trabalho de investigação, foram utilizados 12 padrões diferentes na comparação, incluindo tabelas em cascata, tabelas de grafos relacionais, tuplas proxy, padrões de expressão, escalonadores, renderizadores, regras de produção, padrões de câmaras e ligações dinâmicas de consultas [14] [59]. Existem diferentes objectos IV e formatos de visualização incorporados em diferentes aplicações, mas esta ferramenta aborda apenas alguns. Nesta tese, a combinação dos padrões HCE de agendador, renderizador e ligação dinâmica de consultas é utilizada como uma abordagem funcional no protótipo proposto. Estes padrões de visualização estão incorporados no Visualization Tool Kit, no InfoVis Tool Kit, nos kits de ferramentas Prefuse e no TimeLine. Cada padrão tem os seus próprios pormenores e este manuscrito não é suficiente para cobrir toda a informação [13] [61-63].

2.2. 8Visualização de informações da base Web

A visualização de informação com base na Web (WIVF) é outro esforço, ou seja, uma estrutura de visualização de informação com base na Web baseada na Arquitetura da Informação 2.0 [29]. Os investigadores tentaram mapear a função de um sítio Web para a tecnologia IV, sendo necessário encontrar um espaço de informação para facilitar a compreensão da informação. A arquitetura da informação baseia-se em quatro fases: **navegação, organização, rotulagem e recuperação.** O conceito de pequeno e grande arquiteto entra na arquitetura da informação (AI), ou seja, o pequeno arquiteto aponta para o responsável pela criação e gestão dos conteúdos de informação pessoal e o grande arquiteto centra-se no responsável pela construção de uma plataforma Web e de conteúdos Web que proporcionem ao primeiro um bom ambiente para trabalhar com conteúdos de informação pessoal e comunicar com outros. Nesta solução, é utilizada uma forma de recuperação de texto de visualização, informação de imagem e música. Este modelo extrai informações de outros sítios Web, como o CNKI, o Baidu e o Google, utilizando uma estrutura de pequenos arquitectos e grandes arquitectos. Utiliza sobretudo ferramentas de código aberto para servidor Web, Prefuse para IV, MySQL para base de dados e Lucene para recuperação de informação [13, 48]. São utilizadas várias técnicas de visualização, tais como palavras-chave com a ajuda da Árvore Radial, barras de tendências temporais com distribuição temporal. O mapa de árvore mostra a distribuição de palavras-chave e a árvore de música com a técnica de árvore espacial e o layout dirigido por força com palavras-chave de imagem. Este trabalho é também um esforço para representar dados temporais semelhantes a múltiplos conteúdos de EHR.

2.2.9Nível de navegação detalhado

Outro grupo de investigadores propôs igualmente um modelo de navegação baseado no nível de pormenor (LOD) para representar os CDE parcial ou totalmente com base na relevância clínica [64]. A Figura 2.2 representa este modelo baseado em níveis de forma pictórica para os RSE orientados para os problemas. A visualização da informação nos EHR está dividida com base em a) orientação temporal b) orientação da fonte c) orientação do problema e o LOD é atribuído à visualização da informação do doente orientada para o problema.

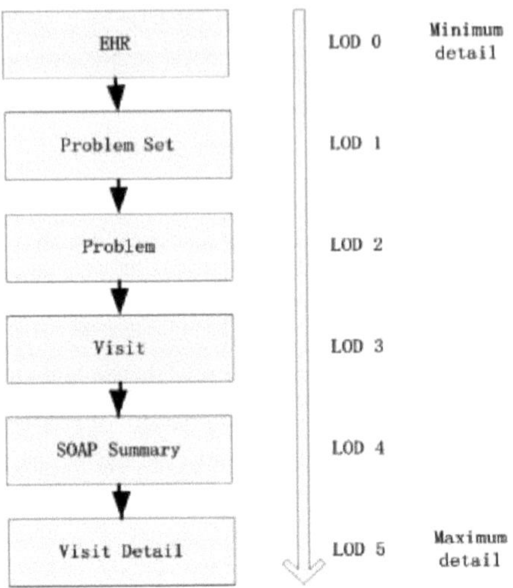

Figura 2.2: Modelo de navegação LOD para EHR [64]

O conceito de *"Visual Information Seeking Mantra"* de Shneiderman*:* primeiro a visão geral, depois o zoom e o filtro e, em seguida, os pormenores a pedido [7, 25, 43, 61] é uma linha de base para os conceptores e programadores de IV. A técnica de LOD é utilizada para conceber um modelo de cinco camadas para a navegação nos RSE. As camadas LOD1 até LOD 5 são determinadas para separar a funcionalidade em 5 partes diferentes. LOD 1 para o nível de conjunto de problemas, LOD2 para o nível de problema, LOD3 para o nível de visita, LOD4 para o nível de resumo SOAP (Assunto, Objeto, Avaliação e Plano) e LOD5 para o nível de pormenor da visita. Os dois níveis iniciais mostram na aplicação LOD uma imagem de navegação do corpo humano. Ao selecionar um determinado órgão, os detalhes começam a ser executados num quadro baseado numa linha de tempo e cada nível seguinte fornece mais detalhes obtidos ou adquiridos no nível anterior. A camada LOD5 dá um zoom mais detalhado em comparação com os níveis iniciais das camadas, pelo que fornece mais pormenores pertinentes em comparação com o resto do sistema, à semelhança de outras ferramentas [17, 18]. No trabalho de investigação proposto, segue-se uma divisão fase a fase semelhante dos detalhes do doente em diferentes secções do protótipo IV concebido para simplificar a categorização.

1.1.10Lifelinel & 2

Lifelines 1 e **Lifeline 2** são uma das aplicações mais importantes no domínio da visualização de informação, com duas versões diferentes para representar dados temporais em múltiplos EHR [7] [57] [65, 66]. A Life Line é uma das ferramentas de visualização primitivas para um único e múltiplos EHR. Esta ferramenta permite a visualização dos dados de cada doente sob a forma de ícones e linhas num único ecrã. Os pormenores dos problemas dos doentes, os sintomas, os resultados dos testes e os medicamentos sugeridos podem ser visualizados numa única janela e também podem ser ampliados de acordo com as necessidades. Com base em atualidade, pode facilitar a visualização dos registos médicos anteriores dos doentes [32].

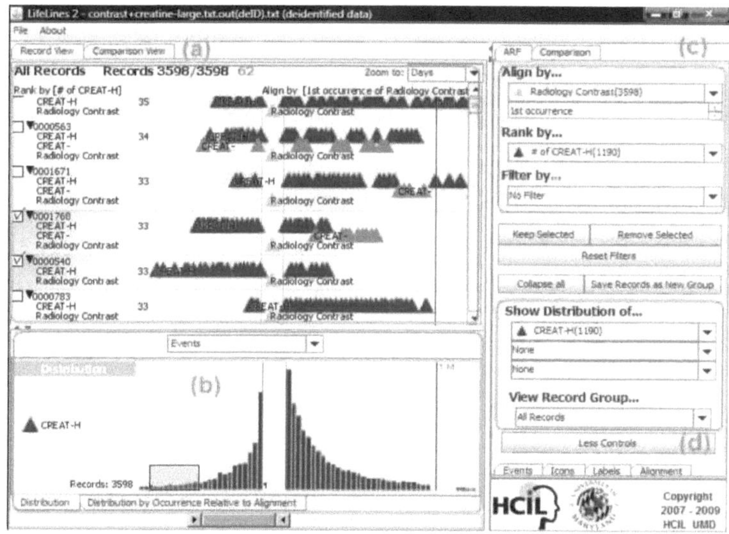

Figura 2.3: Instantâneo do LifeLine2 [57]

Os diferentes campos dos registos estão agrupados em áreas: problemas, alergias, diagnóstico, laboratórios, imagiologia, medicamentos e imunização são mencionados na LifeLine2 na Figura 2.3 [57]. O comprimento da linha mostra o estado desse estado, por exemplo, se um doente deixou de fumar, a linha pára nessa data. A espessura e a cor das linhas podem ser mostradas para representar os diferentes níveis de gravidade e qualquer associação de estados. Esta técnica permite resumir os dados até um determinado nível, bem como personalizar o código com base nas preferências do administrador. Mas a visualização resultante fornece informações menos complexas sobre dados temporais e detalhes médicos, particularmente relacionados com vários doentes. Mais tarde, a Linha da Vida 2 surgiu como uma necessidade de abordar dados estáticos para vários pacientes.

1.1. 11TimeLine

A TimeLine é outra ferramenta de IV que aborda a análise da tarefa cognitiva dos médicos com a pesquisa de dados temporais nos registos dos doentes[61, 66]. A figura 2.4 dá uma ideia do ecrã do TimeLine que representa diferentes pormenores de um único registo de um doente, desde dados estáticos a dados dinâmicos para um registo médico orientado para os problemas (POMR). Algumas partes são semelhantes às de outras aplicações IV, como a área demográfica, o visualizador de dados, as linhas de tempo gráficas e a lista de problemas médicos. O mapeamento de dados com base na agregação de dados do registo do doente é efectuado para a recuperação de dados. A classificação dos códigos baseia-se na Classificação Internacional de Doenças (ICD9) e na Nomenclatura Médica (SNOMED)[38, 39]. O agrupamento cronológico e os períodos de tempo semânticos são duas formas importantes de efetuar a gestão dos carimbos de tempo ao agrupar os dados de interesse. Os dados selecionados a partir de eventos temporais são alinhados utilizando o diretório de visualização da cronologia com base em componentes de dados médicos anteriores, detalhes de doenças e recomendações de medicamentos que ajudam a fazer corresponder o conjunto mais próximo.

A divisão seguinte no kit de visualização Timeline divide as fontes de dados médicos num grupo, a classificação das entidades de doença com base na CID9 ou na SNOMED e o último passo é a combinação dos dois passos anteriores como renderização. O ecrã único tenta apresentar a máxima integração de diferentes aspectos e detalhes do registo do doente. Mas tornou o sistema global bastante complexo no sentido de um ambiente específico baseado em consultas para múltiplos dados de EHR, por exemplo, tendências de medicamentos antigos e recentemente desenvolvidos e os seus efeitos contra diferentes doenças como medicamentos secundários ou de cuidados primários [66].

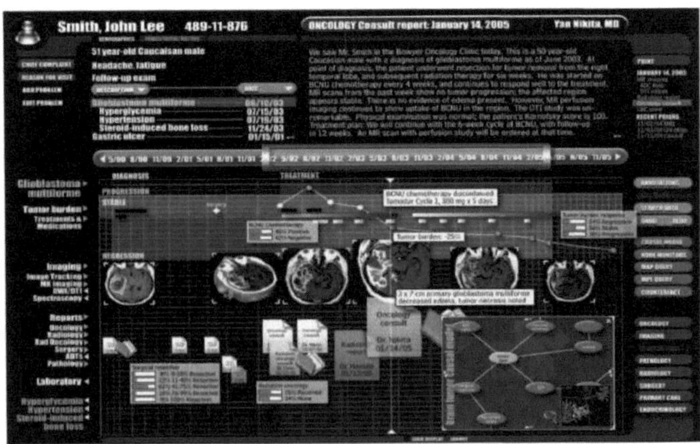

Figura 2.4: Instantâneo do TimeLine [61]

Uma vez que os registos dos doentes são bastante longos, fastidiosos e contêm diferentes tipos de informação e de dados, desde relatórios, medicamentos, resultados e outros pormenores importantes ou gerais. Por isso, também se torna difícil, mesmo quando sugerido por designers visuais e especialistas, responder a todas as perguntas, consultas e comparações típicas através de uma única visualização ou de múltiplas visualizações como uma solução IV simples e limpa [25]. Esta ferramenta é boa para a visualização do cenário de doença de um único doente, mas tem limitações para a comparação de dados entre doenças e entre doentes de uma forma generalizada para evitar tempo e complexidade na compreensão da informação.

2.3IV Estratégias

A avaliação da ferramenta de visualização e da sua funcionalidade também é descrita por peritos utilizando duas estratégias principais **a)** documentando a utilização através de observação, inquéritos, entrevistas e registo. **b)** Detalhes do utilizador especializado para os objectivos pretendidos. Anteriormente, os investigadores sugeriam 1-3 anos de experiência com 3-10 investigadores da área relacionada com um estudo multidimensional aprofundado a longo prazo [65]. Este tipo de estudo centra-se principalmente em componentes IV, como questões de compreensão da funcionalidade, identificação do grupo de utilizadores que vai ser abordado, números que podem ser 3-5 com experiência específica, documentação da ferramenta atual ou anterior suportada [68]. A seleção dos participantes baseia-se em utilizadores profissionais, visitas mais longas ou mais curtas aos estratos de utilizadores escolhidos, caraterísticas do registo da ferramenta, fornecimento de um livro de registo e formação, realização de entrevistas e visitas após o desenvolvimento da ferramenta, incentivo aos utilizadores para que introduzam alterações na ferramenta de IV com base nas necessidades dos utilizadores. Este estudo sugeriu que podem ser incorporados métodos quantitativos, qualitativos ou mistos para induzir inovação, conclusões, conhecimentos, composições, criatividade e descobertas para ferramentas semelhantes numa IHC ou em vários domínios da mesma área [69]. Isto também permite a utilização de entrevistas como uma ferramenta de confirmação para provar o modelo proposto com a sua análise utilizando a abordagem de análise de conteúdo, tal como adaptado neste trabalho mencionado no capítulo 5.

2.3.1 Algoritmo de pesquisa temporal

A metodologia adaptada nestas ferramentas baseou-se no **algoritmo de pesquisa temporal** [70, 71] para o mesmo conjunto de eventos de matriz com base no registo de tempo. Convencionalmente, os padrões temporais são utilizados pelos clínicos sobretudo para ensaios de medicamentos ou quaisquer outras experiências de ensaios de saúde, utilizando os seus registos de saúde. As consultas de eventos temporais são sobretudo úteis como ferramenta de análise em qualquer tipo de sector, desde os registos de saúde até ao sector académico [72]. Para saber quantas vezes os eventos ocorreram com base em ordens temporais, revelam-se pormenores médicos históricos que são utilizados na análise. Os algoritmos existentes utilizados para determinar este tipo de padrões baseiam-se em consultas SQL, em vez de utilizar o MS Access, mas em bases de dados baseadas em SQL ou em algoritmos de pesquisa binária, tal como utilizados no Amalga, ou em ferramentas tradicionais de visualização de consultas temporais [73].

O algoritmo de pesquisa de padrões temporais proposto ajuda a criar conjuntos de eventos baseados no mesmo tipo e divididos com base em registos temporais. No Lifeline 2, propõe-se a utilização de uma abordagem NFA (autómato não finito) para determinar o mesmo tipo de eventos no primeiro passo e, em seguida, segregar essa matriz com base em registos temporais [6, 25]. Assim, é utilizado um filtro de sequência uniforme, podendo ser implementada uma combinação de cores e pontos triangulares pontilhados. A filtragem de eventos em matrizes pode ser efectuada com base em restrições de dados, restrições de desenho e restrições de interface. As opções de pesquisa deste algoritmo estão muito relacionadas com o NFA, mas é melhor do que este em termos de comparação do consumo de tempo e também de extensibilidade. Anteriormente, os investigadores recomendaram uma alteração pormenorizada deste algoritmo para aumentar a recuperação de informações sobre os doentes e concentraram-se mais em envolver a perceção dos pormenores dos doentes utilizando códigos de cores. Isto é bastante semelhante à internalização, externalização, colaboração e combinação de conhecimentos na visualização [74].

2.3. 2Derivação baseada em processos

Outra estrutura e modelo de visualização apresentados com base na **exploração de processos** nos resultados gerados[62]. Os modelos e quadros de visualização existentes abordam duas áreas, ou seja, ***a representação*** e ***a derivação*** de dados. A representação refere-se à interação dos dados, ou seja, à forma como os dados são apresentados visualmente, e a derivação refere-se aos processos exploratórios dos dados. Os modelos existentes para a derivação de dados foram menos trabalhados [75]. Por isso, é necessário um modelo que possa ajudar a incluir todos os métodos formais de exploração de dados para melhorar a eficiência de um sistema de visualização, evitando a redundância da exploração. Uma vez que as aplicações de visualização existentes não registam o estado dos utilizadores, como, por exemplo, em que ponto do processo de exploração se encontram, de onde partiram, para onde vão e qual é a sua posição atual no processo. Os actuais modelos de IV envolvem processos de visualização que seguem três técnicas: a) informação sobre os dados, onde, como e o que vão gerar. b) uma representação central para transmitir o registo de visualização ou detalhes para utilização posterior pelos colaboradores e c) uma estrutura de software utilizada para a gestão de instâncias de modelos existentes [8]. Isto leva à necessidade de um modelo IV integrado que requer a manutenção da informação sobre os processos incorporados num modelo.

2.3. 3Modelo de conjunto-P

O modelo P-set de exploração de visualizações é outra estrutura de visualização baseada na exploração anterior[62]. Isto resulta na evolução de um meta-modelo de dados que tem os seus pormenores a partir do modelo de processo utilizado para uma visualização. Uma das vantagens deste meta-modelo é que os resultados de um processo de visualização num modelo também podem ser utilizados em qualquer outro processo do modelo. O processo de exploração da visualização baseia-se nos **caminhos do espaço de visualização e** nos **modelos de derivação.** Um utilizador interage com a visualização através de uma interface de utilizador, pelo que a modelação é necessária para o processo de integração. Esta abordagem constitui uma solução de nível intermédio para controlar os parâmetros de interação do utilizador com o processo de exploração da visualização, tanto *de forma interactiva como dinâmica.* O *objetivo da operação de um processo de exploração de visualização é a aplicação de um conjunto de valores de parâmetros à transformação da visualização para gerar um resultado de visualização[62].* Cada utilizador, durante a visualização, utiliza repetidamente um conjunto de parâmetros e este modelo P-set engloba quatro elementos principais na sessão de visualização, ou seja, v.transform, v.parameter, resultados da visualização e derivações, tal como também foi adaptado numa abordagem semelhante[62, 76]. O modelo P-set aborda a derivação com quatro partes: marca temporal que mostra quando os resultados foram criados, **parâmetros** que mostram quando foram criados novos parâmetros a partir dos existentes, **valores do conjunto P** que são aplicados ao conjunto p anterior para criar novos valores e resultados gerados pelos novos valores do conjunto P. É possível obter uma grande quantidade de informações a partir dos valores dos conjuntos P filhos, uma vez que estes possuem um registo e informações sobre os valores dos parâmetros dos conjuntos P pais. É desenvolvida uma estrutura de software com base em sete partes distintas do modelo de conjunto P: tipos de parâmetros, tipos de resultados, transformações de visualização, parâmetros, conjuntos P, resultados e derivações. Cada uma delas interage simultaneamente para construir uma representação [62, 70]. Foram produzidos três exemplos, tais como um vaso cerebral, a segregação de uma rede, bem como pedidos numa cache de um servidor Web visual.

O VisSheet e o Vis3 são ferramentas utilizadas no desenvolvimento de uma aplicação IV, mas têm limitações na simplicidade de compreensão dos dados [62].

2.3. 4Modelo aninhado

Foi apresentado um **modelo aninhado** de quatro camadas para a conceção e validação da visualização [45]. Estas camadas consistem na caraterização das tarefas de dados no vocabulário do domínio do problema, na abstração das operações e dos tipos de dados, na conceção da codificação visual e da interação para apoio das operações e, por último, na criação de algoritmos para aumentar a eficiência automaticamente. A abstração dos dados e a definição do domínio estão presentes nas duas primeiras camadas do modelo aninhado, tal como proposto no modelo IV proposto CARE 1.0 no que diz respeito aos dados dos doentes como conhecimento [45]. O problema é definido na camada mais externa, representando a caraterização do problema do domínio, que serve de entrada para a conceção da abstração dos dados/operações na segunda camada, a conceção das técnicas de codificação/interação entra na terceira camada e constitui a entrada para a conceção do algoritmo [21] [45]. Processo simplificado de tomar cada fase do núcleo exterior para o núcleo interior como entrada, tal como sugerido num modelo baseado em sequências. O modelo IV proposto nesta tese herda as caraterísticas semelhantes de divisão dos processos em grupos.

2.3. 5Protovis

O conceito de utilização de marcas que formulam barras, linhas e etiquetas é largamente apoiado em várias aplicações IV, como LifeLine, TimeLines e outras aplicações subsequentes, como **Protovis** [48, 57, 61, 67, 70, 72, 77-79]. Diferentes estudos de utilizadores apoiam as medidas de validação da visualização como pontos de função com a ajuda de um conjunto de questionários e acções de feedback que utilizam dados heterogéneos recolhidos de utilizadores do domínio. A abordagem semelhante do questionário baseado em inquéritos é adaptada em HCI e neste trabalho de investigação[80]. Assim, no protoviso, é importante saber qual o nível de expressividade na visualização que vai fornecer tanto o nível de informação como a eficácia e a compreensão dos dados Microsoft Amalga [81]. Muito trabalho foi realizado em ambos os softwares de gráficos, que estão disponíveis para uma visualização simples, mas num ambiente restrito, enquanto a forma vetorial de visualização proporciona um nível inferior de abstração da informação como solução alternativa[67]. Os investigadores tentaram centrar-se na utilização de marcas, rótulos e barras na transformação de dados num domínio específico, mantendo a acessibilidade, a eficiência e a eficácia, mas ainda propuseram a sua utilização em cenários mais complicados [69].

2.3. 6Gravi

O Gravi é outra ferramenta IV desenvolvida através de um estudo baseado em questionários para medir a usabilidade e a transferibilidade da visualização na terapia de mulheres jovens anoréccticas [82, 83]. Os investigadores tentaram utilizar uma abordagem baseada em questionários e entrevistas curtas com doentes e médicos, como grupos de discussão, para identificar, verificar e retificar o problema da visualização de dados do EHR. Neste estudo, os terapeutas estavam interessados em saber se a terapia era bem sucedida ou não, pelo que, com base nas respostas a perguntas semelhantes dos doentes, o IV resultante representará as mesmas respostas a uma determinada pergunta, produzindo assim um grupo de conjuntos sob a forma de variáveis de rastreio [73] [83]. Embora se tenha em conta que as simples entrevistas a um determinado grupo-alvo nem sempre podem fornecer respostas compostas com relevância para a avaliação completa do sistema, uma vez que o foco é sempre diferente do ponto de vista da perspetiva humana individual. Gravi concentrou-se mais em estudos baseados em casos para determinados EHR, mas deu menos atenção à análise temporal [25] [25, 32] [73].

2.3. 7TimeSearcher

O TimeSearcher é também outra ferramenta de IV utilizada para representar eventos baseados no tempo que envolvem uma maior granularidade perceptiva de padrões semelhantes nos dados investigados[54]. Esta aplicação utiliza uma estrutura generalizada baseada na modelação do tempo, na análise computacional de dados orientados para o tempo e na visualização interactiva dos dados do domínio-alvo. A classificação do tempo utiliza a distribuição de semanas, dias, horas e minutos e o mapeamento de atributos relacionados com a exploração de dados como estados ou eventos. No protótipo concebido para o sistema IV, como se explica no capítulo 5, é sondado um tipo semelhante de registos com carimbo de data/hora nos formulários e relatórios dos doentes. Mas a verdadeira representação integrada de eventos, como a doença e o doente com tratamentos, não existe na aplicação Timesearcher, mas é proposta como trabalho futuro. Assim, a representação em 2D pode ser mencionada para visualizar melhor os dados por estas aplicações e estruturas IV, mas falta a simplicidade da informação em profundidade e falta o mapeamento temporal da informação atribuída, tal como referido por outros investigadores [54, 57, 72, 73].

2.3.8PCA e LDA

A Análise de Componentes Pessoais **(PCA)** e a Análise Discriminante Linear **(LDA)** são utilizadas especificamente num modelo IV para representar os detalhes do historial dos doentes diabéticos para variáveis classificadas como a idade, os hábitos tabágicos, os antecedentes familiares, o Índice de Massa Corporal (IMC) e as medidas de tratamento que envolvem o **Modelo de Arquimedes** [2]. Os investigadores tentaram incorporar a seleção de variáveis, a redução da dimensionalidade utilizando PCA e LDA e maximizar a interoperabilidade visual, bem como a formação das partes interessadas relacionadas. A mesma técnica foi utilizada noutro quadro IV utilizando apenas PCA [74].

Nesta tese, os estudos de feedback baseados em inquéritos orientados por questionários apoiam o facto de se abordar o desafio enfrentado por diferentes partes interessadas dos EHR, a fim de aliviar os seus requisitos para o IV. Esta caraterística é herdada do presente trabalho para melhorar o feedback dos conceptores visuais que apontaram uma notificação aprofundada das informações do lado do eixo para aumentar a eficiência do IV na compreensão [27,76,84]. As deficiências promissoras relatadas são a má utilização dessas ferramentas de IV devido a um conjunto de dados complexo, como na avaliação, e a maior probabilidade de erros no caso da resposta automática devido a problemas de recuperação de dados relacionados com entradas, actualizações e comparações de dados de vários doentes [2].

2.3.9IV Estética

IV Aesthetic é um modelo IV que utiliza a estética como uma abordagem definida como "grau de influência artística em qualquer visualização de informação e grau de envolvimento interpretativo que facilita" [85]. Os investigadores centraram-se na criação de uma ligação entre os dados, a visualização e a arte da visualização, de modo a que os significados completos dos dados possam ser compreendidos através da realização de um estudo com a ajuda de um **modelo concetual** em qualquer domínio [55, 85]. No presente trabalho, adaptou-se conjuntamente uma abordagem semelhante para estabelecer uma ligação entre três partes interessadas relativas à visualização de EHR. O modelo tem dois componentes principais para descrever o que uma visualização fornece e as formas de a fornecer***: 1) Foco nos dados 2) Técnica de mapeamento.*** A técnica de mapeamento refere-se a um processo que molda os dados numa forma visual, enquanto a focalização dos dados é designada como aquilo em que uma visualização exige que o utilizador se concentre e não aquilo que tenta alcançar. Existem ainda dois tipos de cada um dos factores acima referidos, como a técnica de mapeamento, que pode ser **direta** (ou seja, a representação depende do tipo de dados), por exemplo, utilizando ***as regras da Gestalt e a psicologia da perceção*, ou interpretativa**, ou seja, baseada numa decisão subjectiva ou estilizada devido a inspirações multidisciplinares [58, 86, 87]. O enfoque nos dados pode ser **Intrínseco** (fornecer uma visão dos dados utilizando formas de mapeamento cognitivo como clusters, outliers, etc.) e **Extrínseco** (meios de dados de uma perspetiva subjacente). O problema com esta ferramenta é a observação de dados de um único doente, mas são destacados os factores IV relacionados com o conhecimento do doente e o mapeamento dessa informação relacionada com a perspetiva futura dos RSE numa utilização futura. Este trabalho também carece de suporte de infraestrutura, extração de informação, simplificação da operação e limitações da base de dados para redimensionamento de dados e tratamento dos requisitos do utilizador final.

2.3. 10Plot de dispersão

A dispersão é outra ferramenta IV para tratar dados com milhares de atributos, reduzindo o seu número através de grupos baseados no cálculo da média e na análise de componentes pessoais e num formato tridimensional[74]. Tal como os investigadores anteriores previram, é bom representar a informação estática num único gráfico de dispersão, mas ainda há trabalho pendente para a utilização em situações de múltiplos gráficos de dispersão. O utilizador final pode continuar a explorar os dados selecionados com base na identificação do grupo selecionado. Os investigadores de IV tentaram envidar esforços para mapear o conjunto de dados genéticos numa situação de gráfico de dispersão 3D, mas com consultas temporais mostra uma menor profundidade de informação com referência a valores em torno de pequenas alterações nos atributos [88, 89]. Exemplos, diretrizes, taxonomias e modelos de referência são quatro áreas importantes para a utilização do desenvolvimento de processos de IV e para a criação de aplicações no domínio da visualização [55, 65]. Os gráficos de dispersão abordam mal os problemas de criação de conjuntos de dados, simplificação operacional em visualizações de EHR, GUI de fácil utilização com exploração detalhada, identificação de erros no desenvolvimento de IV e fornecimento de soluções completas em análises baseadas em cenários [5] [50] [89].

2.3. 11Localizador de padrões

O Patternfinder é uma ferramenta de geração de consultas temporais proposta para visualização em EHR com base no conjunto de dados mais relevantes com carimbo de data/hora ou nos dados orientados para o tempo mais frequentemente utilizados com atributos correspondentes para médicos em situações de emergência [72]. Foi realizado um estudo piloto num hospital público no Laboratório de Interação Humano-Computador da Universidade de Maryland, EUA [72][90]. Nesta ferramenta, é implementada uma tabela de valores de eventos associada ao historial do doente. Representa os resultados de forma semelhante, tal como a visualização em grelha no Amalga e a utilização do Lifelines num formato de tabela [7, 33, 72]. O estudo-piloto foi realizado com 3 médicos que trabalham no serviço de urgência do hospital, uma vez que este é o primeiro modo de interação dos doentes durante 24 horas por 7 dias por ano para obterem serviços médicos. Esta ferramenta tentou integrar as várias bases de dados, a conceção da interface e os procedimentos de seleção de consultas num único local, mas é menos atribuída individualmente como em [78, 91]. Outro quadro de IV baseado em três teorias disciplinadas, nomeadamente a teoria da previsão centrada nos dados, a teoria da informação e a modelação científica, tentou explorar os inconvenientes perceptivos do fluxo de informação existente [92]. Este trabalho é uma forma avançada de modelo de transformação do estado dos dados baseado na abordagem de nós para agrupar os eventos com códigos de cores e técnicas de agrupamento com a ajuda do mapeamento de objectos relacionados. Esta ferramenta também carece de extração de informação para múltiplos doentes, entidades e aplicabilidade no terreno, criação de conjuntos de dados e identificação de dados temporais, ligação com determinação da fraqueza da base de dados e limitações do sistema, em comparação com outras ferramentas [33, 43] [90].

2.3. 12LifeFlow

O LifeLine2, tal como referido na Figura 2.5, é uma ferramenta de IV para os CDI baseada na sequência de eventos e no agrupamento desses eventos em sequências temporais[67]. Por exemplo, o número de eventos ocorridos em cada estudo de caso foi ***marcado***, ***alinhado***, ***filtrado e ampliado*** com base nos eventos relacionados com os doentes, como as transferências entre os serviços de urgência e os serviços externos[25]. O tema básico subjacente é o famoso mantra de Shneiderman *"visão geral, zoom & filtro e detalhes a pedido"* [7] [72]. As reuniões iniciais, as entrevistas e as discussões pormenorizadas entre os médicos, enquanto colaboradores, e os investigadores, para compreender o que, em termos médicos, se espera que seja representado, e cada estudo de caso demorou cerca de 6 meses, com base em milhares de eventos. As funcionalidades interactivas do LifeFlow incluem o zoom, o fornecimento de informações com base no cursor, a ordenação e a apresentação de informações em falta.

Durante os estudos de avaliação desta ferramenta, os investigadores envolveram os administradores da base de dados para retirar os dados exigidos pelos médicos nos estudos de avaliação e, em seguida, os registos estão a ser processados pela integração do LifeLine2 e discutidos com todas as partes interessadas para introduzir mais alterações [32]. Mais tarde, os colaboradores receberam formação suficiente para compreenderem e exigirem o sistema necessário até ao seu nível de compreensão. Foi tomado um caso de um passo à frente, ou seja, o processo de transferência de doentes após a entrada na UCI (unidade de cuidados intensivos) a partir dos CMI (cuidados médicos intensivos). As limitações existentes no Life Flow são a alteração do conjunto de dados e a ausência de uma estrutura de visualização padronizada para uma representação mais simples da análise [67] [93].

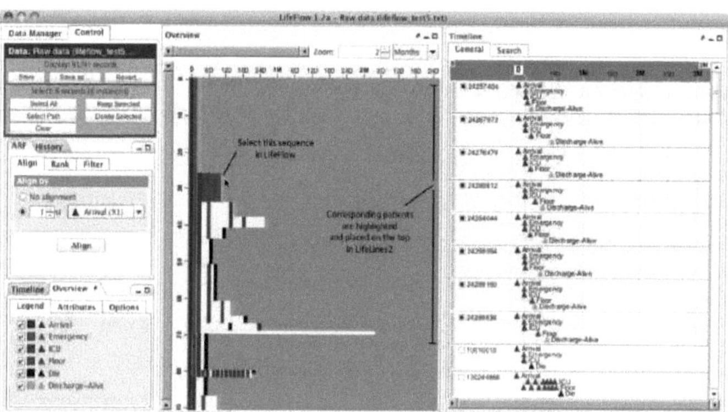

Figura 2.5: Instantâneo do Life Flow com três visualizações, resumo temporal e painel de controlo [67]

Com base no feedback do LifeLine2 e do LifeFlow e nas futuras direcções de trabalho mencionadas pelos investigadores, verifica-se que estas ferramentas de IV abordam resumos temporais nos CDI dos doentes, mas utilizam apenas quatro campos de entidades. É difícil de compreender por médicos menos experientes em matéria de EHR, a interface gráfica mais complexa, a ausência de resultados estatísticos para provar a relação entre as caraterísticas dos componentes e as dificuldades em desenvolver uma visualização compreensível baseada em consultas[20][67]. Este facto também insta a apoiar o desenvolvimento de um novo modelo necessário que possua uma relação entre o conhecimento do doente e as competências de recuperação de dados para os médicos, com referência à avaliação da GUI para as próximas versões das ferramentas IV.

2.3. 13Colaboração de recursos

A representação baseada na Web da visualização de EHR utilizando **recursos colaborativos** é uma abordagem importante para facilitar o mapeamento de dados em linha por um médico e um investigador profissional de TI[78]. Uma vez que as aplicações IV LifeLine e Timeline têm limitações no que diz respeito à compreensão da informação do doente e ao manuseamento do controlo da prática pelos médicos com as suas interfaces, este colaborador tentou destacar uma técnica colaborativa para simplificar a interface destas aplicações IV [61] [63]. Uma interface EHR cria problemas para um intérprete compreender a informação do doente sem clicar em ícones ou deslocar-se para cima e para baixo na mesma página. Os popups, as janelas laterais e outros bloqueios impedem os médicos de examinar completamente a informação. Uma vez que o utilizador precisa primeiro desta informação extra, os médicos sentem-se frustrados por terem de lidar com a recuperação de dados complexos e compreender os CDI. O modelo e o protótipo propostos nesta investigação adaptaram a mesma abordagem para evitar e ocultar a informação desnecessária utilizando códigos de cores para poupar tempo de interpretação. A aplicação resultante é uma interface simples que integra várias áreas num ecrã, designadas por ***painel demográfico, painel de eventos e painel de visualização***. O painel demográfico representa as informações do utilizador; o painel de eventos representa a radiografia, os exames laboratoriais, a correspondência e outras informações numa linha temporal baseada no calendário, mas sem referência ao fuso horário[78]. O painel do visualizador representa a área onde são colocados os dados do utilizador, como os comentários e as inscrições do médico.

Embora nesta aplicação o último painel não apresente os dados completos do doente, tentou-se implicá-lo em versões futuras para resumir os dados contextuais temporais. Esta ferramenta também tem as mesmas funcionalidades que são utilizadas noutras aplicações semelhantes, tal como sugerido por [72] [94] [84]. Mas os recursos de dados provenientes de vários recursos devem ser reunidos num único formato que possa ser aceite pela zona de processamento para os compreender e compilar de acordo com o formato que será aceite. A metodologia adoptada é a de uma fonte central que recebe informações de vários recursos e as transmite à zona necessária. Os círculos e as setas são aqui mencionados para representar e facilitar aos médicos a abertura do novo painel. Mas esta aplicação tem limitações na forma de implementação, devido ao suporte de infra-estruturas complexas para recursos colaborativos, à extração de informações a pedido, evitando uma GUI complexa, à ausência de consultas IV mais fáceis e eficientes para os médicos e ao controlo do fluxo de dados múltiplos e à comparação em formato numérico. Esta ferramenta também ainda não foi lançada numa base comercial, o que se deve à inevitável estrutura complexa dos sistemas de tratamento e atualização de EHR, mesmo em hospitais de um único país [95].

2.3. 14ODMA

A modelação de dados OpenEHR (ODMA) é um modelo de visualização para o historial dos doentes de bebés de um hospital de HeidelBerg adaptado ao EHR, baseado em **arquétipos** [53].

Os arquétipos são definições de dados no âmbito do EHR e facilitam a interpretação. Estes estão divididos em entrada, agrupamento, secção, estrutura e composição e são bastante semelhantes a eventos ou segmentos de pormenores de doentes. A linguagem de definição de arquétipos (Archetype Definition Language - ADL) é utilizada na análise, sintaxe e definição de cenários, tal como foi referido noutros casos [96]. Os cinco passos utilizados são a identificação de itens, a fusão com conceitos, os conceitos com arquétipos existentes, o desenvolvimento de novos arquétipos e a conceção de modelos para representar pormenores completos de EHR. O trabalho torna-se fastidioso, uma vez que é necessário traduzir a língua para inglês e o desenvolvimento de arquétipos para casos mais recentes é também complexo, tal como referido em [53]. Todos estes modelos e aplicações de IV sugerem a divisão da informação num grupo ou camada e, em seguida, a ligação dessa informação sobre o doente utilizando um conjunto de consultas e avaliando os resultados com os médicos e concebendo as próximas versões com base na evolução dos requisitos. Uma vez que os médicos não são profissionais de TI e de conceção, foi sugerida a mistura de partes interessadas, como os profissionais de informática da saúde, ou a combinação de estratégias[20]. Nesta tese, opta-se pela mesma abordagem, incluindo o feedback de profissionais como os médicos, os DBA e os designers visuais, o que permite uma maior consolidação no sentido de uma melhor solução IV para múltiplos EHR.

2.3. 15Modelo IS de Delone e Mclean e TA

O modelo **do Sistema de Informação (SI) de Delone e Mclean**, numa forma actualizada, foi implementado na avaliação dos sistemas de CDI de um hospital público na Dinamarca [97]. Foi efectuado um estudo pormenorizado baseado em questionários e entrevistas para identificar as deficiências, bem como a orientação para os resultados dos médicos, enfermeiros e outros intervenientes que utilizam diariamente as visualizações dos CDI. Neste caso, foi utilizada uma metodologia de métodos mistos com uma amostra de médicos de dois departamentos diferentes, com base num inquérito por questionário e em entrevistas a grupos de discussão [98]. A abordagem de métodos mistos também é definida por outros investigadores para obter resultados mais precisos e confinados na ferramenta de visualização de EHR com base num inquérito por questionário, bem como em entrevistas curtas, quando aplicável, com grupos de discussão [66] [99,100]. Esta abordagem também é adaptada para a triangulação de resultados em qualquer domínio com um conjunto específico de utilizadores, uma vez que o modelo Delone e Mclean mencionado na Figura 2.6 não especifica qualquer método específico nos sistemas de informação [101].

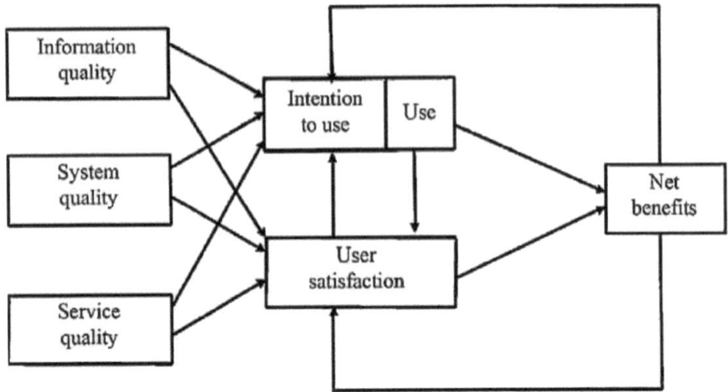

Figura 2.6: Modelo de Delone e Mclean para os sistemas informáticos de gestão de recursos humanos[97]

As limitações deste trabalho foram o facto de o questionário estar incompleto e se dirigir a todos os intervenientes com requisitos finais completos, a dimensão da amostra ter sido maior e o estudo ser mais exploratório num conjunto específico de intervenientes e a medição da avaliação pós-implementação ter sido menos destacada. **O método Think Aloud (TA)** é outro método utilizado para medir a análise da tarefa cognitiva dos médicos internos, observando o seu feedback sobre a visualização de múltiplos EHR [102-104]. Os investigadores recomendaram que, no caso dos dados hospitalares, o código de cores e o destaque das áreas de interesse para os médicos têm um impacto importante na compreensão da informação. Atualmente, na visualização de múltiplos EHR, observou-se uma dificuldade na identificação de doenças e tratamentos e na compreensão dos dados temporais por parte dos médicos recém-contratados, com base no formato em papel e nas alterações do formato IV. Isto resulta numa fraca legibilidade, na exposição de termos não identificados, na redundância de dados e na menor exposição do conhecimento dos utilizadores finais sobre as caraterísticas. Os investigadores tentaram utilizar a abordagem de análise de conteúdo e o protocolo de TA para resolver estas questões e avaliar os sistemas IV e propuseram trabalho futuro nestas áreas[103, 104].

2.3.16 Avaliação dos grupos de reflexão com base em questionários

A análise sistemática pormenorizada de todas as ferramentas de visualização nomeadas é frequentemente efectuada por diferentes domínios de investigação em diferentes cenários nos CDI. O objetivo é identificar os desafios com base na interação entre os doentes e os médicos e também criar um sentido sólido para a avaliação e a melhoria dos sistemas de IV[82] [96]. O procedimento de revisão sistemática para a utilização de IV também foi adaptado em investigações anteriores com todas as ferramentas anteriormente descritas, uma vez que a maioria delas também é discutida nesta tese[108]. Investigadores anteriores utilizaram uma estratégia de pesquisa iterativa que incluía a pesquisa de palavras-chave, a seleção de referências de autores seminais e a utilização de motores de pesquisa não específicos, por exemplo, Google e ACM, dividindo palavras orientadas para o domínio e para a tecnologia, como IV, visualização de registos de doentes e termos semelhantes. Noutro trabalho de avaliação do IV, foram definidas cinco categorias: planeamento do tratamento, registos médicos, pedigrees, comunicação e tomada de decisões partilhada e gestão do conhecimento, tendo sido identificados desafios em cada categoria, que foram considerados factores promissores pelos utilizadores abordados nesta tese[66]. Esta divisão de categorias também demonstrou que a mera contribuição dos médicos não é suficiente, devendo ser dada importância a outros tipos de utilizadores do sistema para avaliar a conceção de melhores aplicações IV, tal como referido em [20] [109]. Os desafios nomeados são a ausência de feedback de outras partes interessadas como contributo para o desenvolvimento de ferramentas IV e para os processos de avaliação, uma vez que se centram apenas nos médicos como grupo de referência, utilizando uma abordagem baseada em questionários. Este trabalho também revelou a ausência de um potencial fluxo de processos entre os diferentes componentes relacionados com os conhecimentos, as competências e as perspectivas futuras em matéria de IV, o que reforça a força do trabalho de investigação proposto.

2. 4Tendências IV mais recentes em EHR

A maior parte da revisão teórica integrativa da literatura apresentada neste capítulo diz respeito às ferramentas e modelos de IV que lidam com os EHR. Esta investigação em IV é também um esforço inspirado no mantra da visualização proposto por Shneiderman [7][72]. A abordagem de investigação adaptada utiliza também a representação gráfica e a técnica de segmentação semelhantes às adaptadas no LifeLine2, com base num paradigma de técnicas de métodos mistos, incluindo um questionário baseado em inquéritos e entrevistas [32][43]. O modelo IV proposto para múltiplos EHR segue a abordagem convencional de conceção de modelos integrados de SI, tal como proposto por várias ferramentas e quadros nas secções anteriores. Os resumos temporais são uma caraterística do LifeLine 2 para comparar o quadro de alinhamento, alcance e filtragem (ARF) com a prevalência de utilizadores em EHR para analisar um grupo semelhante de eventos dentro de um período de tempo [67] que também é abordado de forma mais fácil no protótipo IV concebido. Nesta secção, descrevem-se algumas das mais recentes estruturas de IV derivadas dos últimos anos.

2.4. 1AnamneVis

O AnamneVis é outra estrutura de IV que utiliza 5 w's como "o quê", "onde", "quando", "porquê" e "como" para mostrar a informação do registo do doente em relação a diferentes códigos da CID[73, 105]. Os doentes, a localização, a identificação do problema, o raciocínio e a investigação no que diz respeito ao problema são colocados em cada w. É utilizado um esqueleto do corpo humano na visualização, com regiões específicas de identificação para representar o problema e áreas de pormenor para os médicos, de acordo com o pretendido pelo EHR. A Figura 2.7 representa os processos de informação visual com base no ciclo do historial do doente, tal como utilizado nesta estrutura [105]. Os estudos baseados em questionários realizados a médicos deram início ao desenvolvimento da estrutura de visualização, destacando as áreas de interesse nos registos dos doentes relacionadas com casos orientados para cenários.

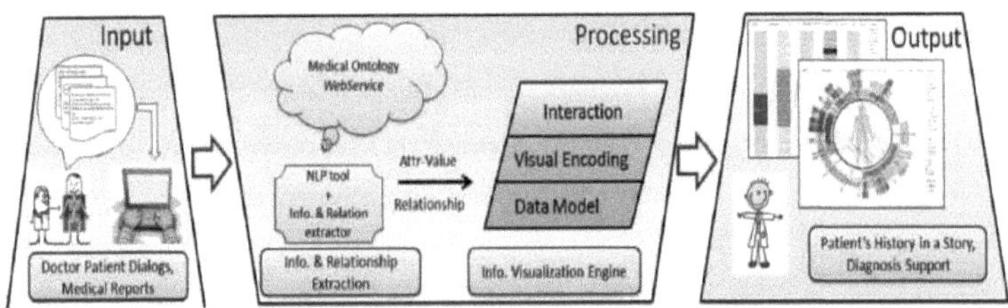

Figura 2.7: Instantâneo do pipeline de sistemas EHR[105]

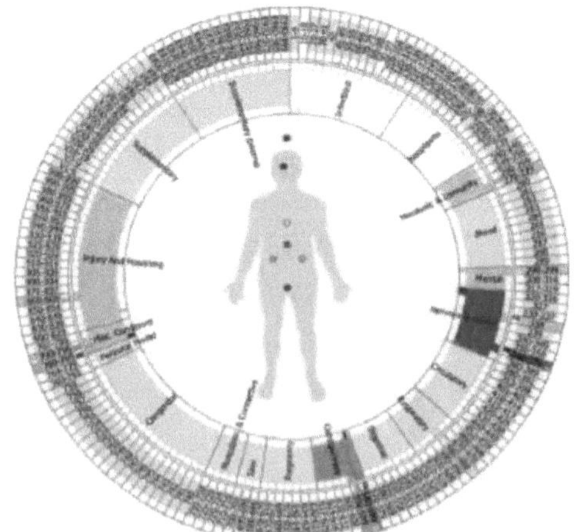

Figura 2.8: Esquema do código ICD

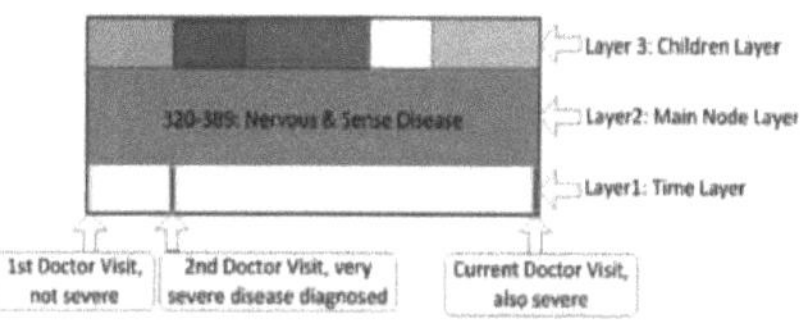

Figura 2.9: Desenho de nós

As diferentes disposições da interface, como as mencionadas na Figura 2.8 e na Figura 2.9, representam a apresentação radial baseada em nós para a doença, os sintomas e os medicamentos do doente utilizando a CID 10. Os esquemas representam os nós filho e pai, enquanto a intensidade das cores representa a gravidade da doença no nariz e as disfunções sensoriais com referência a consultas médicas anteriores.

As ferramentas de visualização de EHR existentes exploram e interagem com os registos de uma forma que faz perder tempo, aumentando as etapas operacionais e fornecendo também informações complexas não desejadas que frustram os médicos. Como o tempo está a diminuir nas interações clínicas diárias dos médicos com os doentes, devido ao aumento da carga de trabalho, as informações não necessárias resultam numa sobrecarga de trabalho, causando assim mais problemas aos médicos[78]. Outro quadro abordou esta questão utilizando BBNs (Bayesian Belief Networks) para o conhecimento do domínio [63]. O conhecimento do domínio é composto por dois componentes principais: a) Ontologias biomédicas, ou seja, descrição de conceitos e relações relevantes com base em três itens: i) Integração de dados; ii) Recuperação de informação; iii) Anotação de dados.

Estes termos também descrevem os seus próprios pormenores com base nos seus nomes. As ontologias tentam concentrar-se em fornecer o máximo de informação abrangendo um domínio específico numa determinada área [77]. O segundo componente importante é b) Modelo gráfico da doença, ou seja, baseado em BBNs (Bayesian Belief Networks), um modelo gráfico seguido no documento para definir o modelo da doença [63]. São definidas três propriedades para explicar o contexto: i) variáveis; ii) relações; iii) parâmetros. As variáveis podem ser variáveis-alvo e variáveis de prova, ou seja, as primeiras têm um interesse especial para o utilizador, como a sobrevivência, e as segundas apresentam observações. As relações são definidas como pressuposto de Markov, representado como fluxos de informação através da rede, o que é melhor explicado por uma regra designada por cobertor de Markov. Os parâmetros são definidos como CPT (tabela de probabilidade condicional) que descreve o estado dos objectos de uma forma particular[63]. O quadro baseado no contexto recolhe informações de diferentes variáveis e agrega os dados num padrão. A estrutura de um registo de um doente refere-se à identificação de achados, à caraterização de atributos e à resolução de conferências [63].

2.4.2ADAPT EHR

Alguns quadros IV abordam a área da interpretação dos dados dos doentes com base no conhecimento do domínio disponível, ou seja, a integração com os tipos de dados disponíveis e a identificação da associação entre os resultados. A aplicação **ADAPT EHR** baseia-se no painel de controlo do doente, no painel de consulta e nos detalhes a pedido [63]. Outro princípio famoso que é amplamente utilizado na visualização de informações é descrito como *"A representação de informações complexas deve ser efectuada separando os componentes de acordo com o meio mais eficiente para a apresentação, ou seja, imagens, em movimento ou estáticas, ou palavras, escritas ou faladas" [106]*. Isto permite integrar a informação utilizando as técnicas cognitivas mais eficientes e orientadas para os resultados para facilitar o utilizador final. Este sistema carece de capacidades como a abordagem de um cenário particular baseado em pormenores da situação de um único doente, a identificação de um evento particular no historial do doente, uma GUI complexa e a observação de interpretações múltiplas por diferentes médicos[63].

2.4. 3TermViz

A sustentabilidade semântica e **a escalabilidade** dos sistemas de registo de dados de saúde (EHR) consistem no intercâmbio de dados de registos de saúde entre várias visualizações, utilizando o TermViz como uma abordagem para a visualização de eventos nos históricos dos doentes [107]. Nesta abordagem, os investigadores associaram o "arquétipo" como estrutura de dados específica de um domínio à transferência de estado de representação (REST) para aumentar a aprendizagem, a gestão e a implementação de sistemas EHR de vários fornecedores. A ferramenta centrou-se na navegação e nos limites estruturais dos dados entre EHR e no aumento da sustentabilidade semântica, ou seja, resultados mais significativos e escalabilidade com menos recursos, utilizando o TermViz. O trabalho futuro sugere que o conceito seja testado por diferentes avaliações anteriores, bem como por diferentes grupos de utilizadores, para além de gerar uma abordagem multi-modelo para evitar a redundância nos EHR. Neste trabalho, o investigador relacionou o trabalho com ferramentas e métodos de EHR anteriores [13, 18, 45], mas difere ao utilizar uma abordagem como a implementação do utilitário Google maps na navegação de EHR. O investigador utilizou o Clinical Knowledge Manager (CKM) para manter a profundidade dos arquétipos na navegação dos EHR, para lidar com o Version Control System (VCS) e o

Distributed Version Control System (DVCS) [107]. Ainda assim, é necessário abordar a combinação do feedback de diferentes partes interessadas na redução da redundância dos dados dos CED, no desenvolvimento de protótipos para vários utilizadores, em múltiplas entradas de dados, no desenvolvimento de consultas IV mais fáceis, bem como no agrupamento das acções dos utilizadores [107]. O protótipo proposto nesta tese é também uma melhoria de um conceito semelhante, mapeando os requisitos dos médicos no SIV para múltiplos CDI, colaborando com as reacções dos conceptores do SIV e dos DBA.

2.4. 4Patologias clínicas

Outro esforço de visualização da IV é o Clinical **pathways (CP)** no quadro descritivo de recursos que utiliza uma linguagem de consulta para estabelecer uma ligação entre a forma ontológica semântica dos EHR [106]. Esta técnica é utilizada para melhorar a interoperabilidade do conhecimento

Os PC baseados na semântica e os RSE baseados na semântica aumentam assim a qualidade das práticas de cuidados de saúde, que é o objetivo geral da representação de dados. A Linguagem Ontológica da Web (OWL) e a Linguagem de Regras da Web Semântica (SWRL) são os métodos constituintes importantes utilizados para estabelecer uma ligação entre o desenvolvimento de modelos, a representação de conhecimentos, a extração de conhecimentos e a identificação de conhecimentos em quatro fases diferentes [106].

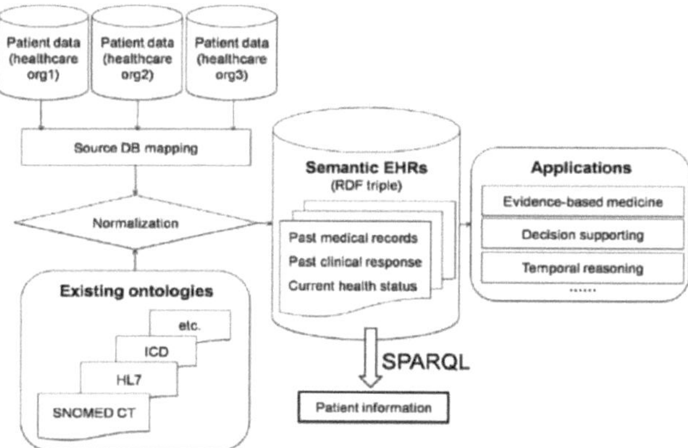

Figura 2.10: Extração de dados semânticos dos registos informáticos electrónicos[106]

Os investigadores estudaram 140 CPs diferentes e 19 superclasses diferentes de abordagens meta-ontológicas com subclasses diferentes para a identificação de conhecimentos em EHR que se baseiam na extração de conhecimentos. Utilizando o Resource Descriptive Framework (RDF), o mesmo que é utilizado na ontologia da Web com XML, os autores tentaram reunir os dados de dois doentes para os comparar intrinsecamente. HL7, ICD e SNOMED são as mesmas normas utilizadas com base num ambiente controlado de parâmetros num estudo específico relacionado com a apendicite. Os resultados foram extraídos deste modelo, tal como representado na Figura 2.10 [38, 105, 107]. Os dados de entrada dos EHR provenientes de diferentes fontes são depois normalizados e a informação RDF central é extraída e partilhada com as aplicações [105, 107]. Isto é bom para os EHRs com significados ontológicos semânticos disponíveis, mas ainda se trata de um estudo proposto, uma vez que a utilização global de EHRs baseados na semântica ainda é de 10% a 15%, tal como relatado pelos mesmos autores em abordagens de máxima liderança. Os resultados acima referidos reforçam o conceito de factores do utilizador relacionados com conhecimentos, competências, avaliação e perspetiva futura e representação da relação mútua, tal como explicado nos capítulos posteriores desta investigação, combinando as abordagens colectivas do passado.

2. 5Áreas de melhoria incluídas na lista restrita

A discussão nas secções anteriores destaca diferentes ferramentas, modelos e quadros de IV para um único e vários EHR. As ferramentas anteriores apresentam limitações associadas ao conhecimento de IV por parte das partes interessadas, às competências relacionadas com a utilização da tecnologia de visualização e à exploração de caraterísticas, à avaliação das limitações e à identificação de perspectivas de melhoria futura para as partes interessadas de acordo com os requisitos[16, 27, 71, 72, 96, 107, 108, 110, 111].

A maior parte dos trabalhos de investigação anteriores sobre o tratamento intravenoso centrou-se na disponibilização de informações no sistema informático de gestão de recursos humanos, sem ter em conta o nível de simplicidade e facilidade para os médicos sem experiência e outras partes interessadas, devido à ausência de envolvimento das suas competências, avaliação e necessidades futuras. A má compreensão e a complexidade da utilização de instrumentos intravenosos conduzem ao fracasso da adaptação frequente de tais instrumentos nos países em desenvolvimento e a um menor conhecimento dos intervenientes no domínio intravenoso. Embora os trabalhos anteriores tenham dado ênfase aos componentes individualmente, falta uma integração dos conhecimentos dos utilizadores sobre as ferramentas, as competências operacionais, as disposições de avaliação para o sistema intravenoso atual no que diz respeito às necessidades presentes e a identificação de melhorias para as necessidades futuras nos países em desenvolvimento, onde os médicos não estão muito expostos a essas soluções de CDI. [112, 113].

O quadro 2.1 destaca igualmente as áreas de limitação das ferramentas de IV num espetro mais vasto que vai desde a visualização complexa, a dificuldade de funcionamento, a avaliação deficiente da exposição da informação e a GUI não amigável para os principais interessados com base em diferentes formatos de EHR. A Tabela 2.1 apresenta uma breve comparação de algumas aplicações de IV e métodos de investigação para os EHR. Este trabalho de investigação destaca a identificação dos factores de IV, o agrupamento de factores estreitamente relacionados e a relação de integração entre os elementos agrupados para a derivação de um modelo.

Quadro 2.1: Comparação de diferentes modelos e ferramentas de EHR

Tool/Model/Framework	Year	Scope	Method	Limitation areas
Tree Map	1992	Single EHR	Hierarchical/node	No insight data representation.
VieVisu	2001	Single ICU EHR	Time Multiples & focus group	Limited end user information.
Prefuse & Protovis Patviz	2005, 2008, 2009	Single EHR	PCA based study	Lesser IV exploration.
HCE 3.0	2006	Multiple EHR	Literature review and Waterfall model.	Implementional difficulties for temporal data.
CBVar	2007	Single EHR	Questionnaire based study	Lesser interoperability
TimeLine	2007	Single EHR	Survey based study	Information congestion.
Pattern Finder, LifeLine1 &2	2009-2010	Single & Multiple EHR	Questionnaire and Detailed in house study.	GUI confusing, Info exploration missing
Acitivi Tree & WIVF	2009-2010	Multiple data sets	PCA and LDA study.	Non addressing to temporal patterns.
LOD	2010	Single EHR	User case study	Multiple dialogue boxes
Life Flow & EventFlow	2010-2012	Multiple EHR	Questionnaire and onsite observation.	Complex to operate for new doctors.
AnamneVis	2012	Single EHR	Case study on Questionnaire and interview	Non operational outside lab.
CP	2012	Multiple EHR	Questionnaire and user feedback	Data integration issues.
AdaptEHR	2013	Multiple EHR	Questionnaire Feedback and interview	Complex information representation.

Este trabalho de investigação incorpora o envolvimento de estudos quantitativos e qualitativos que envolvem a validação através de um protótipo. A novidade deste trabalho é o envolvimento de profissionais médicos e informáticos para fornecer um melhor modelo e uma solução IV para os CDI, como sugerido por [66]. Com base na comparação apresentada na Tabela 2.1, as áreas de limitações nos CDI são subdivididas na Tabela 2.2. Este quadro mostra os factores cumulativos de deficiência de IV relacionados com as partes interessadas nos CED de forma colaborativa, como sugerido em trabalhos anteriores [20].

Tabela 2.2: Factores IV cumulativos relacionados com as partes interessadas

❖ EHR applications/tools Knowledge	❖ Infra-structure support
❖ Single patient data retrieval	❖ Information extraction
❖ Data set Creation	❖ Simplification in Operation
❖ Temporal data knowledge & identification	❖ Data set information
	❖ Entities and Field applicability
❖ Development of visualization	❖ Errors Identification
❖ Ease in understanding	❖ Complex solution Development
❖ Expertise level in existing EHR tool	❖ Results Interpretation
❖ Multiple patients data comparison	❖ Information Sharing
❖ Dataset updation	❖ IV development
❖ IV and dataset	❖ Database architecture limitations
❖ Strength and weakness of DBMS	❖ Data Set resizing
❖ Level of extensive Info	❖ End user requirement handling
❖ Tools features knowledge	❖ Complete solution
❖ Data set management	❖ User friendly GUI
❖ Query development	❖ Multiple data flow

No quadro 2.2 são apresentados 31 factores diferentes para diferentes partes interessadas, que são utilizados como componentes do modelo proposto, tal como apresentado no capítulo 3 e no capítulo 4. Com base na revisão da literatura do trabalho anterior, os factores pré-selecionados, tal como as limitações apontadas, centram-se na necessidade de um quadro futuro integrado para apoiar a necessidade de IV para os médicos, mesmo que não tenham experiência na utilização dessas ferramentas. [20].

2.6 Resumo

Este capítulo é constituído pelos antecedentes do trabalho de investigação realizado por vários investigadores em anos anteriores sobre a representação IV de registos únicos e múltiplos de doentes. Uma vez que os SVA são utilizados para explorar os padrões temporais em registos únicos e múltiplos de doentes em relação à linha do tempo, de forma articulada, com base nas necessidades dos utilizadores finais, como os médicos, surgiram diferentes conceitos com base nas suas dificuldades e exigências.

Na primeira secção, os sistemas SAV são destacados no que diz respeito à sua importância e utilização na avaliação, análise e fornecimento de informações sobre as ferramentas de EHR a três partes interessadas, tais como médicos, DBAs e Designers Visuais [25][32][73]. São descritas diferentes ferramentas utilizadas primitivamente, como a visualização de tomografias e o VieVisu, que abordam apenas um único atributo de um registo de um doente [11][24].

A segunda secção explica a diferença entre um único e múltiplos EHR e as ferramentas particularmente derivadas para abordar as questões de IV na sua representação. Estas ferramentas incluem sobretudo a divisão em cascata, a divisão ontológica de nós com os mesmos interesses no historial do doente, a categorização de eventos correspondentes como no LifeLine 1 e 2, o Trendsetter e o HCE, a divisão da interação e a integração de componentes visuais em factores taxonómicos [14][16][22][27][47][59,60]. Aparentemente, algumas aplicações tiveram um bom desempenho em múltiplos EHR com base na apresentação de dados categóricos e numéricos em padrões temporais, o que levou à criação de mais terreno na investigação granular na pesquisa de padrões e no agrupamento temporal de EHR num formato mais fácil [25][27][33][57].

A terceira secção apresenta a secção de avaliação dos processos, ferramentas e métodos adaptados no desenvolvimento do quadro IV para as ferramentas de CDI, bem como os avanços em algumas das ferramentas anteriores. Estudos baseados em questionários, grupos de discussão. A análise de componentes pessoais (PCA), o agrupamento de diferentes modelos de vários outros domínios, a colaboração de factores de dados e de factores do utilizador, juntamente com a revisão da literatura e a síntese da metáfora do conhecimento do IV, são técnicas diferentes utilizadas nestas ferramentas, para além das linguagens de programação para aplicações autónomas e baseadas na Web, para avaliação na perspetiva de um único interveniente[44][58][86]. Mesmo os investigadores abordam o trabalho futuro e a identificação de lacunas com dados em massa, desenvolvimento de formulários simplificados, facilidade no desenvolvimento da interface e integração de diferentes factores de lacunas de interação de diferentes partes interessadas[73][89][102-104].

A quarta secção destaca algumas das mais recentes estruturas utilizadas no âmbito das aplicações IV de EHR baseadas em CID9 e CID10 normalizados e noutros sistemas EMR prevalecentes [73][105][107]. Estas estruturas fornecem uma maior granularidade em pormenores de um único registo em relação à utilidade, mas isso torna a GUI muito pesada e elimina o conceito de simplicidade na fase de análise [110][112]. Isto também aponta para a necessidade de melhorar a interação entre as partes interessadas e a aplicação, a GUI e cenários de apresentação de informações granulares mais detalhadas, mas simplificadas, como necessidades futuras de investigação [20][31][113].

CAPÍTULO 3

METODOLOGIA DE INVESTIGAÇÃO

Este capítulo descreve a metodologia de investigação e a descrição do método de investigação para atingir os objectivos da investigação, tal como foram discutidos no primeiro capítulo. O método de investigação adaptado neste trabalho conduz à obtenção de um modelo de processo integrado para o multipe EHR, à identificação de áreas de deficiência entre as partes interessadas, ao desenvolvimento de uma estrutura de IV e de um protótipo para colmatar as lacunas de visualização para médicos e profissionais de IV. Neste capítulo, é descrita a metodologia geral da tese. Nesta tese, são utilizados estudos quantitativos com estudos qualitativos, escolhendo metodologias de investigação como um paradigma misto. O princípio subjacente fornecido por[7] [23] [40][43][108][114] sugere que os principais benefícios da investigação com métodos mistos advêm da capitalização dos pontos fortes das metodologias e do reforço das técnicas de uma com as técnicas da outra, em comparação com as metodologias quantitativas ou qualitativas. As abordagens de investigação utilizadas no paradigma misto são a análise da literatura, o questionário baseado em inquéritos, as entrevistas, o grupo de discussão e as técnicas de triangulação que utilizam a opinião de peritos [114, 115].

3. 1Quadro de actividades de investigação

As actividades do processo de investigação estão divididas em quatro fases diferentes, como indicado na Figura 3.1, e subdivididas em secções. Cada fase está associada a uma abordagem descendente com revisão da literatura e contribui para o desenvolvimento, a integração e a validação do modelo IV. A fase 1 está relacionada com a identificação do problema e o desenvolvimento do questionário do inquérito. A fase 2 trata dos três estudos de todas as partes interessadas, como médicos, DBA e designers visuais, tal como sugerido [20]. A Fase 2 também contribui para o desenvolvimento da estrutura, enquanto a Fase 3 trata do desenvolvimento do protótipo. A Fase 4 trata da validação do protótipo e da redação da tese, tal como referido na Figura 3.1.

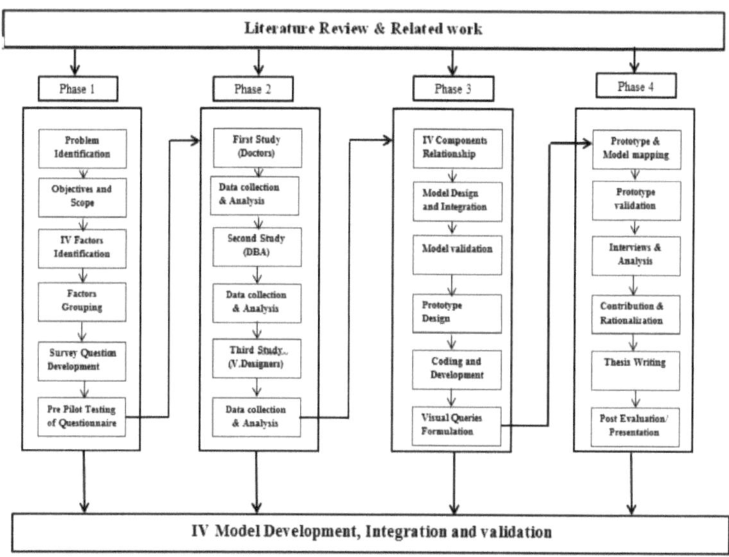

Figura 3.1: Quadro de actividades de investigação

3. 2Modelo de investigação proposto e componentes

No passado, vários investigadores contribuíram com mais investigação para a exploração da utilização de IV nos EHR sob a forma de muitas teorias, mas a ausência de um modelo padrão manteve sempre a necessidade de se concentrar nos aspectos gerais de todo o processo de visualização. A metodologia de investigação aborda o Modelo Integrado para o Quadro de IV para os EHR, tal como já foi tratado por outros investigadores [28, 116]. A estrutura do modelo proposto está muito mais próxima do modelo de sistema de informação (SI) de Delone e Mclean, adaptado em diferentes ferramentas, como referido no capítulo 2 [97][99]. A utilização da IV nos RSE ainda está numa fase muito inicial de adaptação pelas partes interessadas e pelos hospitais públicos devido a variações operacionais, geológicas e de recursos informáticos. Vários modelos de SI são adaptados para abordar a extração de informações, mas menos para a interação visual com as partes interessadas, como referido [97]. O Modelo Integrado de Aceitação da Tecnologia (ITAM) é um dos modelos empresariais amplamente adaptados e altamente recomendados para uma utilização mais alargada na aplicação dos CDI [101].

A teoria do comportamento planeado e o modelo de aceitação da tecnologia (TAM) são teorias exploratórias que contribuem para a ITAM [109] [117]. A Teoria da Ação Fundamentada (TRA) afirma que o raciocínio flui da crença e da avaliação para a atitude e o comportamento de aceitação [109]. Este estudo centra-se mais na TRA do que na TAM e fornece um modelo mais adequado devido aos atributos específicos dos utilizadores potenciais [113]. Os factores IV em relação aos CED, com base na revisão da literatura referida no capítulo 2, são classificados em quatro categorias principais no que respeita ao seu efeito inter-relacional e influência mútua: Conhecimentos, competências, avaliação e perspetiva de futuro, tal como já foi utilizado em trabalhos semelhantes [27][69][73][107]. As secções que se seguem são apresentadas em relação a 4 segmentos diferentes no estudo baseado em questionários realizado para três partes interessadas diferentes, com referência ao modelo IV. Os pormenores sobre cada componente do modelo IV são descritos no capítulo 4.

3.2. 1Conhecimento

Todos os factores relacionados com os conhecimentos específicos sobre as ferramentas IV e a sua utilização nos CDI são apontados nesta secção e também no questionário baseado num inquérito, tal como sugerido[117]. Os conhecimentos sobre as ferramentas IV foram anteriormente utilizados por diferentes investigadores em matéria de CED, centrando-se mais no nível dos dados, na importância futura, nas caraterísticas das ferramentas, na comparação e na compreensibilidade das interfaces das aplicações[58] [61] [106]. Há 11 itens incluídos neste grupo com base em trabalhos anteriores [22][27][32]. Esta categoria indica o grau de conhecimento, familiaridade e capacidades interactivas das partes interessadas, como médicos, DBA e conceptores visuais, em relação às ferramentas de CDI. As perguntas relacionadas com esta área são apresentadas na primeira secção do questionário, tal como mencionado no Apêndice A. Estes factores relacionados com o conhecimento são

- Conhecimentos sobre ferramentas
- Importância no futuro
- Caraterísticas conhecimento
- Tipos de visualização de EHR
- Dados IV
- Comparação dos dados dos doentes
- Compreensão da interface
- Eficácia das competências cognitivas
- Compreensibilidade dos ícones

> Limitação da aplicação

3.2. 2Competências

No contexto da utilização de ferramentas de visualização para os sistemas de informação e gestão de recursos humanos (EHR), as competências do utilizador desempenham um papel vital na determinação da capacidade de tratamento e controlo operacional das consultas de IV [66] [89] [118, 119]. Uma vez que a utilização de IV só é possível com capacidades interaccionais e operacionais baseadas no utilizador com ferramentas de EHR para administrar soluções para problemas de compreensão da informação. Existem diferentes factores estreitamente relacionados que estão agrupados nesta categoria e que são apresentados na segunda secção do questionário, no apêndice A.

> Visualização do historial do paciente

> Recolha e atualização de dados

> Visualização múltipla

> Filtragem de informações

> Administração de dados

> Conveniência de visualização

> Satisfação dos doentes

> Apoio às infra-estruturas

> Visão pormenorizada

> Identificação de dados temporais

1.1. 3Avaliação

Há cinco factores incluídos na secção de avaliação IV e apresentados no questionário. A avaliação do utilizador do sistema informático está diretamente relacionada com as capacidades seguintes, tal como indicado nesta secção. Estes factores influenciam diretamente a utilização de intervenientes no IV em sistemas de CDI para compreender o papel funcional de uma aplicação e de uma ferramenta [97,99,120]. Estes factores estão resumidos em trabalhos anteriores [54].

- Partilha de conhecimentos
- Fraqueza do funcionamento
- Análise dos dados
- Interpretação dos resultados
- Facilidade de utilização

1.1. 4Perspectiva individual e futura

As mudanças futuras e iminentes nas ferramentas e aplicações de IV são consideradas como uma abordagem de desenvolvimento positiva no sentido de satisfazer as necessidades e tendências futuras dos utilizadores [58] [121, 122]. Os factores enumerados relacionados com as áreas de perspetiva individual e futura da IV incluídos neste estudo foram sugeridos anteriormente em [44,58,86, 87].

- Informações suplementares disponíveis
- Dados temporais complexos
- Nível de informação
- Facilidade na partilha de informações
- GUI amigável
- Limitações da base de dados

3.3 Formulação e teste de hipóteses

Uma das principais funções da investigação consiste em efetuar inferências entre populações. A inferência é efectuada com base numa amostra retirada de uma população como a dos médicos. As hipóteses são afirmações sobre um item, uma atividade, uma relação ou um acontecimento específico de uma população[123]. As hipóteses são testadas para aceitar ou rejeitar a afirmação de uma população ou componente[124].

3.3.1Antecedentes e integração de componentes

Os modelos e aplicações de IV anteriores centram-se apenas em componentes individuais ou numa combinação parcial de componentes como o conjunto de conhecimentos, o conjunto de competências, a avaliação e a perspetiva futura no que respeita aos médicos[23][25][78]. É, pois, necessário combinar estes quatro grupos de forma integrada para compreender a relação mútua e desenvolver novas aplicações IV mais sofisticadas e mais simples nos CDI.

Devido à ausência de um modelo IV normalizado para os sistemas de informação e gestão de recursos humanos, outros modelos de SI propuseram a integração de grupos relacionados com a informação, os serviços e o sistema para facilitar a utilização dos sistemas de informação e gestão de recursos humanos [97][106]. Poucos modelos tentaram integrar os conhecimentos e a avaliação, mas não combinaram as competências e as perspectivas futuras, como [64][163]. Embora se proponha que os conhecimentos e as competências estejam associados uns aos outros como dados e forma visual, não simplifica a abordagem do processo de transformação visual, tal como representado pela avaliação e pela perspetiva futura [163].

3.3.1. 1Fluxo integrado de componentes

O modelo concetual de investigação IV CARE1.0 representado na Figura 3.2 realça a integração das quatro categorias acima referidas associadas à utilização da visualização em aplicações de CDI. Com base nos resultados de estudos teóricos, empíricos e modelos anteriores, o modelo proposto representa uma relação hierárquica entre diferentes componentes [66,97][125]. *A hipótese* é utilizada pelo investigador para provar uma relação ou uma teoria proposta e o teste da hipótese leva à aceitação da hipótese nula e à rejeição da hipótese alternativa [126, 127].

A conceção deste modelo de investigação baseia-se na integração de quatro componentes, tal como no modelo estético da informação, em que apenas três são mantidos juntos, nomeadamente os conhecimentos, as competências e a avaliação [85]. A integração entre os conhecimentos e as competências e a avaliação e a perspetiva futura individual é efectuada com base no mapeamento do fluxo do processo de IV em vários EHR, do mesmo modo que os dados, as técnicas, a avaliação e as futuras versões da ferramenta sugeridas parcialmente por diferentes trabalhos anteriores, mas a integração completa não existia nas ferramentas de IV anteriores [32][73].

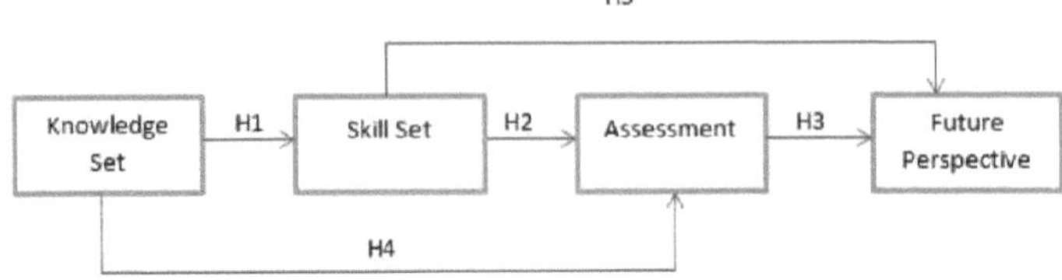

Figura 3.2: Proposta de modelo concetual IV CARE1.0

As seguintes hipóteses serão testadas para encontrar uma relação potencial entre os itens, tal como os componentes sugeridos em [127].

3.3.1.2Conhecimento versus competências

O conhecimento sobre IV, como a informação sobre ferramentas, tipos de visualização, compreensão de ícones e limitações de aplicação, ajuda a melhorar as competências para operar ferramentas de IV em dados temporais [85]. Também se sugere que a melhoria das representações de dados do conhecimento facilita a melhoria da eficácia das competências cognitivas [120]. Quanto mais compreensível for o conhecimento, maior será a destreza dos médicos para operar instrumentos intravenosos de uma forma positiva [108]. Com base na discussão anterior, a primeira hipótese pode ser sugerida como

H1: Um conjunto de conhecimentos IV influencia positivamente o seu conjunto de competências IV relacionadas com a visualização de EHR.

3.3.1.3 Conjunto de competências versus avaliação

As competências de IV, tal como mencionado num modelo anterior de EHR, como o Programa de Auto-Gestão de Doenças Crónicas (CDSMP), abordam a relação com a avaliação para melhorar a auto-eficácia dos médicos e remover as barreiras à visualização [108]. Os factores no conjunto de competências têm um efeito direto nos factores de avaliação, especificamente na medição e controlo dos formatos de visualização, bem como no fornecimento de uma visão detalhada que se relaciona com o mantra da visualização [33]. Com base nos pormenores acima referidos, pode propor-se a seguinte hipótese

H2: O conjunto de competências de um sistema de IV influencia positivamente a sua avaliação das ferramentas de IV relacionadas com a visualização de EHR.

3.3.1.4Avaliação versus perspetiva futura

IV A avaliação contribui para representar uma relação direta com a perspetiva individual e futura, uma vez que facilita a identificação das necessidades de mudanças futuras e o feedback dos médicos com base nos formatos de dados existentes [25]. Uma vez que o formato dos dados médicos varia, o mesmo acontece com os conhecimentos e a experiência dos médicos nos países em desenvolvimento e nos países desenvolvidos, pelo que a avaliação está relacionada com a perspetiva individual e futura de um conjunto complexo de dados de CDI, tal como referido [7]. Os factores de avaliação estão relacionados com a identificação das limitações das ferramentas IV no que diz respeito à perspetiva do médico, mostrando assim uma influência intermitente [41]. Assim, pode ser proposta a seguinte hipótese

H3: Um conjunto de avaliação de IV influencia positivamente a sua perspetiva individual e futura sobre aplicações de IV relacionadas com a visualização de EHR.

3.3.1. 5Conjunto de conhecimentos versus avaliação

O conhecimento IV ajuda os utilizadores a medir a eficiência e as capacidades de realização de objectivos da ferramenta de visualização de EHR com base nos seus requisitos e necessidades [18]. Uma melhor partilha de conhecimentos facilita a compreensão e as análises de deteção de tendências para formatos de dados temporais variados, ajudando assim a avaliar a fraqueza das operações, como sugerido [161]. Um conhecimento mais fácil e melhorado da visualização facilita a compreensão dos erros e, por conseguinte, o conhecimento da visualização também ajuda na interpretação dos resultados para os médicos com menos conhecimentos e experiência mínima [30]. Estes pormenores acima referidos provocam a seguinte hipótese

H4: Um conjunto de conhecimentos sobre IV influencia positivamente a sua avaliação de IV relativamente a
Visualização de EHR.

3.3.1. 6Conjunto de competências versus perspetiva de futuro

O conjunto de competências influencia a perspetiva individual e futura no domínio da IV, fornecendo uma visão pormenorizada utilizando os múltiplos formatos de visualização, criando assim uma relação de influência [58]. A melhoria das competências para controlar e processar a informação do doente numa aplicação IV facilita o desenvolvimento e a melhoria do nível de informação para os médicos como perspetiva futura, como sugerido [57][73]. Assim, uma melhor utilização da aplicação intravenosa para necessidades futuras depende das competências dos médicos para operar uma ferramenta amigável baseada numa GUI, a fim de melhorar as operações de cuidados de saúde [75]. Esta discussão leva-nos a sugerir a seguinte hipótese

H5: Um conjunto de competências de IV influencia positivamente as suas perspectivas individuais e futuras sobre as aplicações de IV relacionadas com a visualização de EHR.

3. 4Método de investigação

Há uma série de métodos de investigação que implicam uma abordagem quantitativa ou qualitativa, ou uma combinação de ambas, disponíveis nas áreas de investigação exploratória dos sistemas de informação (SI), o que dá uma grande variedade de opções aos futuros investigadores para optarem por um método adequado. A seleção do melhor método de investigação continua a ser um aspeto importante da discussão dos investigadores da última década no domínio dos sistemas de apoio à decisão. Por conseguinte, é finalmente consensual que a seleção do método deve basear-se na compreensão das suas vantagens e dos seus inconvenientes[102]. A seleção de um método de investigação deve basear-se no tipo de informação necessária, na disponibilidade de recursos, na seleção e atribuição de temas para os objectivos planeados e na capacidade de manipular as variáveis de interesse [121].

Este trabalho de investigação incorporou uma abordagem quantitativa e qualitativa para provar as dimensões da relação, tal como descritas nas hipóteses prescritas, utilizando inquéritos, revisão da literatura como abordagem exploratória e entrevistas como abordagem confirmatória para o protótipo IV, tal como mencionado na Figura 3.3 [128, 129]. O método de inquérito baseado em questionários foi adaptado nesta investigação com base na disponibilidade de recursos, no objetivo da investigação e nos estratos específicos relacionados com os profissionais de saúde nas unidades de emergência, ou seja, médicos e outras partes interessadas, DBA e conceptores visuais, no âmbito do ambiente EHR.

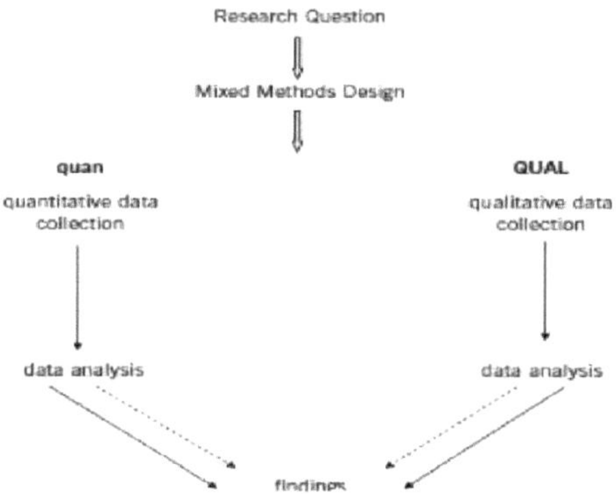

Figura 3.3: Investigação paralela com métodos mistos [128]

Existem diferentes tecnologias de realização de inquéritos na prática, como o inquérito em linha, o inquérito postal, o inquérito por correio eletrónico, o inquérito de feedback pessoal e muitos outros, dependendo do tipo e do objetivo da investigação [109]. Em cada um destes tipos de inquérito, são selecionados indivíduos ou grupos com base nos seus antecedentes profissionais, étnicos e influentes, na sua experiência e no seu domínio, para acumular os seus comentários e os resultados são organizados de forma estruturada para fazer a análise dos dados, tal como foi adaptado de forma semelhante neste trabalho de investigação. Ao escolher um método de investigação por inquérito, são tidos em consideração muitos factores, como a disponibilidade de determinados participantes, as restrições de tempo e de recursos para completar o inquérito, as limitações e os requisitos geográficos e muitos outros, com base no orçamento e no âmbito do projeto[103]. Os inquéritos proporcionam um meio de recolha de informações rápido, sistemático e considerado como uma fonte mais barata, o que leva a utilizar a mesma técnica na abordagem de análise de dados quantitativos nesta tese [130].

3.4.1 Desenvolvimento do questionário do inquérito

Um questionário de inquérito é normalmente designado como a colocação de perguntas aos participantes, mas implica não só a seleção de perguntas adequadas relacionadas com a investigação, mas também uma disposição fenomenal de forma articulada. Esta disposição esquemática das perguntas ajuda a desenvolver o interesse e a atrair a atenção do participante para que dê o seu feedback mais atento e atualizado, de acordo com os requisitos da ética da investigação[80]. Uma combinação mista de afirmações e perguntas ajuda a aumentar a facilidade de tratamento e de compreensão do inquérito pelos participantes. Isto leva a criar mais interesse em dar feedback útil para os itens atribuídos a diferentes factores associados aos itens do questionário do inquérito [96].

A divisão de um questionário baseia-se em perguntas e afirmações mais estreitamente relacionadas, o que constitui um atributo comum considerado em todos os estudos baseados em inquéritos. Isto ajuda a compreender e a caraterizar facilmente diferentes factores participantes com base nas semelhanças e na mesma estrutura de grupo [131]. Este estudo utilizou um questionário de inquérito que é categorizado em cinco secções diferentes com base nos itens mais relevantes dos grupos. A primeira secção do questionário indica as informações geográficas e outras informações gerais relacionadas com o participante, tais como a idade, o sexo, o grupo etário, a experiência geral e a experiência com ferramentas de visualização de EHR e o local de trabalho. A escala nominal é utilizada para medir a variável, tal como é utilizada para efeitos de identificação e análise estatística dessas variáveis[40, 75].

A segunda secção do inquérito trata dos factores de crença de conhecimento dos participantes sobre as ferramentas IV em relação à visualização de EHR. Nesta secção, foram recolhidas perguntas relacionadas com os factores indicados na Tabela 2.2 do capítulo 2, sobre o nível e a experiência do conhecimento do utilizador sobre as funcionalidades das ferramentas IV, os tipos de visualizações, o conhecimento IV sobre a comparação de dados de vários doentes, a compreensão das interfaces das aplicações, as competências cognitivas, a compreensão dos ícones e as limitações das aplicações. Estas perguntas variam ligeiramente nas dimensões dos contextos, mantendo os significados originais uniformes em relação ao grupo de participantes visado, como médicos, DBAs e Designers Visuais. Para as perguntas desta secção, é utilizada uma escala de intervalo para a medição e análise das variáveis.

A escala de Likert é adaptada tal como sugerido na ferramenta padrão QUIS™ [80, 130] para diferentes níveis de crença na satisfação do utilizador, de 5 a 1, de fortemente crente a pobre. Os resultados são preenchidos no Microsoft Excel para utilizar a ferramenta licenciada e facilmente acessível para interpretação e análise nas fases iniciais, sendo depois transferidos para o SPSS. São traçados gráficos 2D para representar o feedback, em que o número de participantes foi representado no eixo Y e os factores foram enumerados no eixo X. Foram utilizados padrões de cores para diferenciar a intensidade da população em relação a um determinado fator entre dois eixos no MS Excel, mas não foram incluídos nesta tese, mas foram acrescentados nas publicações. Cada afirmação foi classificada numa escala de 5 a 1 (5=Mais confiante, 4=Menos confiante, 3=Neutro, 2=Não confiante, 1=Não sei). Não havia opções certas e erradas para evitar confusão de compreensão.

A terceira secção engloba as perguntas sobre o conjunto de competências relacionadas com as ferramentas IV, com referência a um conjunto específico de participantes. São recolhidas questões relacionadas com a capacidade do utilizador para visualizar o historial do doente, recolher e atualizar dados, visualizar os dados de vários doentes, filtrar informações, efetuar consultas, administrar dados, tratar as caraterísticas de conveniência da visualização, satisfazer os dados dos doentes e apoiar ou manter as ferramentas IV na infraestrutura de TI existente. As perguntas desta secção também se centram nas competências gerais de utilização das ferramentas IV para os CDI, no que diz respeito à sua ampla adaptação por todas as partes interessadas participantes.

A quarta secção trata das questões de avaliação das ferramentas de IV, tais como a capacidade de visualização para a partilha de conhecimentos, as capacidades de identificação dos pontos fracos das operações na ferramenta, a satisfação do utilizador com a análise dos dados, a facilidade de interpretação dos resultados e o comportamento operacional amigável da ferramenta de visualização para com os seus utilizadores.

A quinta secção aborda todas as questões relacionadas com as perspectivas individuais e futuras de utilização das ferramentas IV nos CDI, no que diz respeito aos seus utilizadores finais. Esta parte do inquérito refere-se às questões relativas à disponibilidade de informação adicional a pedido, à solução mais fácil para tipos de dados temporais complexos, ao aumento do nível de fornecimento de informação, à facilidade de partilha de informação entre diferentes partes interessadas utilizando o IV, à interface gráfica de utilizador fácil de utilizar e ao suporte de múltiplos formatos de bases de dados. O mesmo modelo de questionário está representado no Apêndice A e foi aplicado aos participantes dos três grupos de partes interessadas, nomeadamente médicos, administradores de bases de dados e designers visuais.

3.4.2 Refinamento do questionário

A necessidade de aperfeiçoar o questionário consiste em efetuar uma leitura de prova da cópia final do questionário para evitar qualquer problema que possa levar a uma má compreensão por parte dos participantes. Há sempre problemas que exigem um pré-teste do questionário antes de o enviar aos participantes. O teste-piloto do questionário garante a integridade da sua estrutura, uma vez que dá mais hipóteses de fazer alterações antes de ser enviado aos inquiridos.

3.4. 3Testes prévios e testes-piloto

Um estudo de inquérito é válido se for completo, não redundante, exato e tiver um contexto sem conflitos [121]. Após a conceção do questionário, este foi pré-testado com 10 dos nossos colegas de investigação, dos quais 5 eram estudantes de doutoramento, 3 eram estudantes de mestrado e dois eram professores com experiência de doutoramento em TI. Verificaram a repetição de perguntas, a gramática e a pontuação, bem como a clareza da redação e das frases. Sugeriram a reformulação de algumas perguntas para aumentar a compreensão do leitor. Após a reformulação, foram impressos três questionários para testes-piloto e distribuídos a 15 estudantes de investigação de doutoramento e mestrado da Universidade Teknologi PETRONAS para medir a clarificação, a apropriação e a compreensão relacionadas com o objetivo do inquérito. Depois de modificado, o questionário foi entregue e enviado pessoalmente aos participantes para que respondessem.

3. 5Estudos quantitativos

Três estudos realizados com base num questionário relativo a um conjunto semelhante de constructos básicos de factores para a obtenção do mesmo contexto de utilização do sistema intravenoso em múltiplos EHR com base em diferentes utilizadores do domínio, como médicos, DBA e designers visuais, tal como também sugerido por[117, 125, 132]. O questionário é mais pertinente para os médicos, que são as principais partes interessadas e influenciam diretamente os utilizadores de sistemas intravenosos em múltiplos EHR, enquanto os DBA e os designers visuais desempenham funções secundárias de assistência técnica para as operações de sistemas intravenosos e a execução de consultas numa metáfora visual. O feedback de todas as partes interessadas do sistema informático ajudará a identificar e a reforçar a existência de relações entre diferentes componentes, utilizando o feedback de domínios mistos. O processo de seleção para representar uma população através de uma amostra é conhecido como conceção da amostra e os médicos são selecionados do domínio médico na unidade de urgência com base no número disponível de pessoas 2-4 por hospital universitário. As unidades de urgência são selecionadas porque são o primeiro ponto de entrada tanto para os doentes como para os médicos que utilizam vários sistemas de registo de dados electrónicos para tratar todo o tipo de doentes, 24 horas por dia e 365 dias por ano [133].

3.5.1 Primeiro estudo sobre os médicos

Foi realizado um questionário baseado num inquérito que incluía 31 factores diferentes, tal como mencionado no anexo A, para os médicos que utilizam ferramentas de EHR no Paquistão, devido à disponibilidade frequente e mais fácil de dados e recursos. De acordo com o Conselho Médico e Odontológico do Paquistão (PMDC), o número total de médicos e dentistas, incluindo homens e mulheres, é de 180985 até setembro de 2013, dos quais 29510 são médicos especialistas registados [133]. Desta população, o número total de médicos do sexo masculino é de 21651 e do sexo feminino é de 7859, incluindo o estatuto de residente das quatro províncias e da zona tribal, bem como os que têm estatuto de cidadão estrangeiro. Neste estudo, a amostra foi constituída por 18 médicos de dois hospitais públicos diferentes que trabalham em dois turnos diferentes dos serviços de urgência, numa base rotativa, de manhã e à noite. Todos os médicos, frescos ou experientes, têm de trabalhar durante um ano, no mínimo, após a conclusão dos seus estudos em hospitais públicos de ensino, como requisito obrigatório da PMDC[133, 134]. Os médicos recém-formados e inexperientes são licenciados em medicina que estão a completar 5th anos de licenciatura em medicina e são nomeados como médicos internos por um período de um a três anos. O número de participantes, na qualidade de médicos selecionados em vários estudos anteriores semelhantes, foi de 6-8, tal como referido em trabalhos anteriores semelhantes [33, 72, 135]. A experiência média dos participantes era de 2-4 anos no manuseamento do sistema EHR na altura do estudo.

Há duas razões para isso: em primeiro lugar, todos os médicos de emergência estão mais expostos a lidar com formas mais variadas de doentes do que os que trabalham noutros departamentos e, em segundo lugar, há uma combinação de médicos experientes e menos experientes disponíveis neste departamento. Todos os participantes foram voluntariamente convidados a participar no inquérito e também lhes foi dado consentimento individual, tanto verbal como escrito, de que a privacidade e a integridade do feedback serão mantidas e os resultados serão utilizados apenas para fins educativos e de investigação, mantendo o seu anonimato[103, 120]. Foram distribuídos 18 questionários baseados em inquéritos e todos foram devolvidos pelos médicos depois de preencherem pessoalmente os seus comentários. O intervalo de confiança para a dimensão da amostra foi de 21,3 com um nível de confiança de 95% utilizando www.surveysystem.com.

3.5.2 Segundo estudo sobre administradores de bases de dados

Este estudo é bastante semelhante ao estudo um com médicos, mas diferente na perspetiva funcional com referência ao seu grupo de foco de amostra diferente que são os administradores de bases de dados (DBA). Não existe um repositório ou base de dados específica que contenha informações sobre o género, a localização e os pormenores de todas as pessoas que trabalham em bases de dados temporais e não-temporais, bem como em sistemas de EHR. A prática normal é a existência de uma equipa de 2 a 4 pessoas, normalmente num hospital público, que trabalham num único turno de 8 horas como DBAs no departamento de TI. A dimensão da amostra escolhida para este grupo de participantes foi de 20 pessoas, com base na disponibilidade e no acesso aos participantes, bem como nas limitações de tempo. Está a ser utilizado o mesmo tipo de estudo por questionário, com o mesmo tipo e número de IV que para os médicos. Em 2010, a Embarcadero Technologies, uma organização sediada nos EUA, realizou o mesmo tipo de inquéritos aos DBA para obter o seu potencial feedback[40].

Os DBA estão mais interessados no tratamento da base de dados EHR, no desenvolvimento de consultas e no tratamento de erros em conjuntos de consultas. A amostra selecionada de DBAs trabalhava nos mesmos hospitais públicos onde os dados dos médicos foram recolhidos e também em duas outras instalações de tratamento de dados médicos. No total, 31 factores eram iguais aos dos médicos e a categorização dos factores semelhantes baseava-se nos conhecimentos, nas competências, na avaliação, na perspetiva individual e futura dos IV. Estes questionários foram enviados por correio e as respostas foram recolhidas em formato impresso e o feedback foi recolhido utilizando os recursos prescritos. A experiência média dos DBA era de 2 a 4 anos no domínio dos dados temporais e a distribuição por género dos participantes era de 18 homens e 2 mulheres, embora isso não tenha tido em conta a influência nula. Utilizando www.surveysystem.com, o intervalo de confiança foi de 21,91 com um nível de confiança de 95% observado com a dimensão da amostra acima mencionada para o DBA. Todos os formulários do inquérito foram preenchidos corretamente e entregues ao investigador para efeitos de análise. O consentimento de participação foi apresentado verbalmente e por escrito a todos os participantes, a fim de garantir que a sua contribuição voluntária e também que nenhuma parte do seu feedback será utilizada apenas para fins de investigação.

3.5.3 Terceiro estudo sobre Designers Visuais

A fim de obter reacções de terceiros interessados que são designers visuais, foi concebido e distribuído um questionário semelhante aos designers visuais. O questionário do inquérito foi concebido com base em perguntas semelhantes, mas mais relacionadas com a perspetiva dos designers. Normalmente, os designers visuais são oriundos de contextos informáticos e não informáticos e possuem um conjunto variado de competências que vão desde a arte, às ciências sociais e às áreas da engenharia, como as ciências informáticas. Ainda não existe uma contagem da população que permita calcular o total de designers antigos e actuais disponíveis em diferentes domínios. Com base na disponibilidade de orçamento, recursos e infra-estruturas de TI numa equipa de TI de um hospital, os web designers, os designers gráficos e os designers de conteúdos também trabalham como designers visuais, se se tratar de uma equipa no local, mas numa equipa externa esta função pode estar associada a uma ou várias pessoas. A dimensão da amostra escolhida para este grupo de participantes foi de 100 pessoas, que trabalhavam de forma independente ou em diferentes organizações, como hospitais e empresas de software. 65 participantes eram do sexo masculino e trabalhavam em organizações e 35 eram do sexo feminino e trabalhavam individualmente como freelancer ou em projectos. O questionário foi distribuído aos designers visuais com a ajuda de uma empresa de software, a Macrosole Inc., sediada no Paquistão. O anexo A apresenta um modelo de formulário de inquérito para designers, que também menciona a mesma secção baseada em pormenores sobre o conhecimento do domínio, a experiência e os antecedentes em relação à visualização.

Existe uma diferença entre a experiência do utilizador e a experiência de conceção visual, que é frequentemente confundida no domínio da representação dos dados dos CDI, o que leva a pedir o feedback da resposta do conceptor [58][136]. A divisão das mesmas secções com base no conhecimento, nas competências, na avaliação, na perspetiva individual e futura do IV em relação a múltiplos CDI é apresentada sob a forma de perguntas relacionadas com os factores associados, tal como mencionado anteriormente no Quadro 2.2 do capítulo 2. Assim, esta parte do questionário incide mais sobre o manuseamento da base de dados de EHR, o desenvolvimento de consultas e o tratamento de erros em conjuntos de consultas. Todos os factores eram idênticos aos das partes interessadas anteriores e a mesma categorização IV dos componentes do modelo foi observada no questionário. Estes questionários foram enviados por correio e as respostas foram recolhidas em formato impresso. O próprio investigador não teve qualquer interação física com todos os inquiridos e obteve feedback através dos mesmos meios de comunicação. A experiência de trabalho média do designer era de 2 a 4 anos no domínio dos dados temporais. Utilizando www.surveysystem.com, o intervalo de confiança foi de 9,8 com um nível de confiança de 95% observado com a dimensão da amostra acima mencionada. Todos os formulários de inquérito foram devidamente preenchidos e entregues ao investigador para efeitos de análise. O consentimento de participação foi apresentado verbalmente e por escrito a todos os participantes, de modo a garantir que a sua contribuição voluntária e também que nenhuma parte do seu feedback será utilizada apenas para fins de investigação.

3. 6Análise de dados

Os dados foram analisados por duas ferramentas, uma delas é o Microsoft Excel 2010 para a análise gráfica em representação 2D dos factores sob a forma de gráfico de pizza para as três partes interessadas. Os dados agrupados sob a forma de abordagem das partes interessadas são adaptados na apresentação gráfica com base nos diferentes antecedentes dos participantes[126]. A intensidade de cada resposta, utilizando uma escala de likert em relação a cada fator, é representada com um padrão diferente, tal como mencionado no capítulo 6, no âmbito das estatísticas descritivas para cada parte interessada. Os padrões ajudam a identificar a diferenciação utilizando a visualização de padrões ou o código de cores, mas neste caso, para evitar a perceção, está a ser utilizado o estilo de padrão de preenchimento. A outra ferramenta utilizada para a análise é a ferramenta estatística comum (SPSS 20.0 versão registada para Windows 7), que foi implementada tal como foi utilizada em trabalhos de investigação anteriores e recomendada por outros investigadores [65, 99, 127].

A análise descritiva é aplicada aos resultados de três estudos, incluindo a média, o desvio-padrão e a assimetria, para representar as respostas dos inquiridos a perguntas individuais em função de 4 categorias que ajudam a localizar e a variar as variáveis dos dados[137]. A distribuição de frequências utilizada para esta análise de dados ajuda não só a compreender visualmente as principais caraterísticas dos dados, mas também a centrar-se na utilização do feedback dos inquiridos em relação a diferentes factores.

O alfa de Cronbach é utilizado para medir a fiabilidade tanto das categorias como dos factores individuais dentro de cada categoria, a fim de identificar a co-relação dos itens dentro do teste[126]. Isto também implica as variáveis de interesse e o seu impacto relacional umas sobre as outras em termos de consistência. A análise fatorial exploratória para três estudos foi calculada com base no teste de fiabilidade, na análise de correlação e na regressão linear, tal como recomendado por trabalhos semelhantes [127]. Isto ajuda a reduzir o número de factores e mede o efeito da variabilidade em comparação com variáveis correlacionadas e variáveis não correlacionadas [138].

Os coeficientes de correlação de Pearson e a regressão são utilizados no último dos três estudos para provar a hipótese na fase final da análise dos dados. O esquema da fase de análise dos dados é apresentado na Figura 3.3.

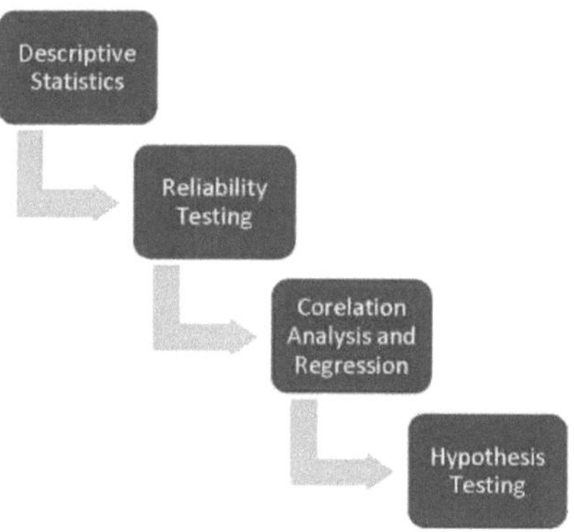

Figura 3.4: Processos de análise de dados

As técnicas de regressão linear são utilizadas no SPSS 20.0 para validar o modelo proposto, tal como apresentado anteriormente neste capítulo [117]. Um modelo de investigação é estabelecido com base na validação cruzada de modelos, por vezes designada por estimativa de rotação, utilizada principalmente nas áreas em que a dimensão da amostra é pequena e é impossível obter uma dimensão de amostra maior devido a diferentes restrições, tal como anteriormente [75]. A regressão também se baseia em pressupostos que são posteriormente testados utilizando a consistência das medições. Estas consistências baseiam-se ainda na fiabilidade dos testes, o que é apoiado pela utilização do alfa de Cronbach dos factores. O nível acordado de alfa de Cronbach ∞ é de 0,70 e para a investigação exploratória acima de 0,60 também é aceite na maioria dos casos[127]. Os passos seguintes consistem em utilizar a análise de correlação para encontrar a relação linear entre os diferentes componentes do modelo que leva a aceitar ou rejeitar a hipótese no modelo preditivo apresentado [128].

A análise de regressão é utilizada para validar a hipótese baseada na relação entre as componentes IV - conhecimentos, competências, avaliação, perspetiva individual e perspetiva futura - para aceitar ou rejeitar a hipótese nula ou a hipótese alternativa [127]. A importância da relação é ainda avaliada utilizando a análise do mediador entre as quatro variáveis - conhecimento, competências, avaliação, perspetiva individual e perspetiva futura. Uma vez que as três partes interessadas são um conjunto diferente de participantes, este facto é incorporado para evitar a parcialidade dos resultados e o feedback relativamente à análise dos resultados individualmente e em formato agrupado, tal como apresentado nos capítulos 4 e 5 [139].

3. 7Estudo qualitativo

"A análise qualitativa transforma os dados em conclusões. Não existe uma fórmula para essa transformação. Orientação, sim. Mas não há receita. A direção pode ser oferecida e será oferecida, mas o destino final permanece único para cada inquiridor, conhecido apenas quando - e se - se chega a ele"[140]. Nesta investigação, optou-se por uma técnica de entrevista semi-estruturada para compreender a perceção dos resultados sobre a utilização do IV pelos principais interessados, a fim de validar o modelo proposto para o IV utilizando o protótipo do IV. O conceito de acrescentar uma análise baseada no conteúdo tem por objetivo apoiar a análise quantitativa, na medida em que pode ajudar a formular as conclusões de uma forma melhor e mais concreta, como sugerido [98, 113]. A análise de conteúdo é efectuada no NVIVO 10 com base na utilização do número de palavras, na codificação, nos temas baseados nas perguntas desenvolvidas e nas conclusões do positivismo e do negativismo para analisar o protótipo relacionado com o modelo proposto para o IV, como sugerido anteriormente [128].

3.7.1 Entrevistas

Na parte anterior deste trabalho de investigação, menciona-se que se optou por uma abordagem baseada num inquérito por questionário para apoiar a formulação e a validação do modelo. A recolha, apresentação e análise de dados quantitativos actuam como uma abordagem unilateral para apoiar as conclusões sobre a utilização de ferramentas IV, mas o apoio da abordagem qualitativa proporciona outro horizonte de compreensão do conceito, como em [113]. A fim de provar e apoiar a hipótese e ocultar os factos, a recolha e a análise de dados qualitativos, como segunda via, são introduzidas nesta investigação. A utilização de ambas as formas ajudará a confirmar os resultados e a reforçar os objectivos da investigação [128]. Além disso, o autor também salientou que a recolha de dados das partes interessadas é efectuada através de diferentes técnicas e pode ser analisada tanto de forma quantitativa como qualitativa. Consequentemente, os resultados gerados por ambos os métodos ajudarão a aumentar a confiança nos resultados da investigação.

A utilização de entrevistas semi-estruturadas também dá mais apoio ao participante de muitas formas, como, por exemplo, abordando as áreas de questões que não são pré-abordadas pelo investigador, compreendendo melhor as questões como uma interação individual e um maior nível de confiança em termos de comunicação de feedback. Numa entrevista semi-estruturada, todos os participantes são convidados a comentar determinados eventos de interesse e também utilizados para determinar a ligação relacional entre conhecimentos, competências, avaliação, perspetiva individual e futura após a utilização do protótipo concebido, tal como explicado no capítulo 5. Isto dá aos participantes uma oportunidade justa de responderem livremente e darem uma visão mais detalhada sobre o domínio específico com base na sua experiência, conhecimentos e competências. Os participantes também podem optar por apoiar a prova através de outros recursos e formas, a fim de realçar o feedback [109]. Isto também dá uma oportunidade justa de independência a um entrevistador de estar dependente de uma determinada resposta ou inquirido e pode procurar outras fontes para confirmar a validade dos factos.

Nesta técnica baseada na entrevista, é estabelecido um conjunto de 7 perguntas básicas relacionadas com o IV, relacionadas com o modelo teórico proposto para testar 5 hipóteses, e o questionário da entrevista também é mencionado no anexo C. No entanto, a natureza das entrevistas semiestruturadas também proporciona uma oportunidade justa de elaborar os seus pontos de vista, experiências e quaisquer ideias perceptivas sob a forma de opinião, o que não é permitido no questionário baseado em inquéritos. São também feitas algumas outras perguntas para tornar o conceito de componentes IV mais claro para os participantes e também para obter informações mais pormenorizadas. Esta técnica ajuda a captar a experiência do utilizador e a explorar as questões colocadas após a aplicação do modelo sob a forma de protótipo[68, 75]. Esta técnica também forneceu uma fonte de interpretação rica para o resultado do modelo proposto sob a forma de protótipo e abre mais portas de investigação e pesquisa. Foram realizadas 8 entrevistas semi-estruturadas e cada entrevista durou, em média, entre 35 e 45 minutos, consoante a disponibilidade dos participantes. Cada participante foi apresentado e recebeu formação completa para explorar as funcionalidades de utilização do protótipo em linha. As entrevistas foram gravadas em áudio e transcritas antes da realização da análise.

3.7. 2Análise de conteúdo

Há algumas questões relacionadas com as entrevistas semi-estruturadas que é importante ter em conta ao iniciar este processo, tal como referido por diferentes investigadores, incluindo a privacidade dos dados, as barreiras à comunicação pessoal e também as fontes de registo de dados[141]. Todos os participantes têm a garantia de que os dados serão retirados e eliminados dos dispositivos de gravação de voz e de vídeo após análise no contexto da lei sobre a segurança e a privacidade dos dados. Este passo é também introduzido para anular a barreira psicológica da partilha de informações sobre questões sensíveis e ajudar na análise de conteúdo, uma técnica utilizada para a análise de entrevistas. É obtido o consentimento de cada participante para registar os dados e, caso não seja permitido, são tomadas notas escritas à mão. No entanto, a gravação definitiva oferece menores probabilidades de erros, bem como uma oportunidade justa de analisar o feedback do inquirido. No final, todas as entrevistas foram registadas e transcritas na íntegra. Em suma, ao utilizar vários tipos de informação com técnicas quantitativas e qualitativas, o investigador tentou exprimir a novidade, a fiabilidade e a credibilidade desta investigação utilizando entrevistas como processo de confirmação para um protótipo IV nesta tese. As duas técnicas mais utilizadas aqui são a nuvem de palavras [142] para medir a combinação das palavras mais frequentemente utilizadas com importância, frequência e natureza e a análise de conteúdo convencional utilizando temas de codificação com a ajuda do NVΓVO 10 [143, 144] [145]. O processo de abstração é realizado nos documentos transcritos das entrevistas para atingir o nível de perceção significativa em relação às categorias que são descritas no capítulo 5.

3.7.3NVIVO 10

O NVIVO 10 é uma ferramenta de análise qualitativa utilizada em conclusões baseadas em provas e no apoio a políticas em dados não estruturados [145]. Gere os documentos, ficheiros áudio, vídeo, texto e imagens para criar códigos e temas utilizando nós. O NVIVO 10 também ajuda na frequência das palavras, na contagem e no número de repetições em qualquer ficheiro-alvo específico. Também ajuda a gerar a nuvem de palavras, tal como é utilizada nesta tese, para evitar que se perca qualquer palavra importante nas entrevistas dadas. A codificação pode ser efectuada nos documentos transcritos e a associação de códigos para encontrar a relação dos componentes do modelo entre si também pode ser determinada utilizando temas coloridos.

3.7. 4Antecedentes dos inquiridos

As questões de investigação abordadas neste estudo são de natureza especializada. Nem todas as pessoas que trabalham em hospitais e unidades de cuidados de saúde e, especificamente, que têm experiência em unidades de urgência (como primeira linha de comunicação com os doentes, com os médicos recém-licenciados e com os recém-formados em medicina) estão em condições de responder a estas questões. Os inquiridos escolhidos para este estudo baseiam-se na sua experiência e exposição aos sistemas de CDI nos últimos anos. É de notar que os inquiridos dispõem de informações actualizadas sobre a investigação neste domínio e as práticas industriais.

O primeiro inquirido é um médico experiente com especialização em investigação do cancro da mama e um bolseiro de investigação. Tem uma experiência relacionada com dados de doentes com cancro e doenças associadas.

O segundo inquirido é médico e tem também uma licenciatura em estratégias de avaliação do ADN em pessoas surdas. É autor de muitas publicações, algumas das quais são capítulos de livros. As suas publicações incluem aquelas que visam especificamente a utilização de práticas modernas de TI no domínio médico.

O terceiro inquirido é médico do trabalho de profissão e trabalha atualmente como médico especialista em medicamentos. Tem uma experiência mais alargada no domínio dos medicamentos há 10 anos, tanto em clínicas públicas como privadas, bem como em hospitais. Trabalhou maioritariamente em unidades de medicina de emergência. Atualmente, trabalha como chefe de médicos especialistas numa cadeia de clínicas médicas de renome.

O quarto inquirido é um médico de medicina de emergência com 8 anos de experiência numa clínica e cerca de 5 anos num hospital local. Tem experiência num menor número de sistemas informáticos locais baseados em EHR.

O quinto inquirido é patologista e é especializado em medicamentos para crianças. Trabalha atualmente num hospital universitário público há 10 anos e tem também uma clínica privada há 6 anos. A sua experiência em EHR é de cerca de 8 anos, com base em sistemas de manutenção de registos em papel e informatizados.

Quadro 3.1: Antecedentes e recursos utilizados para as entrevistas

Respondent ID	**Experience (Years)**	**Experience Type**	**Current Affiliation**	**EHR Experience (Years)**
Resp_1	5	Hospital, Academia	Hospital	4
Resp_2	6	Hospital	Hospital	5
Resp_3	10	Hospital and Clinic	Clinic	8
Resp_4	8	Clinic	Clinic	6
Resp_5	10	Hospital	Hospital	8
Resp_6	12	Hospital	Hospital	8
Resp_7	9	Hospital and Academia	Academia	7
Resp_8	8	Hospital and clinic	Hospital	5

O sexto inquirido é oncologista. Trabalha atualmente num hospital universitário privado há 10 anos e tem também uma clínica privada há 8 anos. A sua experiência em RSE é de cerca de 7-8 anos, com base em sistemas de manutenção de registos em papel e informatizados.

O 7.º inquirido é médico de clínica geral e trabalhou na unidade de medicina de emergência geral de um hospital e tem registos do historial dos doentes nos últimos 7 anos.

O oitavo inquirido trabalha como médico de clínica geral. Tem 8 anos de experiência profissional, incluindo 5 anos de interação com o sistema informático de gestão de recursos humanos, tanto em clínicas como em hospitais.

3.8Validade dos resultados da investigação

A validade da fiabilidade de qualquer investigação refere-se à solidez dos resultados do estudo. O termo validade é também referido como *"a investigação mede ou descreve efetivamente o fenómeno que se propõe medir ou descrever"* [146]. Um estudo de investigação não pode ser reivindicado na ausência de ameaça de validade, pelo que um investigador tem de aceitar os erros padrão na investigação quantitativa e a subjetividade dos participantes no estudo de investigação qualitativa [114].

3.8.1Validação dos resultados quantitativos

As conclusões dos resultados dos três estudos são apresentadas no Capítulo 4 do modelo IV proposto, utilizando procedimentos de teste estatístico paramétrico descritivo, de correlação, de regressão e de mediação [137].

3.8.2Validação dos resultados qualitativos

Existem diferentes tipos de validade da investigação qualitativa, como a validade descritiva, interpretativa, concorrente e teórica. A validade descritiva está muito relacionada com locais, tempo, relato de eventos e comportamentos que não são prioritários neste caso. A validade interpretativa é muito importante neste estudo para a validação do protótipo e é efectuada através de transcrições das análises gravadas, como também sugerido por[147]. Além disso, as conclusões, as transcrições e as interpretações dos resultados também são partilhadas com os inquiridos para validar as possíveis apreensões e compreender os meios do contexto. Os inquiridos verificaram as interpretações processadas a partir das gravações.

A validade teórica relaciona os resultados do estudo de investigação com estudos contemporâneos e pode afirmar-se com segurança que os resultados desta tese estão de acordo com a teoria disponível. A validade concorrente dos resultados é demonstrada pelas 8 entrevistas realizadas com participantes experientes, depois de terem passado rigorosamente pela utilização do protótipo e de terem sido completamente informados sobre os pormenores dos seus diferentes componentes. No entanto, a validade concorrente não abrange as áreas de considerações, trabalho futuro e sugestões neste domínio.

3.8.3Validação dos resultados dos métodos mistos

Como este estudo de investigação utilizou métodos quantitativos e qualitativos, todos os tipos de validade são aplicáveis aos estudos de métodos mistos[98, 128]. Existem alguns outros tipos de validações associadas identificadas para os métodos mistos, mas os resultados não são afectados pela ameaça de validade da integração da amostra. Esta surge normalmente quando se misturam amostras de diferentes grupos em diferentes áreas temáticas, utilizando diferentes métodos. Esta tese foi adaptada de uma forma sequencial, começando por estudos baseados em questionários com o mesmo contexto para todos os inquiridos na fase inicial. Posteriormente, a abordagem baseada em entrevistas foi adaptada para obter os resultados confirmatórios. Desta forma, garante-se a perceção dos pontos de vista de médicos especialistas que trabalham com a visualização de EHR como principais interessados.

O método de revisão pelos pares foi adaptado para manter a validade interna e externa durante os estudos e as entrevistas. As conclusões, transcrições, resultados e análises foram revistos por colegas investigadores (Supervisor). A fragilidade dos resultados é minimizada através da utilização de diferentes métodos, tais como a utilização de resultados de estudos quantitativos como exploratórios e depois de estudos qualitativos como confirmatórios, com base no feedback da área de campo sugerido em IV [55, 68]. A validade de conversão do estudo não é afetada devido à não análise da qualificação ou quantificação dos dados durante a recolha. A adaptação de pressupostos puros de métodos qualitativos e quantitativos apoia a validade pragmática dos resultados. As conclusões finais são inferidas com base nos resultados obtidos por diferentes componentes do estudo. Este trabalho é realizado por um único investigador, o que minimiza as ameaças à validade política. No entanto, foram efectuadas revisões e opiniões mais fortes

conduzidas por colegas investigadores e peritos no domínio. A mudança de pontos de vista, começando com o quantitativo e terminando no qualitativo, proporciona um benefício significativo na obtenção da comensurabilidade.

3. 9Resumo

Neste capítulo, o modelo concetual de investigação proposto é apresentado em primeiro lugar, seguindo-se as suas componentes, como os conhecimentos, as competências, a avaliação e a perspetiva futura e o desenvolvimento de hipóteses que lhe estão associadas. O método de investigação e as actividades de condução da investigação num fluxo de investigação foram descritos, incluindo a técnica de investigação quantitativa utilizada como questionário baseado num inquérito. O processo de desenvolvimento do inquérito, o número de participantes e a inclusão de três estudos sobre as três IV partes interessadas nos EHR são explicados sucintamente. Os dados quantitativos recolhidos serão analisados de forma descritiva utilizando o Excel e o SPSS 20.0. Numa análise estatística, as técnicas utilizadas são a análise estatística descritiva, a análise gráfica e a modelação da regressão linear utilizando os coeficientes de correlação de Pearson, que serão implementados como parte da estatística inferencial. Na última parte do capítulo, é também apresentada uma breve panorâmica sobre o método qualitativo, que consiste na realização de entrevistas estruturadas.

O capítulo seguinte apresenta a primeira explicação do modelo IV proposto, tal como inicialmente introduzido neste capítulo, e os seus diferentes componentes em pormenor. O modelo proposto baseia-se no modelo de SI de Delone e Mclean com uma versão avançada do mesmo, combinada com o iTAM. Neste modelo, a utilização da Visualização de Informação actua da mesma forma que nos Registos de Saúde Electrónicos, tal como a satisfação do utilizador em relação à qualidade do sistema, à qualidade do serviço e à qualidade da informação, e com base no conhecimento, nas competências e nas caraterísticas de avaliação, combinando-as para contribuir para as perspectivas futuras do sistema.

CAPÍTULO 4

VISUALIZAÇÃO DE INFORMAÇÕES CUIDADOS COM O MODELO 1.0

O objetivo deste capítulo é apresentar o modelo concetual CARE 1.0 proposto e elaborar os resultados e a discussão dos estudos de investigação quantitativa realizados junto das três partes interessadas. O objetivo desta secção está diretamente relacionado com os objectivos definidos no primeiro capítulo, como a seguir se indica;

> Desenvolver um quadro teórico para simplificar a representação dos detalhes da análise dos dados dos pacientes para as necessidades actuais e futuras dos médicos e de outras partes interessadas que utilizam aplicações IV para facilitar as práticas de cuidados de saúde.

Tal como referido no capítulo 3, são adaptados estudos por questionário baseados em inquéritos para avaliar o feedback de cada grupo de partes interessadas, a fim de validar o modelo proposto para o IV CARE 1.0 e testar as hipóteses propostas. Este capítulo descreve a relação entre os SI e o modelo IV proposto no que respeita à conceção, bem como as hipóteses subjacentes associadas. Esta secção também explica mais pormenorizadamente os vários factores associados a cada fase e os detalhes completos da sua derivação e interligação na fase correspondente. As interligações entre os diferentes componentes do modelo são explicadas de modo a abordar a importância da interdependência e da associação metafórica. A validação do modelo IV e a confirmação da utilização do protótipo IV são efectuadas através de um paradigma de método misto que envolve estudos quantitativos e qualitativos sob a forma de uma técnica de triangulação, tal como sugerido por [20] [96] [98] [128].

Este capítulo está dividido em duas secções principais: a primeira secção destaca os pormenores sobre cada fator em cada fase do modelo IV, tais como Conhecimentos, Competências, Avaliação e Perspetiva Futura, enquanto a segunda secção fornece pormenores e debate sobre a análise estatística dos resultados quantitativos para validar a existência e a inter-relação dos quatro componentes do modelo IV CARE1.0.

4.1 Estrutura e modelo concetual

Segundo o dicionário de Cambridge, um enquadramento é definido como um sistema de regras, ideias ou crenças que é utilizado para planear ou decidir algo ou uma estrutura de apoio em torno da qual algo pode ser construído.

Por outro lado, um modelo é uma representação de algo, quer como um objeto físico que é normalmente mais pequeno do que o objeto real, quer como uma simples descrição do objeto que pode ser utilizada em cálculos. Nos domínios dos Sistemas de Informação (SI), Arquitetura Empresarial (EA) e Visualização de Informação, os termos estrutura e modelo são muitas vezes utilizados indistintamente ou para representar fases pré-testadas e pós-testadas. Com referência à investigação anterior resumida realizada no domínio da IV, tanto a estrutura como o modelo podem fornecer o seguinte[18, 45, 97, 106] [113];

a) Visualizar a estrutura abstrata do objeto, do processo e do domínio.

b) Organizar o artefacto IV, conceito, reutilização, conceção e utilização.

c) Comunicação entre processos e trajectórias.

Esta tese apresenta um modelo que é inicialmente uma forma de quadro e este trabalho de investigação é utilizado para o testar e desenvolver sob a forma de um modelo. O IV é utilizado como uma ferramenta para realçar o domínio de perspetiva do EHR para fornecer não só um núcleo misto de base para todas as partes interessadas, mas também futuros modelos e aplicações. Este trabalho centra-se mais na adaptação de um modelo de SI já comprovado e de teorias herdadas, tal como explicado nos capítulos 2 e 3, com referência ao modelo de Delone e Mclean [18, 97].

Um modelo concetual pode ser definido como : "*A modelação concetual é a atividade de descrever formalmente alguns aspectos do mundo físico e social que nos rodeia para fins de compreensão e comunicação" [116].* O modelo concetual é também uma fonte de expressão de ideias, termos e conceitos utilizados por peritos do domínio para conceber soluções para problemas e representar a relação entre os seus conceitos, como se refere na Figura 4.1 [92].

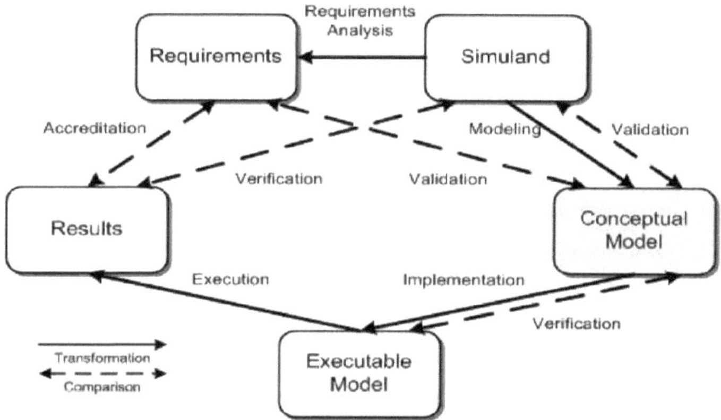

Figura 4.1: Fundamentos da modelação e da simulação - bases teóricas e domínios práticos[92]

As linguagens de modelação concetual (CML) são frequentemente utilizadas no desenvolvimento de modelos conceptuais (CM) [148]. Um modelo concetual é, na verdade, um processo que resulta dos requisitos e do simulador, que também é utilizado na fase de resultados e que será representado no processo de modelação acima referido. A validação, a verificação, a implementação e a execução são quatro processos interligados que também são apresentados na Figura 4.1. Os modelos conceptuais dos sistemas de atividade humana são utilizados na metodologia dos sistemas flexíveis (Soft systems methodology - SSM), que é um método de análise de sistemas que se preocupa com a estruturação de problemas de gestão [116]. Um modelo concetual é um modelo de conceitos; os investigadores afirmam especificamente que não se destina a representar um estado de coisas no mundo físico. O modelo concetual é utilizado na análise dos requisitos de informação (IRA), que é uma variante da SSM desenvolvida para a conceção de sistemas de informação e a engenharia de software [119]. O CARE 1.0 é uma forma de modelo concetual, na medida em que apresenta o conceito de fornecimento de informação utilizando o tema da visualização para recuperar, partilhar e perspetivar a utilização do conhecimento dos CDI pelos seus intervenientes.

4. 2Modelo Conceptual Integrado

Os controlos do fluxo de trabalho são utilizados no âmbito de modelos conceptuais integrados para implementar a transformação a nível micro do fluxo de informações num formato linear, a fim de facilitar aos utilizadores um ambiente rico em informações, como o domínio dos dados de saúde [54, 149]. Na Dinamarca, foi também implementada uma abordagem semelhante para o modelo concetual integrado, utilizando a interoperabilidade entre o conteúdo dos dados e o modelo SI nos sistemas EHR [149]. *O arquétipo* é considerado como um modelo concetual para dar resposta a certas restrições baseadas no domínio, em vez de considerar os modelos genéricos para desenvolver um modelo protótipo [92] [149]. Os modelos baseados em arquétipos são, de facto, a divisão de eventos do domínio da saúde, como a "tensão arterial", como uma parte do constituinte do fluxo de dados dos CDI. Estes arquétipos conduzem então à construção de uma aplicação completa baseada na combinação da integração destes componentes, como mostra a figura 4.2. Este fluxo representa a integração do modelo de objeto de domínio (DOM) como modelo genérico diretamente relacionado com a classificação dos arquétipos, o portal de saúde baseado na Web como camada central para o ambiente de cuidados de saúde distribuídos como modelo de middleware, a extração de dados como modelo de comunicação e o modelo semântico relacionado com a compreensão da informação [149].

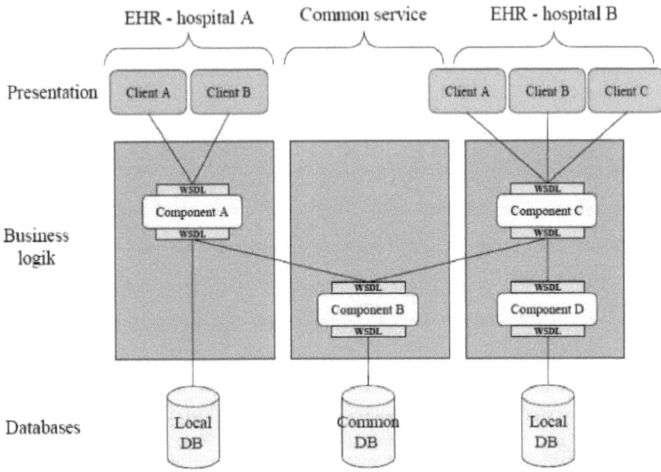

Figura 4.2: Arquitetura de três camadas de EHR e uma camada intermédia baseada em componentes [149]

O CARE 1.0 é também um modelo integrado que reúne o conhecimento, a tecnologia, o impacto e o âmbito sequencial do EHR, a fim de proporcionar uma compreensão da comunicação para um fim genérico e mais simplificado. Este modelo dirige-se mais para o formato simplificado da informação dos CSE a partir do nível básico e tem a capacidade de se desenvolver mais com base nos contributos das partes interessadas com requisitos futuros[54, 73]. A principal caraterística do modelo é adaptar-se, a um nível simples de protótipo, ao desenvolvimento de uma aplicação genérica que pode ajudar na implementação em hospitais mais pequenos e com menos orçamento, sediados em países em desenvolvimento, com sistemas mínimos de CDI maduros. O CARE 1.0 segue uma abordagem semelhante à adaptada pela maioria dos modelos anteriores de

SI adaptados a soluções de EHR e coloca mais influência na utilização da visualização no âmbito do EHR, não só para fins de informação, mas também fornece uma plataforma para a normalização dos procedimentos e práticas de recuperação de informação no domínio da saúde[66] [97, 105]. O autor apresenta o CARE 1.0 como uma forma de modelo concetual integrado com a referência à sua implementação, de modo a compreender o processo de fluxo de informação nos EHR e o seu impacto presente e futuro, tanto no que diz respeito ao utilizador como ao sistema.

4.3CARE 1.0

No que se refere à secção anterior deste capítulo, o modelo proposto, CARE 1.0, é um modelo concetual integrado baseado no nível de entrada proveniente de diferentes fases, bem como de diferentes partes interessadas, como médicos, DBA e designers visuais, tal como salientado em trabalhos anteriores [54, 65]. Os RSE são visualizados, recuperados e registados por estas partes interessadas para obter diferentes tipos de relatórios estratégicos, operacionais e políticos para as necessidades actuais e futuras dos sistemas de cuidados de saúde [20]. Com base na estratégia adaptada nos três estudos realizados, tal como mencionado no capítulo 3, os factores selecionados para a visualização da informação nos RSE foram divididos em quatro categorias principais, a saber

a) Conjunto de conhecimentos
b) Conjunto de competências
c) Avaliação
d) Perspectivas futuras

Uma vez que a maioria dos modelos integrados nos SI se esforça por captar e racionalizar os processos de fluxo de trabalho para coordenação e representação de dependências [149]. O CARE 1.0 utiliza uma abordagem semelhante baseada em actores num ambiente rico em informação centrado no domínio. Cada ambiente rico em informação é perfurado com diferentes secções de tarefas e eventos associados a um sistema de CDI único ou múltiplo relevante. A recolha incorrecta, incompleta, inoportuna, repetida, que exige esforços adicionais, as inferências deficientes e o número limitado de desafios relacionados com a informação etnográfica dos doentes conduzem ao fracasso e à incompletude numa fase operacional do modelo concetual. A perspetiva do fluxo de trabalho e da procura de informações é uma abordagem operacional adaptada de forma semelhante à mencionada na Figura 4.2 do CARE 1.0, tal como utilizada em modelos anteriores relacionados com o sector dos cuidados de saúde[92, 149]. A integração do conhecimento, da informação e da avaliação do sistema para avaliar o estado atual de um modelo em função das necessidades futuras já foi implementada em diferentes fases no âmbito da abordagem convencional baseada no domínio, mas este trabalho difere pelo facto de realçar as interdependências e de reunir uma interação relacional.

O CARE 1.0 oferece uma base de referência para reunir estas quatro fases em recursos de saúde baseados em humanos e máquinas, a fim de realçar as dependências e as capacidades de interação. Embora as capacidades funcionais do ser humano e da tecnologia não sejam mensuráveis através de um conjunto de instrumentos semelhantes, dependem mutuamente do resultado do objetivo centrado no domínio. No domínio da informação dos CDI, os médicos são as principais partes interessadas que interagem diretamente com os sistemas IV para obter, recuperar e visualizar os dados com vista a uma melhor compreensão do estado de saúde demográfico, histórico e atual dos doentes para a tomada de decisões futuras[38]. Assim, este modelo funciona como uma orientação para o desenvolvimento de um sistema simplificado de apoio estratégico à decisão para as necessidades actuais e futuras dos profissionais de saúde, com recursos simplificados e adequados. Em termos gerais, existem outros subdomínios categorizados em que os conhecimentos e as competências podem ser associados e colocados num grupo, enquanto a avaliação e a perspetiva futura podem ser incluídas num segundo grupo para facilitar a compreensão e simplificar a representação das interdependências.

4.3.1 Antecedentes do modelo proposto

Estão a ser utilizados nos SI diferentes modelos conceptuais lineares, descendentes e ascendentes, bem como hierárquicos, que incorporam diferentes domínios, como os dados temporais, as representações gráficas espaciais e a representação de dados distribuídos, mas na IV é atribuída menor atenção à menor normalização neste domínio[54] [20]. A estética da visualização da informação, que envolve a Interação, os Dados e a Estética, é também apresentada sob a forma de mapeamento, tal como mencionado na Figura 4.3, com os seus três componentes e o fluxo de transformação da informação. O Modelo Estético de Visualização de Informação representa a incorporação de duas áreas diferentes que são a perspetiva da visualização e a perspetiva da funcionalidade[85].

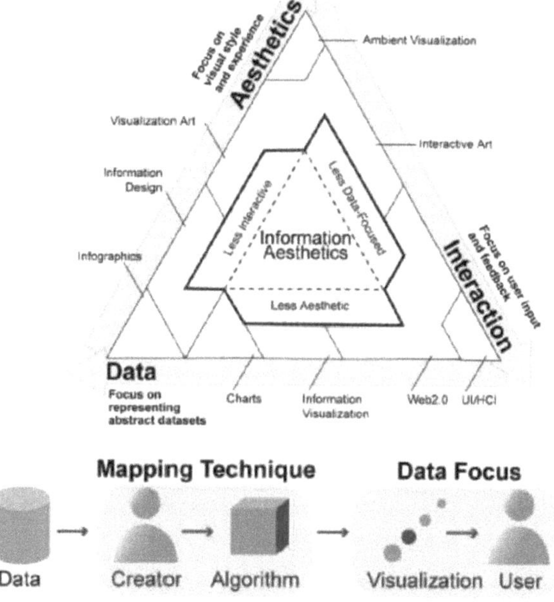

Figura 4.3: Modelo Estético da Informação [85]

O mapeamento representa a indução de etapas funcionais adaptadas para converter os dados em forma visual, enquanto a focalização dos dados se concentra na fase de aquisição de conhecimentos[36]. Este é um dos modelos mais emergentes, amplamente adaptado em diferentes sentidos estéticos da visualização da informação, e também forneceu uma linha de base para o desenvolvimento do CARE 1.0, que não abrange apenas a estética, mas também a interação do utilizador.

A diferença entre o CARE 1.0 e o Modelo Estético da Informação é a ausência da fase de envolvimento da perspetiva futura e o menor destaque dado às competências para operar o sistema IV e aos factores de interação humana conexos [85]. O modelo concetual de transformação do sistema IV utilizado para a visualização de dados comuns é apresentado na Figura 4.4. Este modelo concetual representa três fases resultantes, como o enriquecimento dos dados, o mapeamento da visualização e a apresentação da informação [150]. A primeira fase é a derivação de dados, a segunda fase com o objeto imaginário Objeto de Visualização Abstrato (AVO) com campos de atributos como o tempo, a geometria, a luminosidade, a reflectância e a textura da superfície.

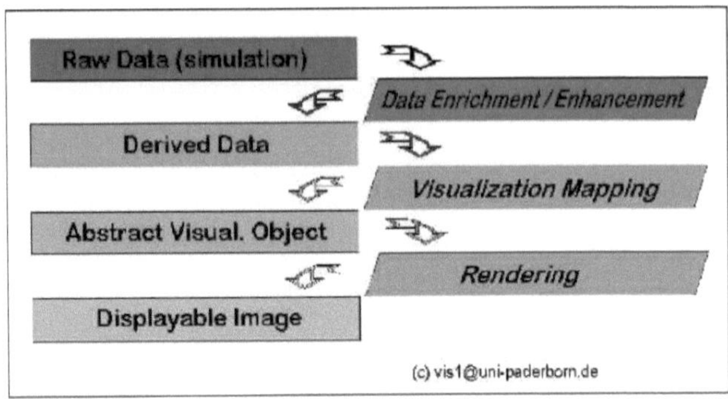

Figura 4.4: Modelo Conceptual de Transformação IV [150]

As operações de renderização típicas envolvem múltiplas transformações, como a rotação, a translação, o escalonamento, o mapeamento da perspetiva e o recorte [150]. Além disso, este processo é melhorado utilizando contextos semânticos de grandes volumes de dados para formatos estruturados e não estruturados em conhecimento do utilizador e perspectivas contextuais de aplicações de inteligência empresarial [148].

4.4 Componentes do modelo proposto

O CARE 1.0 assemelha-se, em termos de formato funcional, a alguns modelos conceptuais de IV já existentes. No capítulo 3, foi apresentada uma discussão inicial sobre os vários componentes deste modelo de IV, mas este capítulo apresenta mais pormenores. À semelhança de todos os modelos convencionais, este modelo proposto tem preceptores e receptores nucleares e funcionais para representar a influência da transferência de conhecimentos utilizando a modelação mental dos intervenientes na visualização dos CDI [149][126]. Convencionalmente, as técnicas de modelação implementadas pelos programadores de software são o Ciclo de Vida do Desenvolvimento do Sistema (SDLC) ou as ferramentas da Linguagem Moderna Unificada (UML), os profissionais de bases de dados utilizam o diagrama Entidade-Relação (ER) e os Designers Visuais adaptam rabiscos ou formatos de histórias coloridas [75, 107, 151].

Com base no contexto de três partes interessadas, como médicos, administradores de bases de dados e designers visuais, o CARE 1.0 tem preceptores e receptores como partes interessadas primárias e secundárias para intercetar o contexto do domínio da visualização. Este modelo IV destaca as quatro áreas constituintes e a sua relação contextual integrada com referência aos conhecimentos especializados de cada parte interessada. Trata-se de uma forma de modelo mental de concetualização baseada no contexto da visualização da informação para a interligação do domínio de três partes interessadas e a partilha mútua de dados. A modelação mental é uma forma primitiva de concetualização abstrata no que diz respeito à opinião dos peritos [116, 119]. Isto ajuda ainda mais a desenvolver a proposta de MC externa baseada na MC subjectiva, utilizando as configurações de agente principal que envolvem a teoria da mente com preceptores e receptores, como no desenvolvimento de modelos de SI [102]. Neste contexto, os preceptores e os receptores são dois grupos que se enquadram em todas as partes interessadas com base no seu nível de utilização do IV, na partilha de informações e no controlo dos dados durante os processos normais de visualização do EHR. Com base no sentimento de compreensão partilhada entre as diferentes partes interessadas, este modelo é uma abordagem de SI omnipresente, que incorpora as necessidades mentais de IV de todas as partes interessadas para anular o efeito dos efeitos de um perito do domínio único ou primário para os utilizadores do modelo.

4.4.1 Conhecimentos

Na visualização de informações para dados de EHR, o conhecimento é a área central de interesse para todos os intervenientes, consistindo normalmente em dados demográficos do doente, factos históricos do doente, observações de doenças e sintomas e detalhes do tratamento. O conhecimento varia desde um conjunto mais pequeno de dados numéricos processados, como o nome do doente, a data de nascimento, etc., até eventos categóricos complexos, como os efeitos dos medicamentos, a alteração do tratamento e a análise dos resultados dos testes, com base em informações contidas em registos de um ou vários doentes [71-72].

O conhecimento sobre a visualização de informações em EHR é abrangido pelos seguintes aspectos diferentes, a fim de representar a sua visão detalhada. Vários trabalhos de investigação anteriores semelhantes no domínio apresentaram e abordaram diferentes aspectos das actividades de recolha, alinhamento, ordenação e representação de conhecimentos em função da utilização, intenção e objetivo funcional das partes interessadas. Estes aspectos estão diretamente relacionados com as ferramentas IV, salientando a importância da sua utilização em futuras aplicações, a disponibilidade das funcionalidades disponíveis e esperadas, os diferentes tipos de ferramentas IV, os mecanismos de tratamento e controlo dos dados IV, a comparação dos dados históricos de um e de vários doentes em unidades de cuidados de saúde. Incluem-se também as capacidades pessoais das partes interessadas para compreender a(s) interface(s) IV, as competências cognitivas para interagir com os dados dos CDI e as transformações em IV, a compreensão básica do utilizador sobre os meios de ícones e as limitações funcionais das aplicações IV nos CDI. As secções seguintes descrevem de forma sucinta cada fase do conhecimento.

4.4.1.1 Conhecimentos sobre as ferramentas

As diferentes unidades de cuidados de saúde estão a utilizar diferentes formas de ferramentas de IV, desde produtos da Microsoft, como o Amalga, e produtos da IBM, como o CareFlow, bem como ferramentas genéricas baseadas em requisitos, construídas a nível local [81, 152]. Uma vez que os dados dos CDI ainda não estão normalizados em todos os hospitais do mundo, este facto também afecta a representação intravenosa dos dados resultantes dos doentes sob a forma de conhecimento. Este fator, no âmbito da investigação atual, representa a capacidade de todas as partes interessadas compreenderem os conhecimentos básicos de manuseamento operacional das ferramentas IV nas suas instalações, bem como informações gerais sobre quaisquer ferramentas disponíveis com base na sua experiência, exposição e exploração pelos utilizadores do domínio. Esta parte é abrangida pelo aspeto do conhecimento, uma vez que contribui para o objetivo principal da investigação sobre a dependência de outros factores e é diretamente influenciada pela utilização pelas partes interessadas.

4.4.1. 2Importância futura

O conhecimento sobre a utilização futura das aplicações intravenosas é anteriormente considerado como um importante trabalho de investigação em curso e pendente para diferentes criadores de aplicações intravenosas [42, 153, 154]. Este fator está diretamente relacionado com as implicações do conhecimento sobre a administração intravenosa nos CDI, no que diz respeito à identificação das lacunas funcionais e à adaptação do utilizador para utilização futura.

4.4.1.31V Caraterísticas

A abordagem determinística para compreender a medição da eficiência disponível de uma ferramenta IV pelos seus utilizadores está diretamente relacionada com o número de caraterísticas e a sua utilização frequente [25, 32, 55]. O conhecimento das caraterísticas da aplicação intravenosa nos CDI permite que os vários intervenientes utilizem a ferramenta com base nos seus requisitos funcionais. Isto está incluído no domínio do conhecimento, uma vez que está relacionado com a abordagem de esboço de modelos mentais para o funcionamento de uma aplicação.

4.4.1.32Tipos de visualização

As visualizações disponíveis vão desde barras, gráficos, linhas hierárquicas coloridas de cima para baixo ou de baixo para cima, pontos, legendas, divisões textuais, numéricas, categóricas, quadros, desenhos, símbolos e formatos de sombreamento com cores, texturas e fundos em qualquer conjunto de dados disponível. O conhecimento destas visualizações prescritas e não descritas nos EHR para compreender os factos de um doente incorpora diretamente o sentido estético das partes interessadas, como também foi abordado em trabalhos anteriores[61] [63].

4.4.1. 33IVData

A preparação de dados é um conceito mais utilizado nos dados IV para observar a informação semelhante se for vista repetidamente, é a área mais importante, tal como destacado na visualização de EHR para dados de doentes. Representação de dados visuais por objectos 2D e 3D sombreados, como esferas, cilindros, cones e caixas[48, 79]. Os dados IV consistem em legendas, esquemas de cores que representam valores numéricos, linhas que representam eventos categóricos e formatos gráficos para explorar a diferenciação da informação.

4.4.1.34Comparação dos dados dos doentes

A análise de campos de dados de um e de vários doentes sob a forma de comparação continua a ser sempre um ponto de interesse para diferentes partes interessadas, em especial para os médicos, com base nas suas necessidades e exigências profissionais. O LifeLine está a fornecer a análise de dados de um único doente em formato GUI, enquanto o Life Flow, o CareFlow e o Amalga estão a fornecer uma comparação parcial de campos significativos de múltiplos EHR [7, 67, 105, 152].

4.4.1. 35Compreensão da interface

A compreensibilidade da aplicação pelo utilizador é sempre considerada importante para a sua utilização frequente e fluente no contexto do modelo adaptado para desenvolver um protótipo ou aplicação funcional[5, 14, 17, 35]. A interface de um protótipo ou aplicação é normalmente constituída por detalhes de informação de base, caraterísticas operacionais, âmbito de utilização e objectivos do utilizador. Três partes interessadas estão envolvidas neste processo de utilização da interface da aplicação no contexto da sua utilização e da natureza dos seus antecedentes. Este fator contribui para as actividades orientadas para o conhecimento, tanto em termos de capacidade de aprendizagem como de compreensão, para aumentar e apreender o modo esquemático de apreensão da informação a partir dos instrumentos de gestão de recursos humanos electrónicos[24] [34] [45].

4.4.1. 36Eficácia das competências cognitivas

O Protocolo de Usabilidade dos CDI (EUP) centra-se especialmente no erro do utilizador e na atenuação da utilização dos CDI num estabelecimento de saúde no âmbito de aplicações HIT[120]. O modelo de erro relacionado com a utilização dos CDI está representado na figura 4.5, que representa a análise dos riscos para o utilizador.

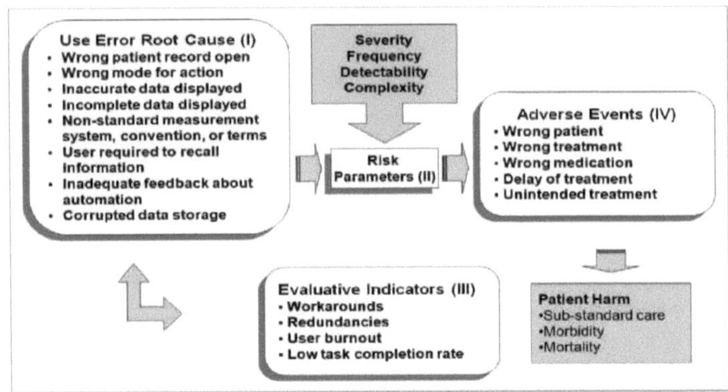

Figura 4.5: Um modelo de análise de risco relacionado com o utilizador no EHR[120]

4.4.1. 9Compreensibilidade dos ícones

A teoria Geon 3D propôs a decomposição da informação visual em subcomponentes como arestas, subestruturas e caixas constituintes designadas por geons [44] [58] é um conceito semelhante nas interfaces visuais para compreender os ícones. É necessária maquinaria perceptiva para compreender a aparência das silhuetas dos objectos como fenómeno de compreensão. A silhueta é definida como a determinação da perceção dos objectos para efeitos de interpretação [44]. Os ícones são objectos visuais que funcionam como componentes reconhecíveis do sistema e a compreensão dos seus valores numéricos e contextuais ajuda a interpretação dos componentes do sistema pelas partes interessadas.

4.4.1.10 Limitações da aplicação

As aplicações IV existentes para EHR têm limitações funcionais e de utilizador que contribuem para o desenvolvimento de actualizações mais recentes e para a evolução de novas aplicações. Este facto leva a que se altere o modelo de base das aplicações existentes, de modo a encapsular as caraterísticas mais exigentes e as necessidades futuras das partes interessadas. A CARE 1.0 participa mais no desenvolvimento de uma técnica de visualização de baixo custo e de abordagem mais simplificada para os EHR, em comparação com os modelos e aplicações existentes, pelo que a simplicidade de utilização é uma compensação importante para ter em conta as limitações das ferramentas anteriores[155]. Este facto é igualmente recomendado em várias ferramentas IV anteriores para os CED [48] [97] [112]. Estes diferentes factores são considerados importantes devido ao ponto de vista de compreensão das partes interessadas, aos requisitos de função e às recomendações futuras no âmbito das áreas de conhecimento do modelo, com base no trabalho anterior, na opinião de peritos e na comparação analítica pessoal de diferentes aplicações de IV no domínio dos CDI. Os factores baseados no conhecimento constituem a componente de conhecimento do modelo CARE 1.0 proposto.

4.4. 2Conjunto de competências

O conjunto de competências é o segundo componente importante do CARE 1.0 para utilização pelas potenciais partes interessadas. O conjunto de competências é definido como a *proficiência, a facilidade ou a destreza adquiridas ou desenvolvidas através da formação ou da experiência* de utilização do IV na aplicação EHR[27] [120] [154]. Com base nos modelos e aplicações existentes, é também abordado como aptidão, capacidade do utilizador, operacionalidade, arte, inteligência, perícia, destreza, finesse, influência e engenho por diferentes criadores, partes interessadas e perceção do utilizador. Tal como se refere na Figura 4.6, as competências actuam em conjunto com o conhecimento como um input na parte da ação e no comportamento de autogestão no trabalho no Programa de Autogestão das Doenças Crónicas (PCDT) [108].

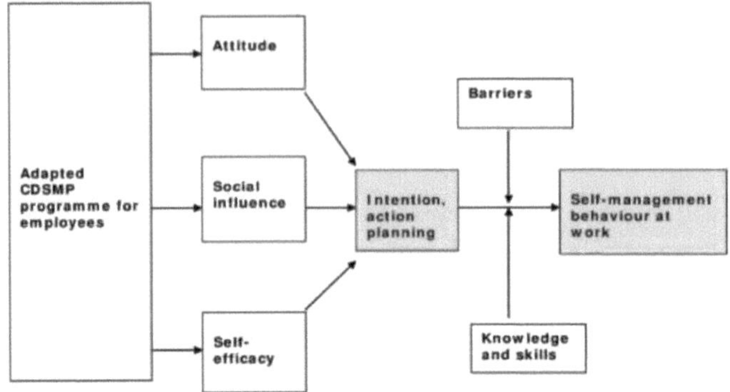

Figura 4.6: Determinantes no Modelo de Comportamento[108]

A visualização de dados de um ou vários doentes para os intervenientes primários e secundários exige conhecimentos especializados em cenários relacionados com a fase de recuperação, atualização e edição de dados. Isto conduz a uma avaliação comparativa simples e eficaz dos dados numéricos e categóricos dos doentes. Assim, esta componente aborda sobretudo a parte das capacidades das partes interessadas e o seu âmbito funcional no âmbito da utilização IV dos CDI e ajuda a explorar novas áreas de exigências actuais e de exploração futura.

4.4.2. 9Visualização do historial do doente

As informações demográficas dos doentes, os pormenores sobre a doença, os sintomas, os relatórios de testes, a medicação e os comentários dos médicos são informações importantes dos registos médicos electrónicos[105]. Um dos objectivos básicos dos sistemas de análise visual é fornecer a exploração do historial de um ou vários doentes para assistência aos cuidados de saúde. Normalmente, os médicos e outras partes interessadas estão interessados em visualizar informações baseadas em eventos ou agrupadas[73]. A capacidade de uma pessoa visualizar esta informação, tanto em formato numérico como gráfico, conduz à análise diagnóstica num único e em múltiplos EHR.

4.4.2.10 Recolha e atualização de dados

As partes interessadas primárias têm a capacidade de adicionar, modificar, atualizar e executar uma consulta para criar uma visualização a partir de um determinado conjunto de dados de EHR, a fim de satisfazer a procura básica de recuperação de informações do doente. O modelo IV relacionado com o EHR centra-se principalmente na recuperação de dados ou na recuperação de informações e esta é uma caraterística fundamental para prosseguir com a formulação de uma visualização baseada nos requisitos do utilizador[36, 54].

4.4.2. 11Visualizações múltiplas

A consulta visual é a formulação de hipóteses relativas a uma tarefa cognitiva que pode ser realizada através da descoberta, ou não, de um padrão visual [44]. Para desenvolver visualizações, são utilizadas diferentes abordagens algorítmicas, como consultas visuais, localização de caminhos num mapa, raciocínio com visualização híbrida, esboço de design, escovagem, comparação de pequenos padrões num grande espaço de informação, realce do grau de relevância, vistas olho de peixe, gráfico de dispersão dinâmico e tácticas de monitorização visual [58]. No EHR, a escovagem, a comparação de pequenos padrões e o grau de relevância são utilizados frequentemente para identificar padrões, eventos, anomalias e objectos visuais. O médico requer a visualização de dados de EHR em desenhos IV simples e mais relevantes para a descoberta de factos.

4.4.2. 12Filtragem de informações

A visualização de EHR ajuda a separar a informação baseada em eventos, objectos ou tempo, com base nos requisitos das partes interessadas. Este fator é adicionado ao conjunto de competências como uma atividade baseada na técnica necessária para os utilizadores de IV lidarem com informações sobre vários doentes.

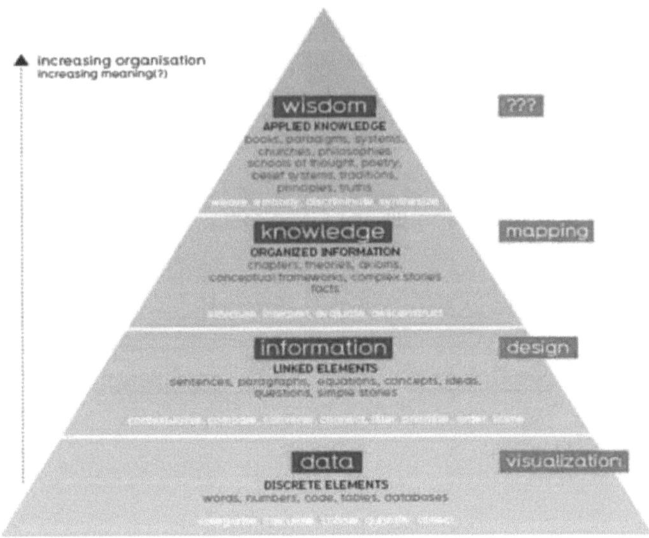

Figura 4.7: Hierarquia da compreensão visual[156]

Tal como representado na Figura 4.7, a filtragem da informação conduz a um conjunto de conhecimentos que ajuda a mapear a visualização e contribui para a compreensão hierárquica global da informação aplicada[156]. A filtragem da informação ajuda a personalizar a área de superfície visual para melhor visualizar o ponto de interesse e os elementos-chave da área para um interveniente.

4.4.2. 13Administração de dados

Tal como referido na Figura 4.6 e na Figura 4.7, tanto o modelo comportamental como a hierarquia da compreensão visual proporcionam às partes interessadas do IV um controlo e uma escolha de informação organizada através da administração dos dados disponíveis. O alinhamento dos dados, a filtragem e a ampliação dos campos necessários são aqui semelhantes ao conceito do mantra de Shneiderman para a visualização como *"Filtro, zoom e informação a pedido... "* e outras teorias semelhantes[33]. Para todas as partes interessadas, o zoom dos campos de dados e das informações necessárias é o mais importante e esta área também está mais concatenada com o desenvolvimento de consultas e a seleção de critérios de mapeamento autenticados. Assim, esta área também está mais associada aos DBA e aos Designers Visuais do que à visualização das partes interessadas que são médicos.

4.4.2. 14Conveniência de visualização

As cores, o fundo da fase de visualização, os objectos visuais e a influência inter-relacional das entidades de dados afectam a compreensão do córtex humano dos significados visuais da informação, utilizando efeitos de sentido e da teoria visual [58]. Esta subcomponente das competências pretende abordar a simplificação e a compreensão clara do conceito de informação, fornecendo meios de informação notacionais, claros e mais fáceis às partes interessadas. Todas as partes interessadas tentam compreender o fluxo básico dos objectos visuais e o nível de informação, melhorando o conjunto de competências divergentes para aumentar a conveniência da visualização [10]. Isto também é considerado como uma das partes constituintes do objetivo principal deste trabalho.

4.4.2. 15Satisfação dos doentes

Os pormenores relativos aos doentes são explicitamente descritos nos CDI, incluindo formatos numéricos e categóricos[77]. Os valores numéricos estão maioritariamente em formatos textuais, enquanto os valores categóricos exploram os eventos, como testes de doenças e comparação dos efeitos da medicação. Os doentes estão muito preocupados com os pormenores de identificação da doença, a medicação, os comentários do médico e a opinião dos especialistas[31]. Os médicos e outras partes interessadas têm competências para obter e tornar a informação compreensível, não só para eles próprios, mas também para os doentes, uma vez que isso conduz a um modo de satisfação do cliente, tal como proporcionado por outras ferramentas semelhantes, como Careflow e Lifelines, em diferentes cenários [152] [32]. As inferências sobre os pormenores do doente são normalmente observadas como um modo secundário de satisfação, fornecendo dados numéricos para a perceção da satisfação mental do doente.

4.4.2. 16Apoio às infra-estruturas

O apoio à visualização de dados, tanto por hardware como por software, que conduz à medição do âmbito de vida do sistema, é outro fator que contribui para o conjunto de competências[38] [50]. O suporte da infraestrutura abrange a capacidade do sistema para executar os seus componentes, software e utilitários de acordo com os requisitos do cliente. O sistema de visualização também depende diretamente da procura de apoio ao ciclo de vida dos requisitos actuais e futuros das partes interessadas, com base nos objectivos primários e secundários determinados com base na infraestrutura disponível.

4.4.2. 17Percepção pormenorizada

A visualização de EHR concentra-se em fornecer informações pormenorizadas sobre o historial dos doentes e cenários baseados em eventos, dependendo das consultas visuais. A simplificação do processo de obtenção de informações detalhadas sobre os doentes facilita as capacidades de aprendizagem e aumenta a velocidade dos utilizadores finais [24]. Sugere-se também que este facto seja abordado no futuro trabalho de IV em EHR.

4.4.2. 18Identificação de dados temporais

A visualização complexa a partir de uma derivação simples é sempre considerada como a parte principal do sistema intravenoso nos EHR, sem responder às necessidades, requisitos e situações dos médicos [62][66]. A simplificação dos procedimentos para obter os pormenores de visualização a partir dos dados dos doentes tenderá a melhorar a compreensibilidade e a utilização das aplicações de IV nas operações quotidianas.

4.4. 3Avaliação

Esta fase do modelo envolve os factores associados às opções das partes interessadas para medir a eficiência e as capacidades de consecução de objectivos do sistema de visualização de CDI. A avaliação é definida por diferentes peritos como o conjunto de actividades e acções para analisar as caraterísticas de visualização que cumprem os objectivos e processos funcionais prescritos[18, 120]. Esta fase abrange um conjunto de acções e actividades que se relacionam diretamente com as acções relacionadas com o processo e a qualidade associadas às partes interessadas neste domínio. A avaliação está relacionada tanto com o fornecimento do modelo em termos de combinação de conhecimentos e competências como com a medição do seu impacto direto na perspetiva do utilizador para a aplicação atual e futura da visualização de EHR. Estas actividades no âmbito da visualização de EHR são designadas como partilha de conhecimentos, identificação de pontos fracos da operação, análise IV dos dados disponíveis e interpretação mais fácil dos resultados e facilidade de utilização com as funcionalidades disponíveis do sistema[19, 32, 107].

As técnicas de avaliação formativa, sumativa e exploratória são implementadas para a avaliação comparativa dos modelos de visualização pelas partes interessadas do IV. Isto leva à realização de estudos qualitativos ou quantitativos e pode ser uma combinação de ambos, no terreno ou em laboratório, como sugerido anteriormente e adaptado também nesta tese [128]. A comparação de camadas de abstração com técnicas de segregação de nós de disposição superior e de disposição inferior a superior, frequentemente abordadas como gráficos de vários níveis, são também metodologias de validação para medir os processos de desenvolvimento da visualização. O pessoal que presta cuidados aos doentes, incluindo DBA e Designers do lado das TI e Médicos no domínio da prestação de cuidados primários, avalia os sistemas de visualização de informação com base em eventos temporais e cenários de consulta baseados em situações, pelo que os padrões de avaliação não podem ser organizados numa única matriz de conjunto [70, 77, 157].

4.4.3.9Partilha de conhecimentos

Os sistemas de visualização dos CDI implicam o papel de partes interessadas multidisciplinares que devem possuir a caraterística de uma linha comum de compreensão, exploração e tratamento dos dados com base nas necessidades das partes interessadas. As ferramentas de visualização dos CDI partilham normalmente a deteção de tendências, os padrões temporais dos dados em relação a uma linha temporal, a observação dos cuidados prestados aos doentes em função do contexto e os instintos de PNL (Programação Neurolinguística) para os médicos e outras partes interessadas nos cuidados de saúde[158]. A partilha de dados está diretamente relacionada com a compreensão da informação e o fluxo de objectos visuais; uma compreensão mais fácil dos objectos de dados conduz a um processo de desenvolvimento mais simples da criação de visualizações.

Tal como se refere na Figura 4.6, a árvore de conhecimento cresce a partir de hierarquias visuais de baixo para cima, como os significados dos objectos visuais para a informação que está em conformidade com o mapeamento dos dados e gera a fase da sabedoria[71] [159]. O mapeamento funcional concreto da informação visual com o design é também simultaneamente representado noutros modelos semelhantes relacionados com o EHR, que incorporam a utilização da partilha de informações como controlo da eficácia do sistema e dos seus utilizadores[108]. A partilha de conhecimentos, que lida com o mapeamento, a compreensão e a comparação contextual dos EHR, é uma preocupação importante não só para os médicos, mas também para outras partes interessadas com um ponto de vista de administração, gestão e controlo da informação no âmbito da ferramenta de visualização. Normalmente, os dados visuais provêm não só do conjunto de dados atual, mas também de registos de dados anteriores e de eventos de doentes, tais como relatórios de doenças e detalhes de doentes com antecedentes médicos semelhantes.

4.4.3.10Fraqueza da operação

A força e a fraqueza dos sistemas de visualização de EHR estão na avaliação do nível de capacidades operacionais fáceis, suaves e frequentes dos sistemas de registo com as partes interessadas [61, 160]. Os sistemas de deteção de fraquezas, erros e falhas são tratados em vários sistemas SI de dois modos: primário como auto-deteção de erros e secundário como geração de interrupções humanas. A auto-deteção pode ser tratada através de soluções de auto-regeneração e de soluções já conhecidas, de acordo com as normas das classificações da Information Technology Infrastructure Library (ITIL) para o tratamento de erros e técnicas de eliminação de incidentes baseadas em máquinas e no mecanismo de comunicação de incidentes do sistema [161]. Os erros, os incidentes, os bugs e as indiscrições nos sistemas conduzem também à criação de problemas que ajudam a remover e a lançar a gestão das mudanças no sistema.

A avaliação da fragilidade operacional tem sido utilizada em termos semelhantes com os sistemas EHR baseados em consultas para orientação na fase de implantação das ferramentas, tanto do ponto de vista da estrutura como da funcionalidade [162]. Os requisitos das alterações das partes interessadas, como o aumento do número de doentes, a avaliação de um maior número de doenças e a alteração da facilitação do formato de visualização de dados espaciais, levam à criação de actualizações nos sistemas actuais ou à criação de aplicações IV com caraterísticas melhoradas. A interação humana lida diretamente com a avaliação da intuição do sistema com a primeira instância de manuseamento com a ferramenta de visualização de EHR a partir da eficiência, simplicidade e facilidade de utilização no funcionamento da interface, processamento lógico e facilidades de interpretação de resultados para os intervenientes.

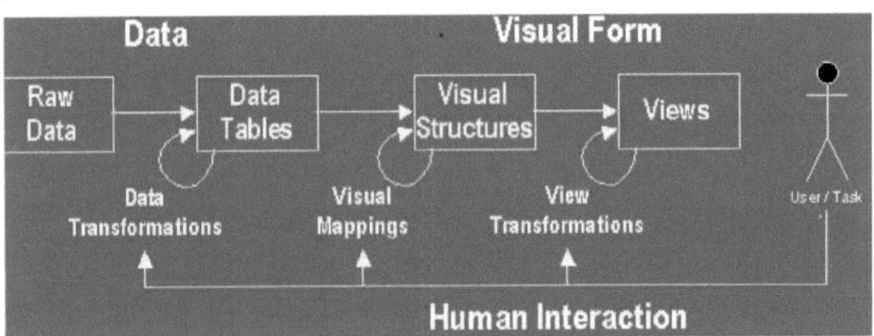

Figura 4.8: Modelo de referência para a visualização [163]

A fragilidade operacional da ferramenta é uma caraterística fundamental observada intencionalmente e não intencionalmente pelas partes interessadas funcionalmente activas durante a execução das ferramentas de visualização de CDI. Isto ajuda a determinar as deficiências actuais e as necessidades futuras da mesma ferramenta com base no mapeamento visual atual em relação aos dados, tal como mencionado na Figura 4.8 [163, 164]. O CARE 1.0 centra-se nesta parte da avaliação com base nos modelos anteriores em que foi utilizado como trabalho futuro, tendo em conta a atenção dada às áreas em falta e aos canais que provocam deficiências nas ferramentas de visualização existentes nos dados temporais dos doentes. O SOAP (Subject, Object, Assessment and Plan) é uma estrutura hierárquica baseada no LOD (Level on Demand), utilizada de forma semelhante ao modelo proposto CARE 1.0 [64]. Tal como nos modelos anteriores, é adoptada uma abordagem de cima para baixo e de baixo para cima, enquanto no modelo proposto é utilizada uma abordagem fase a fase em modo horizontal para simplificar e reduzir o número de passos para a exploração visual. O conceito de avaliação multifacetada foi introduzido no quadro de visualização de um único EHR baseado em eventos e cenários, mas é dada menos atenção aos contributos de vários intervenientes, o que leva à regeneração de lacunas no fluxo de informação, resultando numa visualização incompleta do EHR. Esta questão é abordada através da utilização deste componente para colmatar a lacuna de IV entre as partes interessadas.

4.4.3.3Análise dos dados do RSE

A visualização de informação fornece uma análise gráfica de dados com instintos visuais humanos para resumos temporais em EHR utilizando diferentes formatos de representação. Os sistemas de apoio à decisão no historial dos dados dos doentes compreendem maioritariamente a análise gráfica centrada nos dados da combinação de eventos e padrões com base na estrutura da consulta [8] [23]. As consultas visuais ajudam as partes interessadas a avaliar a recuperação de dados, a mapear e a visualizar os resultados de uma forma simplificada e analisada, o que conduz ao objetivo principal desta secção.

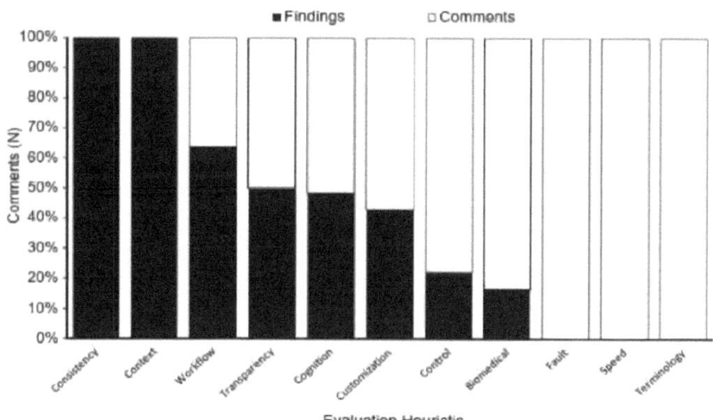

Figura 4.9: Proporção de Comentários e Conclusões por Heurística[109]

A prevalência de eventos repetidos, a ordenação temporal, as comparações flexíveis e o mapeamento das interações de dados são considerados objectivos importantes na análise visual de dados para avaliar a eficiência da ferramenta EHR [57]. A abordagem baseada em mapas em árvore, a visualização, os pequenos múltiplos e os agrupamentos de eventos são diferentes técnicas utilizadas para representar a análise de dados e simplificar a sua compreensão pelos interessados [57] [59]. Os médicos, os DBA e o designer visual têm uma perceção diferente da análise de dados com base nos seus antecedentes, no modo de compreensão das consultas visuais e no nível exploratório de conhecimento da informação para a visualização de EHR, tal como mencionado nas heurísticas de avaliação na Figura 4.9[109]. Foram observados mais comentários sobre a coerência e o contexto dos objectos e foram observados resultados semelhantes com a cognição, o fluxo de trabalho e a personalização da ferramenta. A ausência de informação de transição sobre o estado do doente, a ausência de relação visual textual e o destaque da análise automática de dados levaram a que esta área fosse abordada na parte de avaliação do nosso modelo CARE 1.0 [19] [69].

4.4.3. 4Interpretação dos resultados

Este fator é considerado um constituinte importante na visualização de EHR com referência aos valores do resultado e ao objetivo básico das partes interessadas para a utilização de IV nos dados dos doentes. Existem algumas subáreas para lidar com a interpretação dos resultados com base no ponto de vista de diferentes partes interessadas, como foi referido no capítulo anterior, com base nos seus requisitos e antecedentes variados [30] [31]. Os médicos concentram-se sobretudo na análise comparativa dos objectos intervisuais e dos significados textuais dos eventos, como a doença, a medicação, o número de doentes e os efeitos relacionais destas entidades, individual e coletivamente. Os DBA preocupam-se com a interpretação dos resultados relacionados com a facilitação, a execução bem sucedida da consulta e os processos de recuperação de resultados. Os designers visuais avaliam os resultados da visualização em função do espaço visual coberto, da simplificação do design e da facilidade de compreensão perceptiva humana com influência objetiva das entidades de dados dos doentes. O CARE 1.0 permite que o utilizador avalie a eficácia dos sistemas também com a mesma base de interpretação de resultados que, por vezes, é imprevisível e difícil de observar nos sistemas existentes.

A interpretação dos dados longitudinais dos doentes e a sua exploração são suportadas quer num único registo quer em registos múltiplos, mas torna-se demasiado vaga para ser compreendida pelos utilizadores devido à estrutura complexa da representação e às repetições de dados[45] [157]. O modelo proposto proporciona um meio de avaliar a ferramenta, fornecendo uma linha de normalização baseada nos conhecimentos e nas competências para medir as aplicações de visualização existentes. O trabalho de investigação anterior e a procura atual das partes interessadas no que diz respeito ao trabalho futuro apresentado em diferentes modelos de IV e aplicações de EHR existentes levam a colocar esta área como parte integrante da avaliação da validade das inferências a partir dos resultados. Uma interpretação correta leva também a validar a frequência dos resultados, a integridade dos dados e a garantia da coerência processual da visualização dos CDE entre as partes interessadas. Isto também mostra a suavidade e a geração de resultados uniformes e padronizados no contexto da relação entre a consulta visual e a base de dados.

4.4.3. 5Simpatia do utilizador

A visualização funciona como uma fonte amigável de fornecimento de informações e de análise dos registos dos doentes, do historial e dos eventos da doença e de outras informações associadas, como a medicação e o estado de saúde, de uma forma interactiva e simples. A facilidade de utilização também é designada indistintamente como capacidade de aprendizagem do utilizador, compreensão do utilizador, assistência ao utilizador, orientação do utilizador e intenção do utilizador em modelos e aplicações anteriores semelhantes [66]. Este fator é considerado importante como uma das caraterísticas mais salientes no que diz respeito ao domínio da Interação Humano-Computador (IHC) e aos critérios de preferência do utilizador, tal como descrito em trabalhos de investigação anteriores semelhantes [54, 60, 103, 120]. O modelo CARE 1.0 fornece uma avaliação ao seu utilizador final, abordando a simplificação da interface, consultas concisas e simples e termos mais fáceis de compreender, reduzindo assim a indulgência de informação desnecessária para as três partes interessadas. Os médicos estão interessados em compreender as informações sobre os doentes num formato mais comparativo dos dados, em esquemas de cores fortes, em comparação com as representações estatísticas numéricas, uma vez que são mais fáceis de compreender.

A avaliação de um modelo de visualização em EHR engloba a eficácia do mapeamento da representação de dados com os relatórios numéricos, bem como a abordagem de análise comparativa simples. Uma GUI de fornecimento de informações de mais fácil compreensão ajuda a poupar tempo nos cuidados de saúde em geral e também cria um nível de interesse para que as partes interessadas adoptem uma abordagem unificada e normalizada que dê solução [154]. O CARE 1.0 destaca esta área, fornecendo uma base de referência para o trabalho atual e para a exploração futura, a fim de responder à procura do utilizador e à probabilidade de os dados serem solicitados como preferência, dando prioridade aos eventos e agrupando-os em resumos no protótipo, tal como implementado em ferramentas anteriores [45] [59].

Os utilizadores interagem com a ferramenta de visualização utilizando a interface da aplicação e a facilidade de compreensão conduz à simplificação do funcionamento e a uma maior adaptabilidade desses sistemas nas unidades de cuidados de saúde actuais. Esta área também é considerada importante no que se refere à disponibilidade da divisão do tempo por doente pelos médicos nos centros médicos públicos e de baixo custo, para facilitar a utilização dos recursos informáticos com recursos limitados. O modelo proposto também se centra na parte da avaliação como um dos componentes integrais da avaliação da visualização de EHR com base na escolha de compreensão das partes interessadas sobre os dados de um e de vários doentes. Esta parte também se baseia muito nos conhecimentos e no conjunto de competências disponíveis dos intervenientes relacionados com a visualização de EHR. A avaliação do utilizador sobre o sistema lida com a facilidade de visualização tanto da interface como da apresentação de dados, o que leva a uma facilitação rápida e à geração de futuras actualizações validadas.

4.4.4 Perspectivas futuras

De acordo com o dicionário Merriam-Webster, a perspetiva é especificamente definida como *"representação num desenho ou pintura de linhas paralelas que convergem para dar a ilusão de profundidade e distância"*. De acordo com o modelo de processo canónico de Thomas e Cook, uma visão detalhada leva a uma nova representação dos dados alvo num formato alterado com base nos requisitos do utilizador, a fim de ajudar a uma melhor análise como uma necessidade futura [159]. A extração de informação conduz a melhores interfaces gráficas do utilizador (GUI), a conhecimentos detalhados que conduzem à disponibilidade de informação adicional, destacando a complexidade temporal dos dados, à flexibilidade na partilha de dados com diferentes partes interessadas e à identificação das limitações e obstáculos da base de dados para efeitos de recuperação de dados numa perspetiva futura relacionada com a IV em múltiplos, como se baseia em [73].

A perspetiva futura é a última e mais conclusiva parte do modelo CARE1.0, que lida diretamente com as expectativas futuras, as necessidades futuras e as potenciais actualizações no âmbito da visualização do EHR. Estes feedbacks estão diretamente associados às acções das partes interessadas primárias e secundárias e à situação de resposta com a utilização do IV no EHR. Esta parte é acrescentada com base num conjunto variado de trabalhos de investigação que se dirigem mais para o desenvolvimento parcial da visualização dos EHR com base nas partes interessadas primárias, ignorando o papel das partes interessadas de TI associadas. Mesmo as actuais visualizações dos CDI não destacam a coordenação das actividades de cuidados, os objectivos partilhados e a transferência de doentes por ignorarem o futuro dessas aplicações intravenosas [31]. A gestão de dados, a genealogia, a empresa, as ciências da vida, as redes e o rastreio na Web são formatos de perspetiva diferentes, disponibilizados no mercado por diferentes fornecedores, mas que ainda não possuem caraterísticas que satisfaçam todas as necessidades de visualização das partes interessadas associadas[159]. Embora existam diferentes versões da visualização introduzidas por diferentes aplicações em diferentes formatos, cada uma delas não é capaz de responder às expectativas futuras dos seus utilizadores actuais.

O mapeamento das necessidades dos médicos relacionadas com os dados dos doentes no que se refere a campos textuais, como comentários e resultados de análises laboratoriais, em futuras aplicações em formato simplificado é considerado um dos trabalhos futuros relacionados com as aplicações IV[110]. Aspectos semelhantes no âmbito da visualização dos dados dos doentes conduzem a uma nova área promissora para trabalhos futuros baseados na fase de pós-avaliação das partes interessadas. O CARE 1.0 realça a necessidade de melhorias com base nos requisitos de atualização do conjunto de competências em conjunto com a avaliação. O modelo proposto tenta centrar-se na introdução de novas técnicas de exploração, simplificar o processo de melhoramento no quadro e analisar a necessidade de procurar e filtrar dados temporais em dados baseados em eventos. Este modelo pode ser aplicado não só a dados de EHR, mas também a outros registos de dados temporais, tais como boletins meteorológicos, avaliação do desempenho dos alunos e avaliação de futuros portais de investimento, bem como outras implicações em domínios de aplicação.

Cinco fases diferentes que são componentes constituintes da fase de perspetiva futura do CARE1.0, com base nas expectativas futuras e nos destaques de trabalhos anteriores no âmbito das ferramentas de visualização de EHR [28, 30, 58, 91]. Ao contrário de se concentrar apenas nas expectativas futuras dos médicos em relação a qualquer ferramenta de visualização, a proposta inclui a disponibilidade de informações adicionais, o nível de complexidade nas representações de dados temporais, a simplicidade na partilha de dados, uma GUI de fácil utilização e as limitações da base de dados como factores salientes para todos os intervenientes nos RSE. Estas cinco áreas de trabalho de investigação futuro são amplamente consideradas importantes com base em conhecimentos, competências, avaliação das capacidades do sistema e das partes interessadas e na procura crescente de expectativas dos utilizadores para fornecer uma melhor análise.

4.4.4. 1Disponibilidade de informações suplementares

A disponibilidade da informação é um dos objectivos mais importantes da utilização da visualização da informação para médicos, DBA e designers visuais nos registos de dados dos doentes, quer sob a forma de eventos, agrupamentos, agregados simples ou múltiplos. Mas a densidade da informação varia para os médicos, desde a informação mais pequena à mais extensa, o que constitui uma procura crescente com a situação de consulta complexa e o fornecimento de soluções adequadas para as complexidades visuais nas actuais aplicações de IV [25, 32]. Com base em trabalhos anteriores em domínios semelhantes, a capacidade de exploração, os danos e a perda de informação no processo de recuperação da visualização, a deslocação, o rolamento, o alinhamento, a fase de passo e a comutação devem ser caraterísticas-chave, uma vez que a introdução de componentes deve ser destacada em ferramentas futuras. Estas caraterísticas são pontos de procura de conhecimentos de visualização que parecem ser diretamente actualizados nas ferramentas e visualizações futuras. Esta fase do modelo CARE 1.0 tenta abordar a avaliação de qualquer ferramenta de IV para se concentrar no fornecimento de indução da capacidade de tais caraterísticas e mais com base nas partes interessadas, sistema, cultura social e requisitos organizacionais como futuras necessidades de cuidados de saúde. Os requisitos podem variar com base nos antecedentes técnicos, sociais, financeiros e geográficos das aplicações IV existentes nos cuidados de saúde, mas a normalização final só pode ser alcançada através da implementação de uma linha unificada de um conjunto de necessidades de informação futuras.

A informação extra é uma caraterística saliente associada à disponibilidade da informação dos dados principais, bem como ao fornecimento de uma visão detalhada com os objectos visuais dos dados necessários para uma melhor compreensão e análise [67, 73]. Isto inclui comentários do médico, notas extra, medidas de efeitos secundários e história especial do doente observada na leitura por profissionais médicos, associados e relatórios laboratoriais anteriores que podem ajudar a prestar melhores cuidados médicos. Esta caraterística mostra também a capacidade de tratamento visual da informação em ferramentas de EHR que, no passado, eram menos abordadas neste domínio, dando assim ao modelo a capacidade de medir também a fiabilidade dos dados.

4.4.4. 2Dados temporais complexos

As técnicas complexas de extração de dados temporais para a abstração de dados visuais permanecem sempre como um desafio para as ferramentas de visualização de EHR actuais e futuras [165]. São apresentadas várias soluções para representar os dados temporais, como a agregação temporal, o agrupamento de eventos temporais e as granularidades temporais, como os resultados de testes de doentes diabéticos numa fase de um dia a um ano, em formato ancorado e não ancorado. O formato ancorado trata maioritariamente do carimbo de data e mês dos dados, como a data e o ano, enquanto os dados temporais não ancorados são representados como sendo de 2 meses ou 8 horas e 45 minutos no EHR[7, 73]. Trata-se de um processo futuro para a proposta de visualização de dados. O CARE 1.0 é capaz de apoiar teorias semelhantes, dando a liberdade de escolha aos designers visuais e aos DBAs para facilitar aos médicos o ajuste das granularidades visuais em dados agrupados de acordo com as suas futuras exigências de visualização personalizadas.

4.4.4.3Nível de informação

A avaliação das actuais ferramentas de visualização de EHR exige não só o tratamento, processamento e representação de dados temporais, mas também a filtragem e atribuição do mapeamento de valores conjuntivos em relação ao agrupamento baseado em eventos para as partes interessadas, para ajudar na análise [73]. Um trabalho semelhante propôs também a inclusão de notas de tarefas realizadas por diferentes utilizadores de nível primário nas aplicações resultantes, como futuros modelos de visualização para os RSE. O CARE 1.0 centra-se em dar uma oportunidade de avaliação justa aos utilizadores finais, aumentando a sua atenção na compreensão dos conhecimentos e na orientação das competências que, em conjunto, influenciam a avaliação e aumentam a procura de mais objectos visuais e a inclusão de dados nas aplicações futuras e nas versões mais recentes das ferramentas existentes. Foi seguida uma abordagem semelhante, que levou à passagem do LifeLine1 para o LifeLine2, LifeFlow e EventFlow e OutFlow pela IBM [7] [57] [67] [73, 152].

4.4.4.4Facilidade na partilha de informações

A falta de partilha de informações nas ferramentas de visualização de EHR existentes, como o LifeLines2, o OutFlow, o Interactive Parallel Bar Chart (IPBC) e o LifeFlow, leva à ausência de discussão exploratória e a processos de análise exploratória deficientes [7, 57, 67, 73, 152] [166]. As figuras 4.10-4.11 representam os registos de múltiplos doentes e o Lifelines também suporta o registo de um único doente num formato elaborado para diferentes partes interessadas.

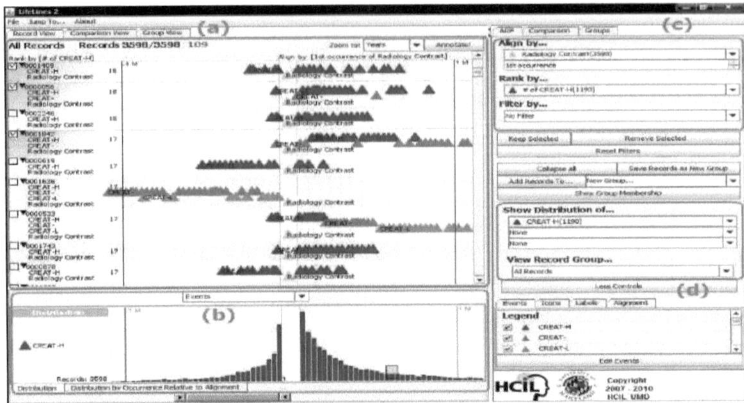

Figura 4.10: LifeLine2- Dados Categóricos Temporais a) Individual b) Agregação c) Controlos, Alinhamento, classificação e filtro d) Distribuição de Eventos [32]

As ferramentas de visualização existentes centram-se mais no fornecimento de informações detalhadas com base em consultas, mas abordam menos a simplificação das informações, criando assim uma base de normalização comum para a partilha de dados devido à introdução de campos extra e esmagadores para as partes interessadas não médicas. Esta fase ajuda a avaliar os modelos futuros para determinar o suporte de uma facilidade de partilha de dados visuais simples, mais fácil e flexível entre todos os utilizadores e partes interessadas como uma potencial orientação futura para sistemas de visualização de dados médicos no contexto do utilizador.

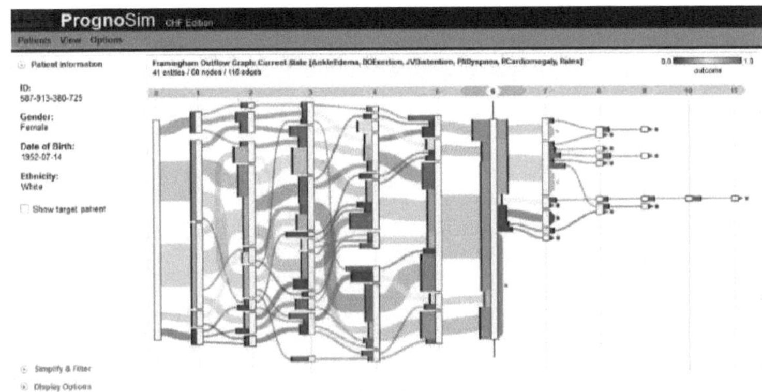

Figura 4.11: OutFlow - Representação retangular de eventos no eixo do tempo e com ocorrência de eventos no nível seguinte e posterior [73]

O Outflow e o LifeLines2 estão a representar os padrões temporais no historial de vários doentes sob a forma de eventos agrupados, utilizando caixas de cores diferentes e legendas em relação à linha temporal, o que permite uma visualização de dados de agregação complexa [32] [73]. O CARE 1.0 permite realçar a partilha de informações com a atual aplicação EHR e futuras aplicações, dando a possibilidade às partes interessadas de adaptarem a personalização da representação com base nos requisitos. Com base nos estudos anteriores de outros investigadores, a funcionalidade de partilha de informações é colocada como domínio de perspetiva para todas as partes interessadas dos CPE.

4.4.4.5 GUI amigável

Uma interface gráfica de utilizador amigável é sempre uma exigência crescente para os interessados na visualização de dados médicos, com o aumento da procura de representação de dados temporais e da natureza das consultas visuais complexas. Trata-se de um dos factores de socialização mais importantes, que está diretamente relacionado com uma adaptação mais ampla e frequente do sistema de EHR nas instalações de cuidados de saúde existentes[75]. O nível de simpatia está diretamente relacionado com a aceitação da visão do córtex do cérebro humano, de acordo com as células preceptoras pré-concebidas, tal como mencionado no IPBC [166], conforme indicado na Figura 4.12. A definição de simpatia da GUI varia em função dos requisitos pré-estabelecidos para as partes interessadas e também da facilidade de compreensão visual que apoia a análise de eventos temporais. As Figuras 4.9 - 4.12 variam o nível de simpatia da GUI de aplicação para aplicação, com base no nível de incidência em acontecimentos como a gravidade da doença, o agrupamento e a agregação de acontecimentos.

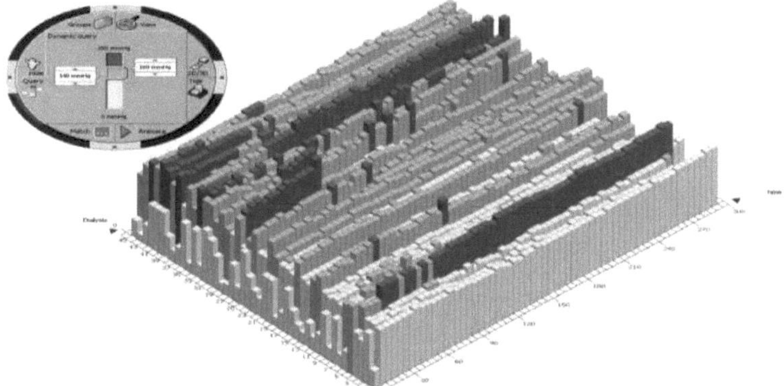

Figura 4.12: Gráfico interativo de barras paralelas (IPBC) - gráfico 3D para doentes em diálise no eixo do tempo[166]

Mesmo os sistemas mais avançados que dão apoio à linguagem de consulta falham devido a restrições no suporte de dados temporais ricos na interface gráfica do utilizador para os seus utilizadores e criam problemas de compreensão dos dados clínicos, especialmente para os designers visuais, como ainda se observa em [165]. Este modelo também se centra na importância do aumento do nível de compreensão e da riqueza da informação apenas relacionada com a visualização dos registos dos doentes, de acordo com a procura, reduzindo assim a sobrelotação de objectos visuais na GUI.

4.4.4. 6Limitações da base de dados

As metáforas visuais são utilizadas em diferentes ferramentas de visualização de EHR para representar diferentes detalhes dos registos dos doentes, tais como legendas, gráficos, linhas ou barras, tiras e figuras geométricas. As bases de dados de CDI variam consoante as instalações de prestação de cuidados de saúde, como hospitais públicos, clínicas e organizações privadas de prestação de cuidados de saúde. O formato de base das bases de dados dos CDI, a variação dos diferentes tipos de dados e também a extensão do suporte de informação e o nível de apresentação vão do nível simples ao mais complexo [41][65, 87]. Isto resulta numa diferenciação entre a representação categórica e numérica temporal e também o fornecimento do nível de consulta é comprometido com base nos recursos disponíveis e no apoio à flexibilidade do apoio visual. Os modelos existentes conduzem a

A abordagem minimizada e a abordagem baseada em eventos ou critérios devem-se a um menor apoio ao sistema EHR que surge sempre como uma necessidade contínua de apoio à base de dados para sistemas futuros [20]. O CARE 1.0 fornece diretrizes semelhantes e um recurso de apoio ligado à avaliação e à perspetiva futura diretamente relacionada com o aumento da base de dados que aumenta o conhecimento e leva a uma visualização de dados mais rica.

4. 5Relação inter-fases no CARE 1.0

Com referência à Figura 3.1 do capítulo 3, concluem-se quatro fases importantes para agrupar todos os respectivos factores. Conjunto de conhecimentos, Conjunto de competências e Avaliação e perspetiva futura são quatro fases interligadas que têm uma relação direta entre si. O conjunto de conhecimentos é diretamente proporcional ao conjunto de competências e à avaliação, o conjunto de competências está diretamente relacionado com a avaliação e com a perspetiva de futuro e a avaliação está diretamente associada à perspetiva de futuro, tal como mencionado de forma simétrica na Figura 4.13.

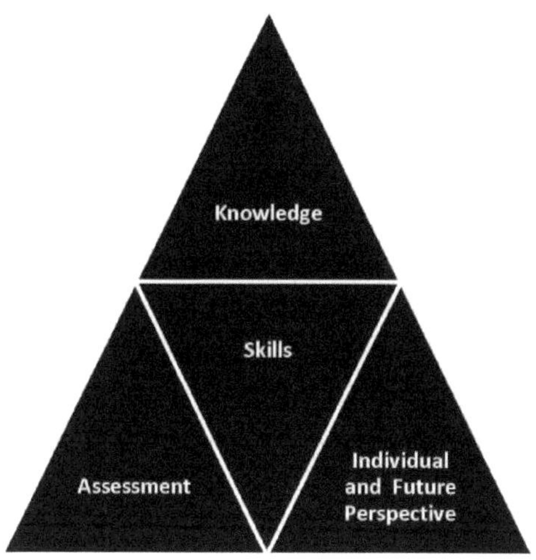

Figura 4.13: Inter-relação dos principais componentes do CARE1.0

4. 6Resultados quantitativos e discussão

Este formato simplificado do CARE 1.0 suporta cenários de funcionalidade actuais e futuros para a visualização de registos de doentes em EHR num processo sistemático. O aumento do fornecimento de informações através do IV leva a um aumento das competências gerais das partes interessadas para recuperar, analisar e rever registos de um ou vários doentes numa forma visualizada. Cada fase cobre de forma abrangente os factores semelhantes associados à representação de objectos visuais utilizando metáforas esquemáticas, tal como são utilizadas em trabalhos associados. A segregação das actividades das partes interessadas num formato agrupado confere uma novidade funcional a este modelo, em comparação com trabalhos semelhantes anteriores, com a inclusão de uma atualização contínua do processo iterativo para aplicações futuras, utilizando a avaliação dos sistemas IV em EHR.

Esta secção representa a divisão dos resultados em duas grandes áreas de análise, tal como referido nas secções seguintes. Uma vez que os dados são recolhidos para a validação do modelo CARE1.0 IV junto de três partes interessadas, são utilizadas técnicas convencionais de análise estatística para avaliar o feedback quantitativo, que é analisado em pormenor nas secções seguintes. Para validar o modelo, é utilizado um protótipo IV para confirmar o significado da proposta CARE1.0. A avaliação do protótipo é efectuada com recurso à análise de conteúdo dos dados qualitativos sob a forma de interpretação das entrevistas, explicada no capítulo 5.

4. 7Análise pormenorizada dos estudos de inquérito

A análise quantitativa e os resultados da primeira experiência utilizando os estudos baseados em questionários são apresentados na primeira parte desta secção, enquanto a interpretação das entrevistas realizadas será apresentada na secção seguinte. Esta secção explica os resultados estatísticos sobre a distribuição individual e por grupo de três partes interessadas, a fim de compreender a existência e a relação entre as componentes Conhecimento (K), Aptidões (S), Avaliação (A) e Perspetiva futura (P) do CARE1.0, o que leva a apoiar a teoria contributiva. São efectuados diferentes tipos de testes utilizando o SPSS 20.0 para mostrar o impacto estatístico e funcional da existência individual e da relação entre conhecimentos, competências, avaliação e perspetiva futura no modelo proposto CARE 1.0 e para testar as hipóteses mencionadas no capítulo 3.

a) Análise de fiabilidade

b) Teste de normalidade

c) Estatísticas descritivas e gráfico de pizza

d) Correlação de variáveis

e) Análise de Regressão

f) Análise de Mediadores

4.7. 1Análise de fiabilidade

Esta secção apresenta os resultados do questionário enquanto ferramenta utilizada com base no QUIS™ [80] e a fiabilidade foi calculada [127]. O valor do alfa de cronbach é de 0,952. O valor mínimo deve ser .70 como critério mínimo para o coeficiente de consistência interna [128]. Uma vez que o valor obtido em relação a 138 participantes e utilizando todos os 31 factores é superior ao valor mínimo e representa uma correlação mais forte entre os itens constituintes dos conhecimentos (K), das competências (S), da avaliação (A) e da perspetiva individual e futura (P). A mesma ferramenta de questionário é utilizada nos três grupos de participantes relacionados com a IV em EHR, o que indica que é comunicada uma consistência interna mais forte para o feedback de todos os inquiridos, como também é proposto por [20]. A distribuição por componente individual de Of para K, para 10 itens, é de 0,985, para S, para 10 itens, é de 0,976, para A, para 5 itens, é de 0,952 e para P, para 6 itens, é de 0,958, o que revela níveis mais elevados de consistência no apêndice D. Cada item é referido como uma questão individual colocada no questionário. Foram comunicados resultados de análise semelhantes em investigações anteriores sobre o EHR, em que a fiabilidade dos resultados foi de 0,80 [101]. Isto mostra que os estudos quantitativos apresentados nesta tese estão próximos dos resultados de investigações anteriores.

4.7.2Normalidade e teste estatístico descritivo

A estatística descritiva é utilizada no estudo baseado em questionários após a validação da normalidade dos dados, utilizando o desvio-padrão (DP), a variância e a assimetria em diferentes aspectos para comparação[126, 127]. As sub-secções seguintes descrevem estas métricas em cada grupo, como Médicos, DBAs e Designers Visuais e, em seguida, apresentam uma comparação cumulativa dc todos os aspectos para todos os grupos. Os testes de normalidade podem ser apresentados através de diagramas de dispersão, diagramas de barras simples e múltiplos, histogramas, representação de folhas de caule e diagramas de caixa e bigodes, entre muitos outros, tal como sugerido no passado [131]. Nesta secção, apenas a formação de gráficos de dispersão utilizando o gráfico Q-Q é adaptada para dar uma melhor imagem da perspetiva de Conhecimentos, Aptidões, Avaliação e Futuro como um formato cumulativo.

4.7.2. 1Estatística descritiva nos médicos

Os quatro componentes do CARE 1.0 - Conhecimentos (K), Aptidões (S), Avaliação (A) e Perspetiva individual/futura (P) -, com referência aos seus valores médios na distribuição por grupos, bem como DP, Variância e Assimetria, são mencionados no apêndice D para os dados estatísticos descritivos dos médicos. O DP é normalmente a raiz quadrada da variância mas, em termos claros, mostra quantos pontos o valor inferido está afastado da média nos dados [126]. O desvio-padrão é o desvio/variação/dispersão dos dados em relação à média. Por exemplo, o valor médio de qualquer variável é 7 e o desvio padrão é 2. Isto significa que, em média, os dados variam 2 pontos em relação à média. Idealmente, o DP deve ser baixo. Se for baixo, significa que os dados são bons porque não têm grandes desvios. Se for demasiado grande, significa que tem muito desvio. Uma vez que a maior parte da investigação anterior sobre IV utilizou o SD, este também é utilizado para comparar os resultados com trabalhos anteriores.

Tanto as reacções dos médicos relacionadas com os conhecimentos como com as competências mostram que a maior parte das respostas se situa acima e abaixo, num formato simétrico, com referência à linha de normalidade. A figura 4.14 representa o resultado do feedback dos médicos para todos os campos sob a forma de gráfico circular, embora nos apêndices seja também apresentada a distribuição por frequência, como sugerido por [131]. Como o número de factores é 31, é mais fácil mostrar a distribuição das reacções dos utilizadores através de um gráfico de pizza do que através de um gráfico de barras, como utilizado em trabalhos anteriores [136]. Os valores de SD variam entre 0,86 e 1,028 para os quatro factores, o que mostra uma combinação relacional entre todos os factores. Está estreitamente relacionado com os valores observados em aplicações anteriores de EHR baseadas no conhecimento, como 1,2-1,8, e em algumas aplicações IV, como 2,2, mas com um tamanho de amostra maior [113][167]. Os valores padrão para a assimetria situam-se entre -1,96 e +1,96, tal como referido [126]. Como os valores da assimetria se situam entre 0,463 e 0,618 no apêndice D, isto prova que os dados são simétricos e positivamente enviesados, uma vez que os valores são superiores a 0, tal como indicado como padrão conhecido. Há uma observação significativa da normalidade dos dados, que é registada utilizando o gráfico Q-Q para explorar a diferença entre os valores observados e os valores normais, tal como mencionado na Figura 4.14.

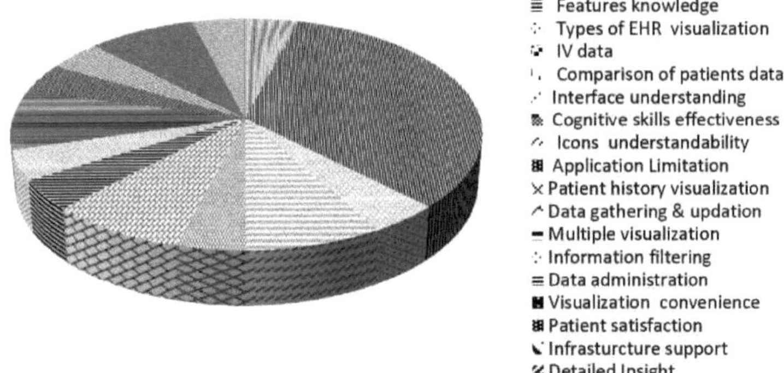

Figura 4.14: Gráfico de pizza dos factores de IV nos médicos

4.7.2.2 Estatísticas descritivas em DBAs

No estudo da DBA, o DP situa-se entre 1,006 e 1,18 para os quatro componentes K, S, A e P. O intervalo de variância é de 1,013-1,401, a assimetria é de 0,050 a -,450, tal como indicado nos pormenores estatísticos mencionados na secção da DBA no apêndice D. A normalidade dos dados para todos os quatro factores é observada como estando mais próxima da linha e não são observados outliers significativos que são sugeridos para suportar uma forma de dados normalizada [127].

Os testes de normalidade são efectuados no feedback dos DBAs utilizando a funcionalidade de exploração do SPSS e os gráficos de dispersão são apresentados em K,S,A e P, tal como no apêndice D. Pode observar-se uma distribuição normal linear das respostas, estreitamente relacionada com a linha normal em todos os quatro componentes, provando assim que estes dados simétricos têm uma distribuição normal. Uma vez que os estudos anteriores se centram mais nos médicos, o feedback dos DBAs também constitui uma novidade neste trabalho. O gráfico de pizza da comparação de factores para o feedback dos DBAs está representado na Figura 4.15. Trabalhos anteriores sugeriram a utilização de linhas de barras coloridas [135], mas um gráfico de pizza baseado em padrões revela-se uma melhor abordagem a um maior número de factores, tornando assim estes resultados significativamente visíveis.

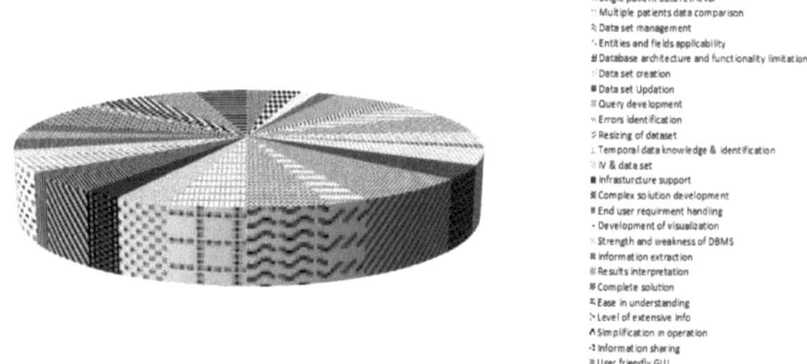

Figura 4.15: Gráfico de Pizza dos factores IV no DBA

4.7.2.3 Estatísticas descritivas em Designers Visuais

Do mesmo modo, foram efectuados testes estatísticos descritivos sobre o estudo relativo ao feedback do grupo de designers visuais, que estão representados nas estatísticas descritivas do designer visual no Apêndice D e que mencionam o DP de 1,05 a 1,31 para quatro componentes e a assimetria é de -,191 a 0,299 no VD, que se situa entre os valores padrão de -1,96 a +1,96 e defende a distribuição simétrica do feedback. Uma vez que os valores registados são superiores a 0, a distorção é positiva [126].

O gráfico de dispersão nas quatro áreas K, S, A e P em designers visuais para identificar a normalização dos dados é mencionado no Apêndice D. Como a maioria dos inquiridos forneceu o seu feedback de forma linear, é bastante simétrico em relação à linha normal de uma extremidade à outra. Isto mostra a simetria nas respostas da avaliação do feedback do designer visual.

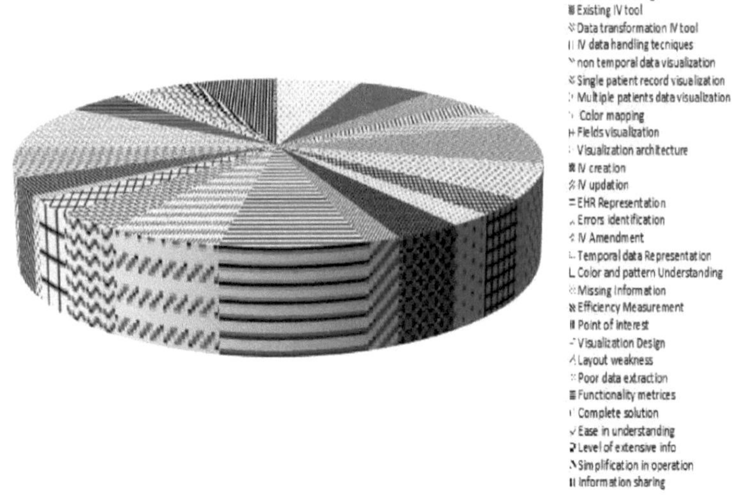

Figura 4.16: Gráfico de Pizza dos factores IV nos Designers Visuais

A Figura 4.16 destaca o gráfico circular do feedback dos designers visuais, representando que o maior número de designers não possui capacidades nas áreas da avaliação e da perspetiva futura. As razões são um mapeamento de dados deficiente e um rácio mais baixo na interpretação de dados utilizando um design de visualização complicado.

4.7.2.4 Normalidade cumulativa e análise descritiva

O Quadro 4.1 explica que o desvio padrão varia entre 1,11 e 1,28, enquanto a assimetria varia entre -,110 e 0,271, respetivamente. Estes valores apresentam os valores médios combinados para os conhecimentos, as competências, a avaliação e a perspetiva futura para as três partes interessadas e mostram um intervalo válido de variação em relação ao valor médio. O intervalo de valores SD para as soluções IV passadas entre os participantes médicos foi registado como 1,2-1,3 especificamente para a utilização de EHR relacionada com os conhecimentos e a avaliação, o que é bastante próximo dos resultados observados neste teste [99]. Este facto corrobora a validade da normalidade e da distribuição simétrica dos dados do feedback de 138 participantes nesta investigação.

Tabela 4.1: Detalhes estatísticos descritivos para todos os intervenientes do IV

Components	N	Mean	Std. Deviation	Skewness
Knowledge	138	3.0739	1.28292	-.110
Skills	138	2.9087	1.15604	.057
Assessment	138	3.1812	1.20652	-.183
Future_Perspective	138	2.6337	1.11247	.271

Os resultados dos testes estatísticos descritivos acima referidos, apresentados na Tabela 4.1, indicam que os dados são simétricos e têm uma distribuição normal. A Figura 4.17 representa a comparação cumulativa da média das respostas de todos os intervenientes ao feedback associado a K, S, A e P e está claramente representada em gráficos de dispersão Q-Q.

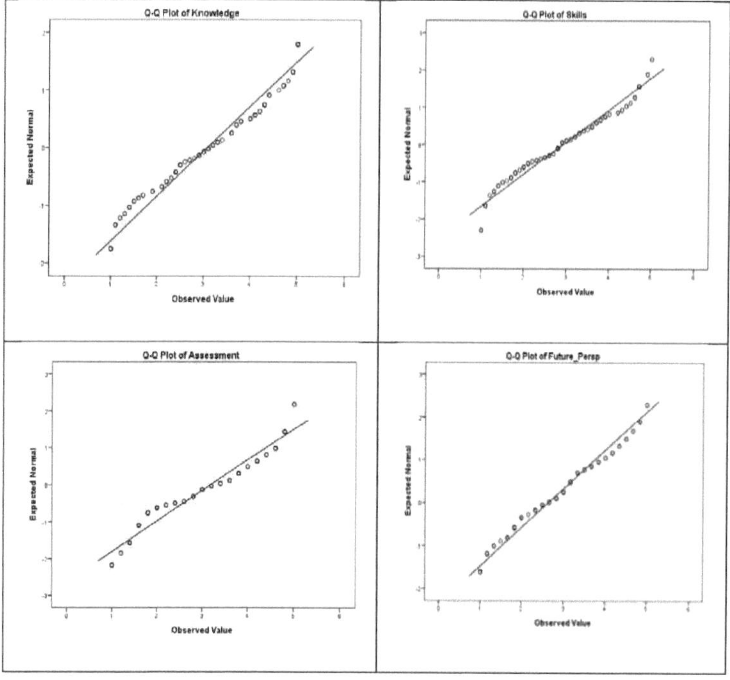

Figura 4.17: Gráfico Q-Q normal para K, S, A e P (Todas as partes interessadas IV)

Defende fortemente a observação de dados simétricos e normalmente distribuídos entre as três partes interessadas, como médicos, DBA e designer visual, e foi provado nas subsecções semelhantes do mesmo teste antes desta observação. Como a maioria dos pontos em K, S, A e P se aproxima da linha normal, como mostra a Figura 4.17, isso mostra uma distribuição simétrica dos dados.

4.7.3 Correlação

A correlação é uma forma de estudo da relação entre duas variáveis com base na sua magnitude e direção [127]. Este tipo de estudo de investigação é efectuado pelo investigador para medir a natureza dos acontecimentos recorrentes, os padrões de comportamento e os traços correspondentes numa dada variável e nos sujeitos. A medida emparelhada entre a relação das variáveis é expressa quantitativamente numa extensão através do cálculo do coeficiente *de correlação [126].* Existem muitos tipos de coeficientes de correlação, mas a decisão de escolha depende sempre dos seguintes factores, estreitamente relacionados com os estudos de investigação em curso.

a) Nível de medição de uma variável individual

b) Distribuição discreta ou contínua dos dados

c) Caraterísticas lineares e não lineares da distribuição dofeedback

Nesta tese, *o coeficiente de correlação do momento do produto de Pearson* (r) é utilizado para a natureza heterogénea dos participantes que incorporam variáveis de escala intervalar ou de rácio, tal como utilizado em alguns dos trabalhos de correlação semelhantes anteriores [127] [128].

A técnica correlacional utilizada nesta tese de investigação possui as seguintes propriedades, de acordo com as suas caraterísticas comuns [127].

a) São obtidos os mesmos conjuntos de medições entre os grupos correspondentes, tais como conhecimentos, competências, avaliação e perspetiva individual/futura.

b) Os valores dos coeficientes de correlação variam entre +1,00 e -1,00. Ambos os extremos representam relações perfeitas entre as variáveis em teste, e 0,00 mostra a ausência de relação.

c) Uma relação positiva significa que os indivíduos que obtêm pontuações elevadas numa variável tendem a obter pontuações elevadas noutra variável. Uma relação negativa significa que os indivíduos que obtêm pontuações baixas numa variável tendem a obter pontuações elevadas numa segunda variável. Os estudos de correlação realizados neste trabalho estão a representar uma relação linear entre os quatro componentes do modelo proposto, tal como assumido [127].

4.7.3. 1Resultados da correlação para os médicos

Correlação de Pearson entre conhecimentos, competências, avaliação, indivíduo e futuro

A perspetiva está representada na Tabela 4.2 para os médicos da unidade de emergência. Na diagonal, a tabela apresenta a relação entre conhecimento-conhecimento, conhecimento-competências, conhecimento-avaliação, conhecimento-individual e perspetiva futura. Os valores de ***r*** são iguais a 1 entre conjuntos semelhantes, como entre conhecimento e conhecimento, que é ignorável por representar o mesmo item variável [160].

Quadro 4.2: Correlação de Pearson para os médicos

Correlation				
Variables	Knowledge	Skills	Assessment	Individual & Future Perspective
Knowledge	1	.990**	.973**	.986**
Skills	.990**	1	.980**	.973**
Assessment	.973**	.980**	1	.970**
Individual & Future Perspective	.986**	.973**	.970**	1
**. Correlation is significant at the 0.01 level (2-tailed).				

Enquanto os valores de ***r*** para os valores de conhecimento vs. competências são .990, competências e avaliação são .973, conhecimento vs. perspetiva individual e futura são .986 com sinal positivo. Como os valores são inferiores a +1,00, estão a mostrar uma relação mais forte e significativa entre si. Isto significa que o conhecimento tem um efeito positivo nas competências, na avaliação, na perspetiva individual e na perspetiva futura. A relação entre competências versus avaliação e competências versus perspetiva individual e futura também se revela positiva com os valores significativos de .980 e .973. Estes valores representam a linha semelhante de combinação entre conhecimento e avaliação no HCE 3.0, outro quadro IV anterior [14]. Por conseguinte, também apoia dependências mais fortes entre os quatro componentes do modelo IV, tal como proposto no capítulo 3 e nas secções anteriores do capítulo 4. A avaliação em relação à perspetiva individual e futura também representa uma relação positiva, uma vez que o valor de ***r*** é de 0,970, o que é significativo, uma vez que se situa dentro do intervalo de relações positivas, tal como referido [127].

4.7.3. 2Resultados da correlação para DBAs

Tal como os resultados apresentados na Tabela 4.3 para a correlação entre diferentes variáveis no estudo dos DBAs que representam um atributo positivo de ligação no âmbito do conhecimento, das competências, da avaliação, da perspetiva individual e futura. Estes resultados evidenciam a existência de relações entre quatro variáveis, tais como conhecimentos e competências, avaliação, perspetiva individual e futura, competências com avaliação e perspetiva futura e avaliação com perspetiva individual e futura. Todos os valores entre estas variáveis se situam entre +1,00 e -1,00, como é o caso do conhecimento com as outras três variáveis, que é de 0,994, 977 e 0,985, no caso das competências é de 0,977 e 0,986, enquanto na avaliação é de 0,963, o que representa uma relação positiva entre as variáveis interligadas. Os resultados acima apresentados provam que, no estudo dos DBAs, estes inferiram que o aumento do conhecimento terá efeito no aumento das competências, na avaliação e na perspetiva individual e futura [127, 173]. Tal como em trabalhos de investigação anteriores, não há provas de que os DBAs e os Designers Visuais tenham introduzido dados para utilizar o feedback do IV com base na limitação de recursos, pelo que o seu feedback deve provar a existência e a integração de K,S,A e P no futuro modelo de IV, como o CARE 1.0.

Tabela 4.3: Correlação de Pearson para DBAs

Correlation				
Variables	Knowledge	Skills	Assessment	Individual & Future Perspective
Knowledge	1	.994**	.977**	.985**
Skills	.994**	1	.977**	.986**
Assessment	.977**	.977**	1	.963**
Individual & Future Perspective	.985**	.986**	.963**	1
**. Correlation is significant at the 0.01 level (2-tailed).				

Os DBA são partes interessadas secundárias e estão diretamente relacionados com a filtragem da informação, com os detalhes do conhecimento a pedido relacionados com o doente e com o desenvolvimento de consultas IV baseadas nos requisitos das partes interessadas primárias. Estes factos apoiam diretamente a relação como uma interação pessoal com os dados, mas também com as outras partes interessadas, tal como referido em [20].

4.7.3. 3Resultados da correlação para os conceptores visuais

Os valores de ***r*** da correlação de Pearson para os designers visuais são indicados na combinação dc conhecimentos versus competências, avaliação e perspetiva individual e futura como sendo .987, .986 e .975, enquanto que para as competências as outras duas variáveis são identificadas como .968 e .985 e para a avaliação como .949. Estes valores representam uma correlação significativa entre os conhecimentos, as competências, a avaliação e a perspetiva individual e futura, tal como referido na Tabela 4.4 para o caso dos designers visuais.

Tabela 4.4: Correlação de Pearson para Designers Visuais

Correlation				
Variables	Knowledge	Skills	Assessment	Individual & Future Perspective
Knowledge	1	.987**	.986**	.975**
Skills	.987**	1	.968**	.985**
Assessment	.986**	.968**	1	.949**
Individual & Future Perspective	.975**	.985**	.949**	1
**. Correlation is significant at the 0.01 level (2-tailed).				

Uma vez que os valores são indicados dentro do intervalo acordado pelas inferências estatísticas para uma relação positiva válida, observa-se que o feedback dos conceptores visuais defende a relação positiva direta linear entre as quatro variáveis K, S, A e P [127] [128]. Os conceptores visuais desempenham um papel fundamental na conceção e no esquema de codificação de cores para os principais interessados, pelo que estes resultados corroboram o facto de a perspetiva do sistema IV em relação aos seus utilizadores ser a de que a melhoria da informação do sistema IV em qualquer aplicação tem impacto nas competências e nas capacidades de avaliação dos seus utilizadores diretos. Uma vez que os designers visuais estão diretamente envolvidos na proposta de interface, as suas reacções, que apoiam a necessidade de existência dos quatro componentes de um modelo IV, provam a existência de K, S, A e P no CARE 1.0.

4.7.3. 4Resultados da correlação para todas as partes interessadas

Os resultados cumulativos dos valores médios do feedback de todas as partes interessadas são apresentados sob a forma de uma associação de correlação entre conhecimentos, competências, avaliação, perspetiva individual e futura, como se pode ver no Quadro 4.5. Para medir o impacto e a utilização da contribuição de todas as partes interessadas para uma solução alinhada, é necessário o feedback e a contribuição de diferentes peritos que trabalham num domínio semelhante [126, 171]. A mesma estratégia para encontrar a correlação entre conhecimentos versus competências, avaliação, perspetiva individual e futura, depois competências versus avaliação, perspetiva individual e futura e avaliação versus perspetiva individual e futura foi efectuada em utilitários SPSS [127].

Quadro 4.5: Correlação de Pearson para todas as partes interessadas

Correlation				
Variables	Knowledge	Skills	Assessment	Individual & Future Perspective
Knowledge	1	.975**	.977**	.931**
Skills	.975**	1	.944**	.967**
Assessment	.977**	.944**	1	.892**
Individual & Future Perspective	.931**	.967**	.892**	1
**. Correlation is significant at the 0.01 level (2-tailed).				

Os resultados são apresentados com valores significativos entre todas as combinações que representam .975, .977 e .931 no caso da relação dos conhecimentos com outras variáveis, enquanto nas competências os valores *r* são .944 e .967 e no caso da avaliação o valor deduzido é .892. Todos estes valores do coeficiente de Pearson se situam num intervalo de -1,00 a +1,00.

Com base na relação positiva entre conhecimentos, competências, avaliação, perspetiva individual e futura, tal como mencionado no quadro 4.5, é fortemente apoiado o facto de o aumento dos conhecimentos sobre o EV ter definitivamente uma influência positiva nas competências, na avaliação, na perspetiva individual e futura. Esta conclusão corrobora igualmente o facto de o aumento das competências das partes interessadas, como médicos, administradores de bases de dados e designers visuais, ter também um impacto positivo na avaliação do EV e na perspetiva futura da sua utilização em aplicações de CDI, tal como referido [20]. Quanto mais elevadas forem as capacidades de avaliação do IV, mais refinada e melhor será a perspetiva individual e futura da sua utilização em futuros sistemas de apoio à decisão de CDI, com versões orientadas para caraterísticas melhores e mais sofisticadas. Os resultados dos estudos de correlação entre conhecimentos, competências, avaliação e perspectivas individuais e futuras permitem as seguintes inferências principais

a) Existe uma relação linear positiva entre Conhecimentos versus Competências, avaliação, perspetiva individual e perspetiva futura.

b) Existe uma relação linear positiva entre Competências versus Avaliação, Perspetiva Individual e Perspetiva de Futuro.

c) Existe uma relação linear positiva entre Avaliação versus Perspetiva Individual e Perspetiva de Futuro.

d) Com base nos resultados acima referidos, existem relações entre as quatro variáveis: conhecimentos, competências, avaliação, perspetiva individual e perspetiva futura.

O quadro 4.5 apresenta os valores do coeficiente de correlação para as partes interessadas primárias e secundárias relacionadas com os CDI. Este facto também permite compreender claramente, num contexto semelhante ao de trabalhos anteriores, que a adição de mais partes interessadas de diferentes tipos ou com experiências mistas, como os profissionais de informática no domínio da saúde, produzirá resultados semelhantes[20] [101] [125]. A correlação entre os conhecimentos e as competências e a avaliação também apresenta uma relação indireta com a perspetiva individual e futura da utilização do EV por diferentes partes interessadas, como resultado secundário destes resultados. As ferramentas anteriores, como o LifeFlow e o OutFlow, estão a interpretar mais no sentido da existência de conhecimentos, competências e avaliação, mas numa base individual, e carecem da confiança dos médicos e dos profissionais de TI com menos ou nenhuns recursos de CDI[67][172]. Os resultados mostram que o impacto da dimensão relacional dos conhecimentos não se limita apenas às variáveis individuais, mas tem também um impacto na terceira variável. Do mesmo modo, as competências não têm impacto apenas na avaliação, na perspetiva individual e futura, mas também noutras áreas do pensamento futuro, como a perspetiva do utilizador relativamente às limitações visuais no que se refere à exploração de pormenores minuciosos em meta-análises complexas em versões posteriores de protótipos e aplicações IV.

4.7.4 Análise de regressão

A regressão e a correlação estão bastante relacionadas entre si, mas não são o mesmo tipo de testes. A correlação centra-se na magnitude e na direção da relação e a regressão centra-se na previsão da relação[126] [137]. A previsão refere-se ao facto de a identificação do valor de uma variável, com base na determinação da relação entre as variáveis, permitir uma previsão perfeita do valor da segunda variável. Normalmente, o investigador utiliza o resultado de uma variável para a previsão de outra variável[127]. A regressão preconiza a previsão das variáveis informáticas que ajudam os investigadores, nomeadamente a determinar a qualidade das pontuações nas variáveis relacionadas. Estas duas variáveis são também designadas por variáveis de resposta quantitativas e variáveis explicativas quantitativas, como no caso da variável de resposta IV relacionada com o EHR, que são as competências, e a variável explicativa, que são os conhecimentos. As variáveis explicativas são também designadas por variáveis preditoras ou regressoras e a variável que é afetada pela utilização das alterações nas variáveis explicativas é designada por variável de resposta [126]. As variáveis de resposta são também designadas por variáveis aleatórias, enquanto as variáveis explicativas são geralmente consideradas como variáveis fixas e o mesmo conceito é adaptado ao executar consultas de regressão no pacote de ferramentas SPSS.

Existem dois tipos de experiências de regressão.

a) Experiências controladas e concebidas ou modelo 1.0uma das variáveis é fixada pelo experimentador e a segunda variável é considerada aleatória. Assim, os resultados em valores da variável fixa com replicações podem ser verificados na variável aleatória.

b) Experiências naturais e aleatórias do modelo 2. Nestas experiências, os valores de ambas as variáveis são selecionados aleatoriamente a partir de casos diferentes. Isto significa que as variáveis fixas são selecionadas a partir do número de variáveis e, do mesmo modo, as variáveis aleatórias são selecionadas a partir de uma população semelhante. O tipo de experiências do modelo 2 não permite que o investigador repita os valores das mesmas variáveis.

Neste trabalho de investigação, a análise é efectuada com o tipo de experiências do modelo 1 na análise de regressão para prever a relação entre os conhecimentos, as competências, a avaliação, a perspetiva individual e futura na IV para os diferentes intervenientes nos EHR, tal como também sugerido no tipo de trabalho [126] [137]. Há dois pressupostos que são sempre tidos em consideração ao efetuar a regressão, que são os seguintes[127];

a) Para cada experiência, deve haver pares de resultados relacionados para cada variável. Ou seja, se um sujeito tem uma pontuação numa variável fixa, então o mesmo sujeito deve também ter uma pontuação numa variável aleatória.

b) A relação entre duas variáveis deve ser linear, ou seja, a relação é mostrada com precisão por uma linha reta. O investigador também adaptou a regressão linear nesta tese.

4.7.4. 1Regressão Linear Simples

A regressão linear simples apresenta a relação entre duas variáveis, tais como Conhecimentos versus competências, Competências versus Avaliação e Avaliação versus Indivíduo e Futuro. A linha reta entre o eixo X e o eixo Y entre duas variáveis num formato gráfico é designada por regressão linear simples. Se o declive for positivo, significa que a direção da relação é positiva e se o declive for negativo, significa que a direção da relação é oposta [127-128].

Nesta tese, a análise de regressão é efectuada sobre o feedback de três partes interessadas, ou seja, médicos, DBA e designers visuais, e também sobre todos os grupos em conjunto. Nestes testes entre as três partes interessadas, os testes foram efectuados com base num intervalo de confiança de 95%. O valor *P* representa a elevada significância se a pontuação for inferior a 0,05, ou seja, $P<0,05$. A análise de regressão apresenta o valor R-quadrado, o valor *P* e o valor β. Em todas estas análises de regressão, foi efectuada uma comparação entre conhecimentos versus competências, conhecimentos versus avaliação, competências versus avaliação, competências versus perspetiva individual e futura, avaliação versus perspetiva individual e futura.

4.7.4. 2Análise de regressão para médicos

Foi efectuada uma análise de regressão sobre os médicos, sendo a equação de previsão [127]:

$$Y = A + BX \qquad [127]$$

Onde Y = a variável dependente prevista, A = constante e B = coeficientes padronizados, conforme mencionado na Tabela 4.6. Os preditores representam a variável fixa e os dependentes são mencionados na coluna seguinte para encontrar a relação entre os modelos CARE 1.0, conforme mencionado no capítulo 3. R apresenta os valores do coeficiente de determinação e o quadrado de R, convencionalmente, é simplesmente o quadrado dos valores de R. R é também designado por (correlação produto-momento de Pearson). A Tabela 4.6 apresenta os valores de R como 0,990 e o quadrado de R como 0,979, o que mostra que a variável preditora conhecimento explicou 97,9% da variação da variável dependente competências. O coeficiente beta entre as variáveis preditoras conhecimentos e competências está a mencionar o valor positivo e é estatisticamente significativo a 0,05.

Assim, quanto maior for a capacidade de conhecimento dos médicos em matéria de IV, maior será a sua capacidade de compreender o IV no EHR com base nos resultados Beta=.990, t=27.422 e $p < 0.05$. O coeficiente beta padronizado é idêntico ao coeficiente R múltiplo, uma vez que o fator de previsão é uma variável.

Tabela 4.6: Regressão linear para médicos

Hypothesis	**Predictors**	**Dependents**	**R**	**R Square**	**Standardized Coefficients β**	**t value**	***p***	**Decision (Significant/ Non significant)**
H1	Knowledge	Skills	.990	.979	.990	27.422	0.000	Significant
H4	Knowledge	Assessment	.973	.947	.973	16.926	0.000	Significant
H2	Skills	Assessment	.980	.961	.980	19.881	0.000	Significant
H5	Skills	Indiv. & Future _Pers	.973	.946	.973	19.789	0.000	Significant
H3	Assessment	Indiv. & Future _Pers	.970	.941	.970	15.990	0.000	Significant

Os Quadros 4.6-4.9 mencionam 5 casos diferentes para validar as 5 hipóteses diferentes mencionadas nos capítulos anteriores. Nos outros casos, os factores de previsão e as variáveis constantes são os conhecimentos, as competências e a avaliação, enquanto as variáveis dependentes são as competências, a avaliação, a perspetiva individual e a perspetiva futura. Foi encontrada uma regressão linear entre os conhecimentos e a avaliação, em que o R quadrado é de 0,947, com um efeito positivo, como Beta = 0,973, t = 16,926 e $p < 0,05$, o que pode ser descrito como o aumento dos conhecimentos de IV ajudará os médicos a aumentar a avaliação de IV sobre as aplicações de visualização nos RSE. Do mesmo modo, as competências como constante e a avaliação como variável dependente Beta=.980, t=19.88 e $p< 0.05$ mostram a importância das competências na avaliação.

Estudos anteriores que envolveram o coeficiente de regressão linear em médicos relataram que o valor do Beta era mais próximo de 0,95 $p< 0,05$ entre os casos que correspondem às fases de conhecimentos e competências e de competências e avaliação[99][101] (se mapeados de perto com a classificação dos componentes propostos nesta tese de investigação). Estes resultados correspondem perfeitamente à interpretação atual dos resultados com a Avaliação como preditor versus perspetiva individual e futura Beta=.970, t=15.990 e $p< 0.05$, tal como indicado na Tabela 4.6, inferindo que o aumento da avaliação IV ajudará a determinar a perspetiva individual e futura do médico relativamente às aplicações e ferramentas IV para utilização futura. A regressão linear nos médicos representa uma forte influência e relação entre conhecimentos, competências, avaliação, perspetiva individual e perspetiva futura.

4.7.4. 3Análise de regressão para DBAs

No que se refere à secção anterior, a análise de regressão é igualmente realizada para obter as reacções das partes interessadas secundárias, como os DBA relacionados com o EHR. Para evitar qualquer ambiguidade, são efectuados testes semelhantes com IC de 95% entre os preditores e as variáveis dependentes, utilizando o modelo 1[128]. Os resultados revelaram valores de R-quadrado de 0,987 a 0,923 entre os cinco casos mencionados no Quadro 4.7. Mantendo o conhecimento como variável preditora e as competências como variável dependente, os valores reportados são Beta=.994, t=37.595 e p<0.05, o que mostra que os DBAs também reforçam o conceito de que o aumento do conhecimento de IV produzirá melhores competências de IV na visualização de dados para múltiplos sistemas EHR.

Tabela 4.7: Regressão linear para DBA

Hypothesis	Predictors	Dependents	R	R Square	Standardized Coefficients β	t value	*p*	Decision (Significant/Non significant)
H1	Knowledge	Skills	.994	.987	.994	37.595	0.000	Significant
H4	Knowledge	Assessment	.977	.954	.977	19.410	0.000	Significant
H2	Skills	Assessment	.977	.955	.977	19.470	0.000	Significant
H5	Skills	Indiv.& Future_Pers	.986	.973	.986	25.366	0.000	Significant
H3	Assessment	Indiv.& Future_Pers	.963	.927	.963	15.123	0.000	Significant

De igual modo, foi registada uma relação linear significativa entre os conhecimentos e a avaliação, as competências e a avaliação, as competências e a perspetiva individual e futura e a avaliação e a perspetiva individual e futura, com um Beta = 0,963 (intervalo de 0,986), t = 15,12 (intervalo de 25,36) e $p < 0,05$. Assim, de acordo com a previsão global apresentada na Tabela 4.7, é evidente que, no grupo dos DBAs, o aumento dos conhecimentos irá aumentar as competências e a avaliação no domínio do IV. Do mesmo modo, à medida que as competências em matéria de IV são melhoradas para recuperar a informação do doente para consultas de IV, aumentará a avaliação, a perspetiva individual e futura para este tipo de partes interessadas de EHR, tal como mencionado em [20]. Os resultados também confirmam que os DBAs, enquanto partes interessadas contribuintes, apoiam a teoria da necessidade de aumentar os conhecimentos e as competências em matéria de IV para aumentar a determinação da avaliação, da perspetiva individual e da perspetiva futura para os dados de EHR.

4.7.4. 4Análise de regressão para designers visuais

O Quadro 4.8 explica os resultados dos valores de R, R quadrado, β, t e *p* nos conceptores visuais entre os preditores e os dependentes semelhantes aos utilizados nas duas partes interessadas anteriores, como os médicos e os DBA. A regressão linear é bastante importante tendo em conta a natureza do trabalho deste grupo de intervenientes na conceção de interfaces visuais para a aplicação de EHR para apoio aos médicos. Mantendo os preditores como conhecimentos e o dependente como competências, os resultados mostram valores altamente significativos como R square =.974, β=.987 e $p< 0.05$. Uma vez que a alteração dos conhecimentos, enquanto fator de previsão com um valor R quadrado de 0,974, afectará 97,4% das competências, enquanto fator dependente. Assim, isto mostra uma previsão muito próxima da variável conhecimentos sobre as competências, tal como provado nas duas outras partes interessadas anteriores. R square =.971, β=.986 e $p< 0.05$ são reportados para o conhecimento e avaliação, o que mostra resultados altamente significativos para o conhecimento e avaliação, enquanto R square =.937, β=.968 e $p< 0.05$ são reportados como bastante significativos e próximos no preditor como competências e variável dependente como avaliação, perspetiva individual e futura.

Tabela 4.8: Regressão linear para designers visuais

Hypothesis	Predictors	Dependents	R	R Square	Standardized Coefficients β	t value	*p*	Decision (Significant/Non significant)
H1	Knowledge	Skills	.987	.974	.987	60.629	0.000	Significant
H4	Knowledge	Assessment	.986	.971	.986	57.640	0.000	Significant
H2	Skills	Assessment	.968	.937	.968	38.041	0.000	Significant
H5	Skills	Indiv.& Future_Pers	.985	.971	.985	57.073	0.000	Significant
H3	Assessment	Indiv.& Future_Pers	.949	.901	.949	29.844	0.000	Significant

Isto mostra que as competências têm uma relação de previsão significativa com a avaliação e a perspetiva futura do IV no EHR. No caso da avaliação em relação à perspetiva individual e futura, a relação de previsão significativa também é comunicada com base nos valores da Tabela 4.8, como R quadrado = 0,901, β = 0,949 e $p < 0,05$. Com base nos resultados de todos os factores de previsão e variáveis dependentes e respectivas combinações, os resultados mostram uma conclusão semelhante à das inferências individuais do grupo de intervenientes anteriores, segundo as quais o aumento dos conhecimentos e das competências em matéria de EV irá prever um aumento da avaliação e da perspetiva futura das ferramentas de EV para os RSE.

4.7.4. 5Análise de regressão para todas as partes interessadas

Embora nas secções anteriores da regressão linear, o investigador tenha efectuado o cálculo dos resultados por grupo individual, esta secção é reforçada com a apresentação do cálculo do coeficiente de regressão sobre a média de todos os intervenientes em conjunto no Quadro 4.9. Os resultados mostram uma previsão altamente significativa entre os factores de previsão e a variável dependente. O coeficiente de regressão foi calculado utilizando o procedimento semelhante ao sugerido entre as variáveis constante e dependente relacionadas com o CARE 1.0, tal como indicado por [127] [137].

Tabela 4.9: Regressão linear para todas as partes interessadas

Hypothesis	Predictors	Dependents	R	R Square	Standardized Coefficients β	t value	*p*	Decision (Significant/Non significant)
H1	Knowledge	Skills	.975	.951	.975	51.202	0.000	Significant
H4	Knowledge	Assessment	.977	.954	.977	53.266	0.000	Significant
H2	Skills	Assessment	.944	.892	.944	33.430	0.000	Significant
H5	Skills	Indiv.& Future_Pers	.967	.934	.967	43.948	0.000	Significant
H3	Assessment	Indiv.& Future_Pers	.892	.795	.892	22.952	0.000	Significant

O conhecimento revela uma previsão significativa para as competências e a avaliação, apresentando valores de R square = 950, β = 975 e $p < 0,05$. Sequência semelhante de valores relatados entre competências versus avaliação, perspetiva individual e futura como R square = 892, β=.944 e $p< 0.05$, embora com a previsão de competências insignificantemente menos em valores de R square em comparação com outro preditor, mas ainda assim os resultados mostram uma previsão altamente significativa. R quadrado =.793, β=.892 e $p< 0.05$ relatado na avaliação versus perspetiva individual e futura como uma indicação de previsão mais forte. Numa interpretação simples da Tabela 4.9, é óbvio, com base no feedback de três partes interessadas, que o aumento dos conhecimentos em matéria de administração de medicamentos para uso intravenoso irá prever um aumento positivo das competências em matéria de administração de medicamentos para uso intravenoso em vários sistemas de gestão de recursos humanos, tal como foi relatado na interpretação [127-128].

Isto também reforça o facto de que o aumento das competências em matéria de IV terá efeitos positivos na avaliação do IV e melhorará a perspetiva futura das próximas versões das aplicações IV. Do mesmo modo, tanto as partes interessadas primárias, como os médicos, como as partes interessadas secundárias, como os DBA e os Designers Visuais, apoiam o facto de que a melhoria da avaliação IV em múltiplos EHR aumentará a perspetiva individual e futura do utilizador em domínios semelhantes, como também sugerido em[20] [68]. Deste modo, observa-se uma regressão linear positiva entre conhecimentos, competências, avaliação, perspetiva individual e futura, e o aumento dos primeiros conduzirá a um aumento sequencial dos componentes posteriores do CARE1.0.

Com base nos resultados de todas as partes interessadas que utilizam a regressão, pode afirmar-se com segurança que;

a) O aumento dos conhecimentos das partes interessadas em matéria de IV aumentará tanto as competências em matéria de IV como a avaliação das ferramentas de visualização de dados em vários CDI.

b) O aumento das competências das partes interessadas em matéria de IV terá um impacto positivo e revelará um aumento da avaliação e da perspetiva futura das aplicações IV para as próximas versões.

c) Isto também prova com segurança a aceitação das hipóteses H1 a H5, tal como mencionado no capítulo 3 e no capítulo 4;

   H1: Um conjunto de conhecimentos IV influencia positivamente o conjunto de competências IV relacionadas com a visualização de EHR.

   H2: Um conjunto de competências do sistema intravenoso influencia positivamente a avaliação das ferramentas intravenosas relacionadas com a visualização do registo eletrónico de dados.

   H3: Uma avaliação de IV influencia positivamente a sua perspetiva individual e futura sobre aplicações de IV relacionadas com a visualização de EHR.

   H4: Um conjunto de conhecimentos sobre o soro influencia positivamente a sua avaliação do soro relacionada com a visualização do sistema informático.

   H5: Um conjunto de competências de IV influencia positivamente as suas perspectivas individuais e futuras sobre as aplicações de IV relacionadas com a visualização de EHR.

4.7.5 Análise do mediador

A análise do mediador ajuda a medir o efeito de uma variável X, noutra variável Y utilizando outra variável X2 conhecida como variável mediadora. Mostra a inter-relação casual entre duas variáveis com o efeito de outra variável e mede a mudança observada. A mediação ocorre se o efeito de X_1 em Y for parcial ou totalmente transmitido por X_2 [137]. Também é possível que nem todos os efeitos de X_1 sejam transmitidos a Y através de X_2 . A análise de mediação ajuda a encontrar o **modelo casual** e determina o efeito da variável mediadora nas outras variáveis. Dado que existe uma relação linear entre os conhecimentos, as competências, a avaliação, a perspetiva individual e a perspetiva futura, com base na CARE 1.0, podem ser observadas duas variáveis mediadoras, nomeadamente as competências e a avaliação, com referência ao modelo apresentado nas secções anteriores do capítulo 4. A abordagem utilizada para a análise da mediação é a abordagem dos passos casuais de Barron e Kenny[137].

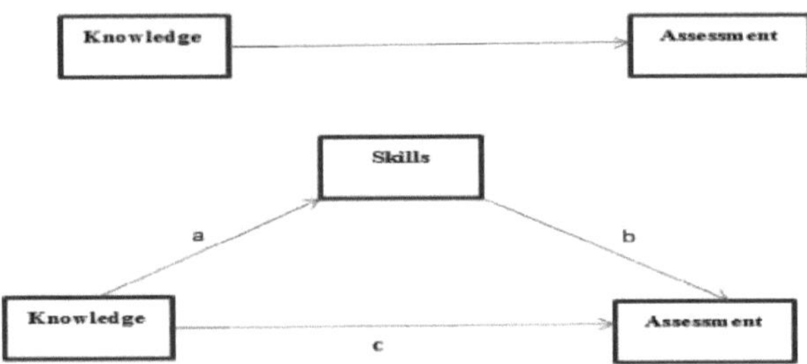

Figura 4.18: Caminho de mediação entre conhecimentos, competências e avaliação em IV

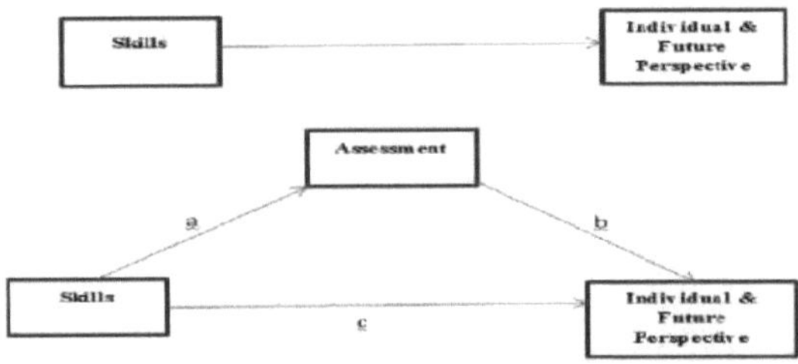

Figura 4.19: Trajetória de mediação entre Competências, Avaliação, Individualidade e Perspetiva de Futuro em IV

Existem duas vias de mediação observadas em relação ao CARE1.0, tal como referido nas Figuras 4.18 e 4.19. A primeira é mencionada como conhecimentos, competências e avaliação, em que as competências se comportam como variável mediada e são representadas pelos caminhos a, b e c para determinar o efeito dos conhecimentos na avaliação. A segunda análise mediada é efectuada entre competências, avaliação, perspetiva individual e futura para medir o efeito relacional da avaliação como variável mediada entre competências, perspetiva individual e futura. Com base na literatura, os coeficientes normalizados são considerados importantes para determinar os efeitos da variável mediadora em vez dos coeficientes não normalizados.

4.7.5. 1Análise de mediadores para todas as partes interessadas

Com base nos resultados da Tabela 4.16 e da Tabela 4.17 para o cálculo do efeito de mediação das competências e da avaliação sobre os conhecimentos e a perspetiva futura no modelo CARE1.0 em todas as partes interessadas, observa-se que não existe uma relação de mediação entre as competências e os conhecimentos para a avaliação em IV, uma vez que os valores Beta são 0,975-1,140 = -0,196, sendo o valor de asp variado e superior a 0,001 no cenário de correspondência e os valores devem ser os mesmos.

Do mesmo modo, a não mediação observada para a avaliação das competências para a perspetiva futura de IV não satisfaz a condição de *p<0*,001. Isto pode ser dito com segurança, com base na contagem global dos resultados, que não existe ou é ignorável o nível de efeito de mediação da Avaliação observada para as competências para a perspetiva individual e futura, tal como se utiliza a abordagem descrita em [137] [140].

Tabela 4.10: Mediação das competências para o conhecimento sobre a avaliação em todos os intervenientes

Predictors	**Adjusted R^2**	**F Ratio**	**Beta (β)**	**P**
Knowledge	2621.602	.950	.975	0.000
Skills	.891	1117.558	.944	0.000
Skills & knowledge	.955	1454.378	-.168	0.042
			1.140	0.000

Quadro 4.11: Mediação da avaliação das competências e da perspetiva de futuro em todos os intervenientes

Predictors	Adjusted R^2	F Ratio	Beta (β)	P
Skills	.934	1931.418	.967	0.000
Assessment	.891	1117.558	.944	0.000
Assessment & Skills	.937	1026.833	1.150	0.000
			-.194	0.003

No que se refere aos testes de mediação efectuados em relação aos intervenientes em termos de grupo e globais, a fim de determinar a influência mediadora total ou parcial das Competências e da Avaliação. Seguem-se as inferências a apresentar com segurança;

a) As competências têm uma influência mediadora nula ou muito reduzida sobre os conhecimentos que afectam a avaliação em EV para todos os intervenientes. Isto prova o facto de o efeito individual de cada componente ser mencionado nas hipóteses H1 - H5, tal como referido no capítulo 3 e no capítulo 4.

b) A avaliação não tem qualquer influência, ou tem uma influência parcial mínima, na mediação das competências para a perspetiva individual e futura na IV para todos os intervenientes. Este facto reforça o conceito de conhecimentos, competências, avaliação, papéis individuais e perspetiva futura no estabelecimento de uma relação de influência individual, tal como proposto em H1 - H5, e comprova as nossas hipóteses de base H1 - H5 de uma só forma.

Os pormenores apresentados nas secções anteriores, relacionados com os resultados e a discussão dos estudos quantitativos realizados com três partes interessadas, permitiram identificar a existência e a relação integrada de conhecimentos, competências, avaliação e perspetiva futura num modelo de IV para os CDI, o que é validado para o desenvolvimento de futuras ferramentas e aplicações. A análise da fiabilidade, que identifica a força da ferramenta baseada em questionários, semelhante à adaptada em estudos anteriores, mostra uma relação de ligação com o trabalho anterior, mas de uma forma diferente para responder às necessidades das partes interessadas com menos ou nenhuma experiência em IV, como os médicos dos países em desenvolvimento, bem como dos profissionais de TI, como os DBA e os designers visuais, como não foi salientado anteriormente. O resultado dos resultados também serve de referência para o desenvolvimento de soluções de IV num sistema de manutenção de dados do historial do doente, transformando-o em visualização de EHR, como sugerido nos últimos anos, envolvendo médicos e profissionais de TI para fornecer um modelo simples neste domínio [20]. O modelo de IV proposto CARE 1.0 realça a necessidade de integração do conhecimento do doente como informação, das técnicas operacionais como competências, da avaliação da limitação das consultas de IV e das opções de feedback para perspectivas futuras no âmbito das visualizações de múltiplos EHR

Estes resultados tendem a identificar a necessidade de um modelo integrado de IV em múltiplos EHR, tal como descrito em trabalhos anteriores, para a futura implementação por médicos menos experientes com conhecimentos reduzidos ou deficientes de IV [140]. O modelo proposto também fornece uma base de referência para avaliar os actuais sistemas de IV com base nas necessidades dos médicos e das partes interessadas associadas, tal como mencionado, utilizando testes de correlação e regressão que comprovam a inter-relação. Esta área de relação não foi apontada em pormenor, mas foi apontada para ser abordada, o que cria a necessidade deste modelo e da investigação. A integração dos conhecimentos, das competências, da avaliação e da perspetiva futura e do fluxo de relações segue a mesma abordagem adaptada noutros modelos actualizados de SI dos últimos anos, como o modelo Delone e Mclean [97] em matéria de EHR, mas proporciona uma melhor combinação prática de orientações, sendo simplificada e mais fácil de adaptar em qualquer sistema de visualização de EHR. Estes resultados revelam uma tendência positiva da integração dos componentes IV, uma vez que ajuda a satisfazer os requisitos básicos das necessidades futuras complexas dos médicos e a dar-lhes mais controlo sobre as informações relativas aos doentes para melhorar as práticas de cuidados de saúde.

4.8 Resumo

Este capítulo é constituído por uma descrição detalhada dos antecedentes e do trabalho de investigação atual sobre o modelo proposto CARE 1.0 concebido para a representação IV de um único e múltiplos EHRs. A parte inicial do capítulo descreve o enquadramento e o modelo concetual com as suas implicações no domínio dos SI e da visualização de dados. Inclui também a definição, a comparação e os pormenores sobre os diferentes modelos conceptuais utilizados nas tecnologias da informação intimamente relacionadas com a base de dados médicos. A secção posterior descreve os antecedentes da evolução de um novo modelo na visualização de EHR, destacando assim as caraterísticas do CARE 1.0.

A próxima secção deste capítulo descreve os componentes do CARE 1.0, tais como conhecimentos, competências, avaliação e perspetiva futura. As secções seguintes descrevem os componentes constituintes de cada uma destas quatro grandes áreas prescritas do modelo proposto. O CARE 1.0 representa a avaliação e as caraterísticas associadas como pontos-chave para estes seus componentes funcionais. Os subcomponentes são descritos em pormenor para cada fase, com referência a modelos anteriores semelhantes, como o Information Aesthetic, o modelo de análise de risco relacionado com o utilizador e a hierarquia de objectos visuais nas secções de conhecimentos e competências.

A última secção explica e realça os resultados e a discussão sobre as conclusões dos diferentes testes estatísticos realizados nos três estudos baseados em questionários, no âmbito dos médicos, dos DBA e dos designers visuais, individual e coletivamente, de forma agrupada, para validar as hipóteses propostas. Estes testes estatísticos incluem a análise da fiabilidade, o teste de normalidade, as estatísticas descritivas e o gráfico de tartes, a correlação, a análise de regressão e a análise de mediação das componentes do modelo IV CARE1.0, tais como conhecimentos, competências, avaliação, perspetiva individual e perspetiva futura.

A fiabilidade da ferramenta baseada em questionários é de 0,952, o que confirma fortemente a consistência interna da ferramenta. A normalidade dos dados de feedback dos três intervenientes, tanto a nível de grupo como a nível individual, representa um desvio-padrão entre 1,11 e 1,28, o que mostra que está em consonância com estudos anteriores semelhantes, em que foi registado um desvio-padrão entre 1,2-1,3 [99]. Isto mostra que os resultados estão bastante relacionados com os valores registados anteriormente. Quanto a K, S, A e P, os valores observados estão mais próximos da linha normal, o que apoia o facto de os dados serem simétricos. Observa-se uma correlação positiva, com valores entre 0,892 e 0,977 para os dados de todos os intervenientes, entre conhecimentos, competências, avaliação e perspetiva de futuro, o que mostra uma correlação positiva entre todas estas componentes do IV. Assim, prova-se a existência de uma inter-relação em apoio do modelo IV proposto CARE 1.0. Os resultados da análise de regressão para todos os intervenientes, incluindo o coeficiente Beta, variam entre 0,892 e 0,975 com $p < 0,05$, o que mostra a importância da validade de todas as hipóteses aceites, mencionadas no Quadro 4.7. Estes resultados e a discussão justificam o desenvolvimento e a integração do modelo IV CARE 1.0.

O capítulo seguinte apresenta a primeira explicação do protótipo CARE 1.0 baseada no modelo descrito no capítulo 4, juntamente com os seus diferentes componentes em pormenor. O capítulo 5 explica os resultados e a discussão do estudo qualitativo efectuado através de entrevistas para validação das caraterísticas do protótipo mapeadas com os componentes do modelo IV.

CAPÍTULO 5

AVALIAÇÃO DO MODELO PROPOSTO

O objetivo deste capítulo é explicar a aplicação do protótipo e a validação do modelo IV proposto CARE 1.0 utilizando entrevistas como estudo qualitativo, tal como mencionado no capítulo anterior. O protótipo proposto baseia-se na base do EHR, tanto em formato numérico como gráfico, tal como é representado na estrutura baseada em eventos e temporal em ferramentas anteriores semelhantes. As diferentes funcionalidades fornecidas no protótipo, tais como informações sobre o doente, dados, detalhes da doença, medicação e relatórios relativos a três conjuntos diferentes de utilizadores, apoiam os componentes do modelo proposto CARE 1.0. O objetivo deste capítulo corresponde diretamente aos objectivos definidos no primeiro capítulo, como se segue;

> Desenvolver um protótipo que possa funcionar como um modelo para melhor preencher as lacunas de compreensão da visualização para todos os intervenientes, incluindo profissionais médicos e de IV.

A aplicação prática da visualização de informação em programas informáticos envolve a seleção, transformação e representação de dados abstractos numa forma que facilite a interação humana para exploração e compreensão. As técnicas de exploração de dados permitem ao utilizador modificar a visualização em tempo real, proporcionando assim uma perceção sem paralelo de padrões e relações estruturais nos dados abstractos em questão [156] [167].

As secções iniciais do capítulo destacam os diferentes componentes do protótipo, desde as operações de introdução de dados até à gestão das actividades do utilizador e às áreas de relatórios visuais, enquanto as secções posteriores se centram na confirmação do significado do protótipo IV e dos seus componentes, utilizando a análise de conteúdo das entrevistas do grupo de peritos de médicos.

A parte dos relatórios é constituída por dois formatos diferentes, nomeadamente um padrão numérico e um padrão gráfico. Esta versão inicial do protótipo IV utilizado para o EHR engloba as caraterísticas de simplificação, estratificação e alinhamento dos dados para resolver o problema das partes interessadas relativamente à compreensão dos dados. A visualização do EHR pode ser personalizada e fornece outras caraterísticas diferentes para apoiar o modelo atual, utilizando um forte enfoque auto-metafórico.

Para validar o modelo, é utilizado o protótipo IV para confirmar o significado do CARE1.0 proposto. A avaliação do protótipo é efectuada através da análise de conteúdo dos dados qualitativos sob a forma de interpretação das entrevistas, tal como proposto no capítulo 3.

5. 1Visão geral do protótipo

O protótipo é definido de diferentes formas para a estrutura, o modelo e a aplicação e a definição também varia de um domínio para outro, por exemplo, da mecânica para o software. No que se refere ao protótipo de software, este é definido como "*uma aplicação ou conjunto de aplicações que desempenha algumas ou poucas funções relacionadas com um modelo e uma estrutura, mas não é uma ferramenta totalmente operacional*" [168]. O objetivo básico do protótipo é simular as funções propostas no modelo para dar uma linha de ação para o desenvolvimento futuro de um software e de uma ferramenta totalmente funcionais para um determinado fim.

O protótipo tem vantagens como a redução do tempo e dos custos e acelera o envolvimento do utilizador final para uma maior utilização. A evolução da crítica perceptiva de um protótipo IV é uma representação do modo como o produto final aparecerá com base na seleção de conhecimentos, nas técnicas de recuperação de dados utilizando caixas de informação, na avaliação em testes de tarefas cognitivas e no ditado para o futuro papel dos roteiros visuais nos EHR [43].

5.1. 1Protótipo horizontal

Com base na engenharia de usabilidade em IHC, existem diferentes tipos de protótipos, como o horizontal, o vertical, o descartável, o evolutivo e o incremental [168]. Esta investigação

O trabalho induz a forma de protótipo horizontal no desenvolvimento e teste da Interface Gráfica do Utilizador (GUI) do IV no EHR.

O protótipo horizontal pode também ser designado como um termo alternativo para um protótipo da interface do utilizador [168]. Proporciona uma visão ampla de todo um sistema ou subsistema, centrando-se mais na interação com o utilizador do que na funcionalidade de baixo nível do sistema, como o acesso à base de dados. Os protótipos horizontais são úteis para o IV em CDI, como se segue:

- Confirmação dos requisitos da interface do utilizador e do âmbito do sistema.
- Versão de demonstração do sistema para obter a adesão da empresa.
- Elaborar estimativas preliminares do tempo, custo e esforço de desenvolvimento.

Existem diferentes componentes incluídos na aplicação baseada na Web denominada homedoc1 para o modelo proposto CARE1.0 e que está a ser carregada utilizando um nome de domínio e serviços de alojamento para proporcionar acessibilidade universal.

5.1. 2Requisitos e especificações do sistema

Todas as aplicações informáticas requerem recursos de sistema básicos ou mínimos para o funcionamento e a execução dos seus serviços. A tabela 5.1 representa os requisitos básicos do sistema para esta aplicação.

A linguagem Hypertext Preprocessor (PHP 5.6) é utilizada no front-end e no back-end com a sua própria base de dados interna baseada em SQL para os registos dos doentes, como uma ferramenta utilizada noutras aplicações semelhantes[169][170]. O PHP é mais fácil e conveniente de utilizar do que desenvolver um protótipo noutras linguagens e mais fácil de operar num ambiente de nuvem baseado na Internet. Este protótipo IV está alojado em www.hosters.pk e disponível diretamente no domínio registado em www.homedoc1.com para este efeito, com todas as páginas que o compõem e o conjunto de implementação da visualização.

Tabela 5.1: Requisitos básicos do sistema e das ferramentas de aplicação

Hardware/ Software	Specification / Details
CPU/Processor	1.5 MHZ or Core to Duo with Intel Pentium 4 or above
Hard Disk	Minimum 16GB or above -7200rpm
RAM	2GB or above
Graphic Card	NVIDIA 1GB or above
Computer Languages	PHP (Front End Application)
Database	PHP (Internal Database Engine & XAMPP webserver)
Internet Browser	Internet Explorer 8/Chrome/Mozilla Firefox
Operating System	Windows, Mac, Android
Resolution	800 x 600 or 1366 x 768
Keyboard/Mouse	Standard Serial/USB
Mobile Devices	Android Handsets/ Table Top
Internet Connection	1Mbps or above

Esta aplicação pode ser acedida através de qualquer programa de navegação Web, como o Internet Explorer 8 ou superior, normalmente utilizado pelo sistema operativo Windows. No caso de um sistema autónomo, a utilização de um servidor Web APACHE, como o fornecido pela Xampp, ajudará a lançar o protótipo utilizando os serviços MySql.

5.1. 3Componentes funcionais do protótipo

As diferentes secções do protótipo baseiam-se nos requisitos dos três intervenientes descritos nos capítulos 1 a 4, como médico, DBA e designer visual, bem como noutras ferramentas IV [7][32][57]. São fornecidas as mesmas funcionalidades na GUI básica à escala visual para todas as partes interessadas, incluindo ícones, cores, definições, facilidades de interação da interface, desde a introdução de dados até à sua recuperação, mas algumas opções são ocultadas com base no papel da posição da parte interessada, como a opção de eliminação, que é mantida apenas para os DBA para qualquer registo de doente. Os relatórios dos formulários de feedback estão disponíveis para os designers visuais. A disposição geral do fluxo de informação está representada na Figura 5.1

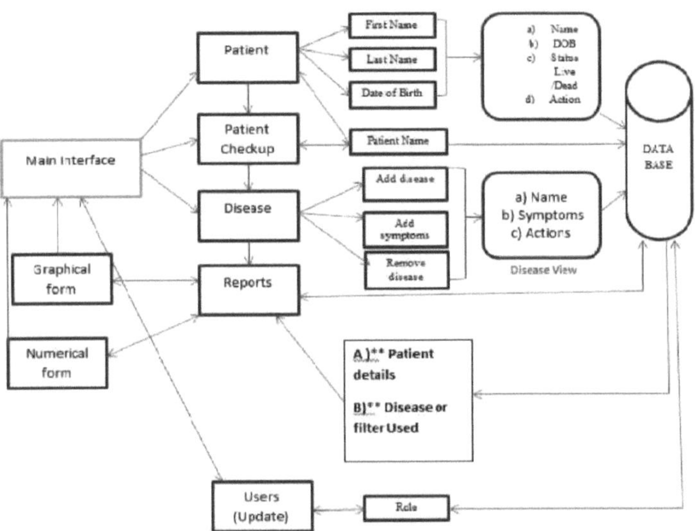

Figura 5.1: Protótipo completo Fluxo de dados

5.2Protótipo GUI

Esta secção do capítulo centra-se na interação das partes interessadas com os diferentes componentes do protótipo IV proposto e as diferentes caraterísticas relacionadas.

5.2. 1Autenticação

A fase de autenticação destina-se a impedir o acesso indesejado e a prevenção da violação de informações por parte de utilizadores não relacionados e a cumprir as normas de segurança das informações pessoais dos doentes e as políticas de partilha ao abrigo das leis governamentais locais e federais implementadas em vários países para as partes interessadas nos CDI [171]. Esta fase abrange a parte inicial dos conhecimentos sobre as aplicações IV, dando assim às partes interessadas a possibilidade de escolherem o acesso às informações dos doentes com base no seu tipo de função. Assim, dá também o primeiro passo da escada para aceder ao domínio do conhecimento dos dados de um ou vários doentes, abrangendo o domínio do conhecimento e das competências no modelo CARE 1.0, tal como mencionado na Figura 5.2, que representa a opção nome de utilizador e palavra-passe. São atribuídos três tipos diferentes de funções com base no utilizador, tais como Médicos, DBAs e Designer Visual, uma vez que algumas funcionalidades são activadas para um com base na função e outras são excluídas do outro conjunto de utilizadores.

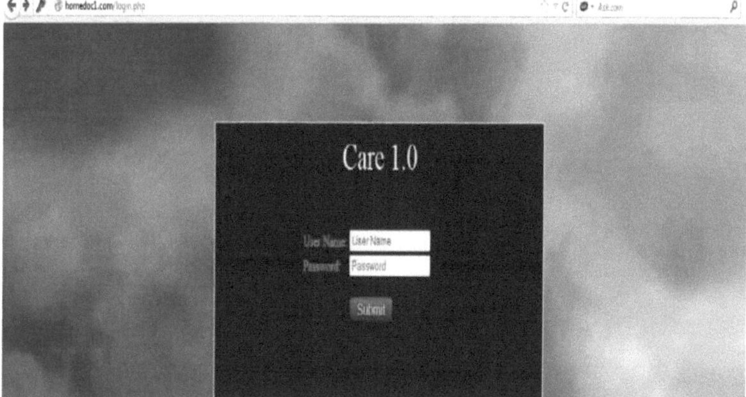

Figura 5.2: Autenticações de utilizadores (Doctor, DBA e Visual Designer)

5.2. 2Saída

Esta funcionalidade é utilizada para controlar e impedir o acesso pessoal e individual de um utilizador a um sistema informático pessoal e público, a fim de evitar o registo desnecessário de informações que também estão incluídas nas competências e na funcionalidade de avaliação [177]. O logout também ajuda a encerrar e terminar a sessão de uma parte interessada, como um médico, um DBA e um designer visual, numa unidade de cuidados de saúde pública, de modo a que os dados não possam ser manipulados, uma vez que a informação pessoal de saúde é considerada muito delicada e importante pela HIPPA [95]. A função de terminar a sessão também leva o utilizador de volta à página de autenticação para introduzir o papel de utilizador e a palavra-passe, tal como representado na Figura 5.3 numa das secções anteriores de início de sessão.

5.2. 3Página inicial

Após a introdução bem sucedida do nome de utilizador e da palavra-passe, cada utilizador de qualquer grupo de partes interessadas será direcionado para uma página principal que é semelhante para todos os utilizadores e algumas funcionalidades estão a ser ocultadas com base na necessidade dos requisitos de funcionamento do EHR que variam de acordo com a localização geográfica da unidade de cuidados de saúde. Os seguintes botões e ligações estão associados à página principal e ajudam a explorar os conhecimentos das partes interessadas.

Quadro 5.2: Relação entre HomeDocl e CARE 1.0

Buttons	Functionality	Stakeholders	Domain (CARE 1.0)
Home	All buttons and links information	All	Knowledge
Patient	Demographic information	Doctors	Skills
Patient Details	EHR information	Doctors, DBA	Skills
Disease Details	EHR information	Doctors	Skills
Treatment	EHR information	Doctor	Skills
Test Results	EHR information	Doctor	Skills
Reports	Single and Multiple EHR numerical and visual reports	All	Knowledge, Skills and Assessment, Individual Perspective
User Role	Update user and Feedback	DBA and VD	Skills, Future Perspective
Logout	Leave system	All	Skills

A simplicidade e a suavidade da operação na página inicial são realizadas com os pormenores explicados na Tabela 5.2 e também elaborados graficamente na Figura 5.3.

A página inicial também fornece algumas informações básicas sobre o modelo CARE1.0 e orientações introdutórias para o utilizador sobre a utilização desta ferramenta como um texto contextual simples. Isto ajudará o novo utilizador de qualquer grupo de partes interessadas a introduzir o conceito básico e a informação sobre a utilização deste protótipo de ferramenta. Como aplicação-piloto, a ferramenta contém apenas as funcionalidades minimizadas e localizadas de uma aplicação IV. A ferramenta de visualização de EHR apresentada não é uma ferramenta de substituição totalmente funcional com base na limitação da funcionalidade de processamento, no tamanho minimizado da base de dados e na provisão de caraterísticas controladas.

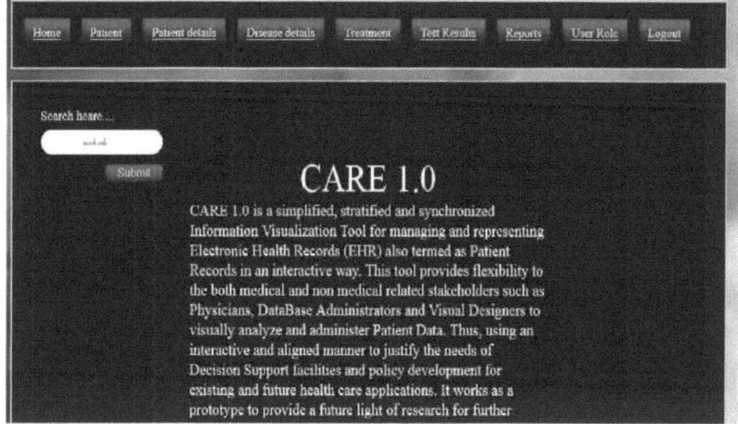

Figura 5.3: Página inicial

A página inicial fornece o contexto básico de informação sobre o conhecimento para a sua aplicação, mas também funciona como porta de entrada para a fonte de informação colaborativa como primeiro ponto de interação para as partes interessadas [25][61]. A Figura 5.3 também representa os componentes constituintes, tal como mencionado com referência aos componentes de conhecimento, competências e avaliação do modelo CARE1.0 no capítulo 3 e no capítulo 4, subsequentemente em relação aos factores. Apresenta também a segregação das partes interessadas de forma visual, tal como representado na Figura 5.2. Esta parte da interface é um ponto de partida para a interação entre a exposição de conhecimentos e competências, a pesquisa de informações e a introdução dos dados de visualização resultantes.

5.2.4 Dados do doente e do paciente

Cada EHR contém informações demográficas e sociais relacionadas com o doente, juntamente com a sua data de entrada e saída, uma vez que, em algumas aplicações anteriores, esses dados são classificados com base na identificação do doente, bem como em eventos, sequências e grupos de dados com carimbo de data/hora[6] [22] [7] [54, 105]. O Homedocl também representa os pormenores demográficos dos doentes, como a identificação do doente, o nome próprio, o apelido, a data de nascimento e o endereço, tal como representado na Figura 5.4. A identificação do doente é utilizada principalmente na base de dados backend como fonte primária de ligação das informações associadas a um único doente e a vários doentes como uma identificação única.

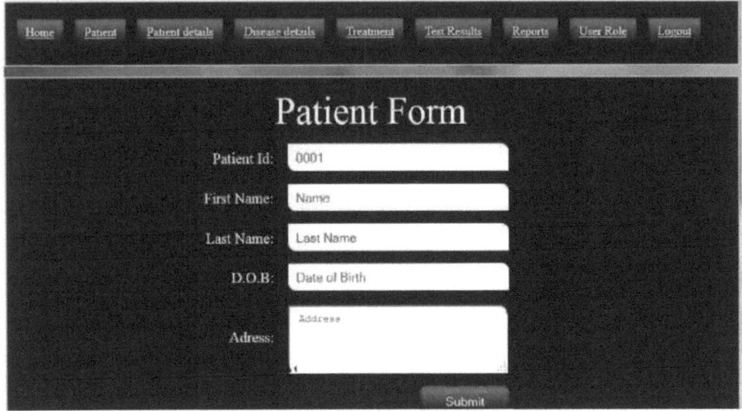

Figura 5.4: Página do doente

As aplicações anteriores funcionavam sobretudo com base em conjuntos de dados já existentes e este protótipo concebido também permite que as partes interessadas introduzam dados individuais dos doentes. Isto ajuda diretamente na área de competências do nosso modelo proposto CARE1.0, aumentando assim a interatividade global dos médicos com o processo de criação de IV e o conhecimento do desenvolvimento de consultas. Ao introduzir os dados demográficos, há mais controlo nas competências para manipular a compreensão da visualização resultante na secção posterior desta aplicação para um único e vários EHR.

A Figura 5.5 é mais um passo para obter mais controlo sobre o conjunto de competências, gerindo a informação sobre a data de entrada, saída, data do exame e data da visita ao médico, juntamente com a informação sobre o estado de vida do doente, como Vivo, Morto e Hospitalizado, tal como utilizado em aplicações anteriores, como Life Lines, TimeLines, LifeFlow, Event Flow [7] [61] [67] [73].

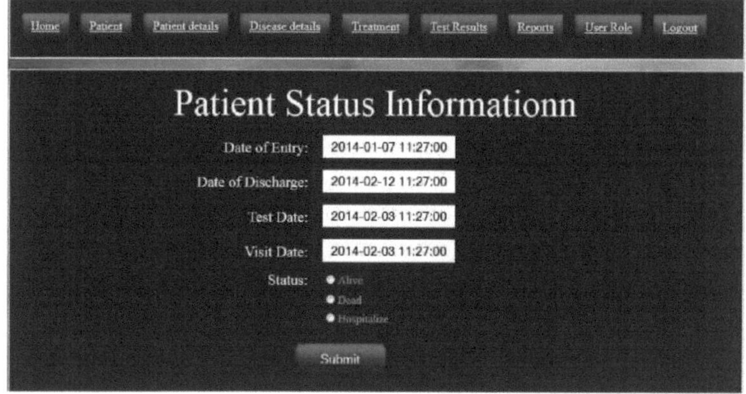

Figura 5.5: Detalhes do doente

Esta informação numérica é mostrada na secção de relatórios, tanto em formato numérico como em formato visual, que é um dos objectivos básicos para o desenvolvimento desta aplicação e também ajuda na categorização de consultas visuais com base em critérios como os utilizados em aplicações anteriores, mas aqui ajuda a criar um espaço visual simples e menos prologado para uma compreensão rápida.

5.2.5 Dados sobre a doença

A melhoria das práticas de cuidados de saúde implica diretamente processos de diagnóstico eficazes e autênticos para os doentes e os prestadores de serviços de saúde. Esta secção do protótipo trata da adição de doenças a um ID de doente, aumentando assim a informação no conjunto de dados do EHR. Os médicos podem colocar e visualizar as doenças anteriores sob a forma de um quadro, juntamente com os sintomas associados. Esta secção também oferece uma opção para adicionar doenças que serão adicionadas à base de dados de doenças e podem ser selecionadas a partir do menu pendente, podendo ser associadas a um determinado doente e visualizadas a pedido como regra IV de dados a pedido [52-53]. No acesso do médico a esta página, o botão de eliminação não existe, como se refere na Figura 5.6. Para proteger deliberadamente a perda de dados do EHR, é atribuída ao DBA a função de eliminação a pedido. Isto dá uma espécie de interligação da comunicação entre as diferentes partes interessadas.

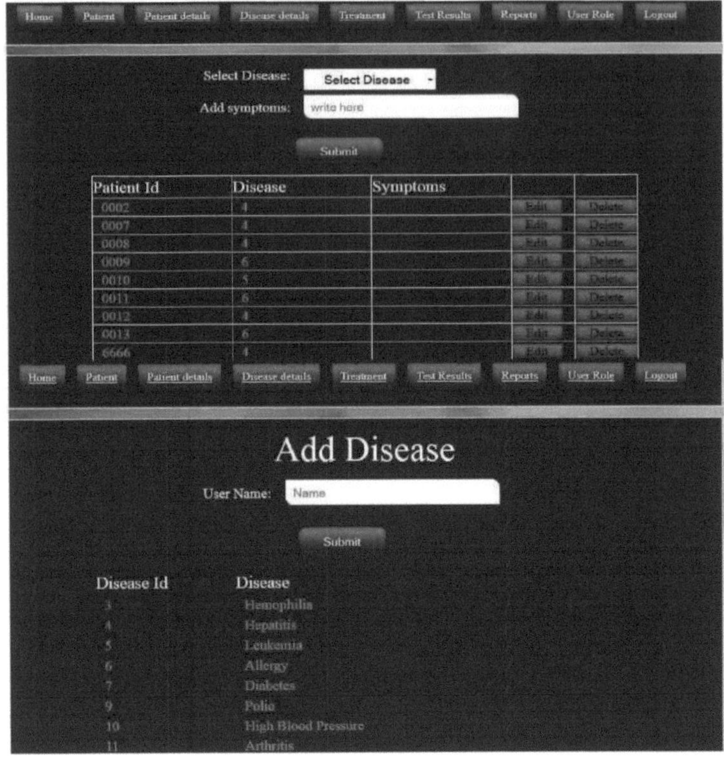

Figura 5.6: Página de detalhes da doença (funções DBA e Médico)

Na figura 5.6, o segundo painel apresenta a opção de os médicos acrescentarem uma nova doença à lista de códigos e nomes de doenças, tal como habitualmente utilizados na CID 9 e na CID 10. Esta funcionalidade foi acrescentada para dar flexibilidade à adição de doenças com base em códigos e à sua identificação em função das necessidades actuais e futuras da superfície visual. Esta caraterística ajudará a utilizar plenamente o espaço visual dos objectos visuais utilizando metáforas com base no código da doença na futura versão completa da ferramenta. A codificação com base na doença também ajuda, com duas vantagens, como proposto no capítulo 1, a eliminar as discrepâncias entre as partes interessadas, uma vez que podem obter informações sobre qualquer doença a partir daqui. A segunda vantagem é a criação de um fluxo entre dados numéricos e dados categóricos com menos processos de introdução de datas em entradas repetitivas de vários doentes.

5.2.6 Tratamento

A secção "Tratamento" do protótipo trata da parte funcional dos CDI e é considerada uma das partes mais importantes no que diz respeito aos pormenores baseados no conhecimento para os médicos e gestores de saúde. Existem alguns componentes importantes baseados no conhecimento associados a pormenores de tratamento de doentes específicos que são considerados extremamente importantes durante a análise e as visitas posteriores dos doentes.

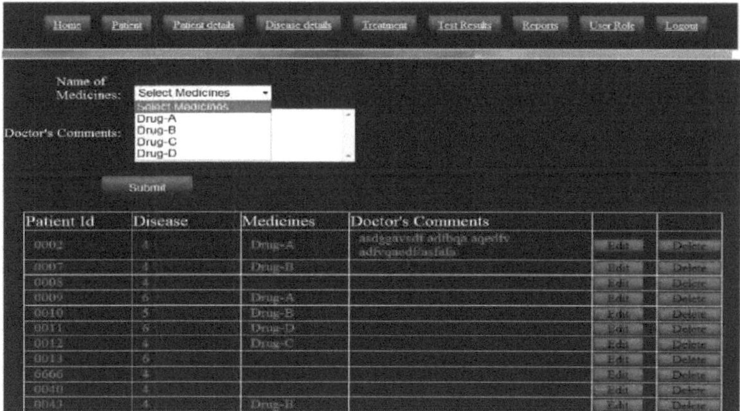

Figura 5.7: Pormenores do tratamento

Esta área também actua como a parte preenchida do ficheiro do doente num ambiente não baseado em TI, onde os médicos pós-atendimento podem ver os detalhes do historial anterior, bem como o tratamento e os testes propostos, para além dos comentários do médico anterior, tal como mencionado na Figura 5.7. Existem opções, como um menu pendente, para reduzir os objectos visuais e o espaço visual, de acordo com a sugestão do médico para uma determinada doença, para dar uma escolha mais específica e ajudar na classificação das metáforas na visualização.

Esta caraterística também ajuda na fase de avaliação, uma vez que um menor número de aplicações IV oferece essas opções e também proporciona uma adaptabilidade dinâmica com base nos diferentes medicamentos disponíveis em cada país. Outras caraterísticas são os comentários do médico, que são abordados como trabalho futuro em trabalhos anteriores, e ferramentas IV semelhantes para futuros sistemas de apoio à decisão para os CDI [7] [19, 166]. A Figura 5.7 apresenta também os conhecimentos sobre os CDI dos doentes com base nas competências das partes interessadas. O aumento da utilização e da gestão dos dados neste formulário tornará mais proficiente a implicação da opinião do médico, a gestão dos dados relativos aos medicamentos e a perceção estereoscópica da profundidade das partes interessadas utilizando o código de cores, como sugerido [58].

5.2.7 Resultados dos testes

O resultado dos testes é outra área importante do EHR relacionada com o estado de saúde analítico dos detalhes actuais e passados do corpo do doente, quer numa região específica, como os raios X, quer numa região completa, como as análises ao sangue. Esta parte do protótipo representa três sub-secções, tais como o menu pendente para a recomendação de um determinado exame médico, os relatórios de exames em ficheiro anexo ou os detalhes resumidos do relatório e os comentários do médico relacionados com os detalhes do relatório de exames para efeitos de registo e referência futura. Estas caixas de diálogo de introdução de dados ajudam a melhorar as competências do utilizador para interagir com a gestão de dados e as actualizações relacionadas com os detalhes de um único e de vários doentes associados a uma determinada doença no IV, tal como mencionado na Figura 5.8.

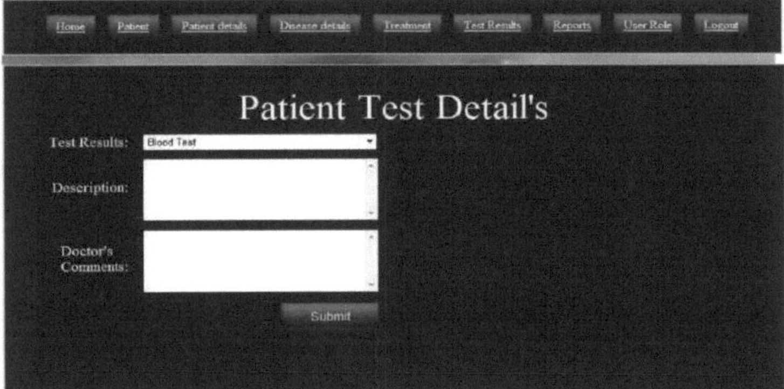

Figura 5.8: Detalhes do teste do doente

Todos os pormenores dos testes dos doentes relacionados com a identificação de um único doente selecionado são guardados numa base de dados no backend, o que ajudará as outras partes interessadas do EHR, como os DBA e os designers visuais, a interagir com o back end das informações para a coordenação dos médicos. As secções de resultados dos testes também permitem que as partes interessadas, como os médicos, editem os dados para alterar os comentários e ver os comentários anteriores.

5.3 Representação visual do EHR

A área mais valiosa de todo este protótipo é a representação visual dos CDE, considerada como o marco deste trabalho de investigação em termos práticos. São necessários relatórios para a avaliação de um único ou de vários EHR e estudos efectuados em diferentes formatos jornalísticos para mapear visualmente a informação[42] [73] [73] [166].

5.3.1 Relatórios

Os relatórios são descritos de diferentes formas, como numérica, gráfica, visual e tabular. Nas ferramentas de visualização, os relatórios são apresentados de forma gráfica ou visual, utilizando objectos visuais como legendas, círculos, triângulos, etc.[42, 73]. A representação gráfica dos dados apresenta os objectos visuais para mostrar os factos interessantes relacionados com a forma numérica temporal e categórica temporal dos dados dos doentes. Os dados numéricos temporais estão relacionados com a informação demográfica do doente, como a identificação do doente e outros pormenores em formato de tabela. Os dados categóricos temporais descrevem a representação visual de doenças, medicamentos e outros eventos associados a um único e a vários EHR [7] [67].

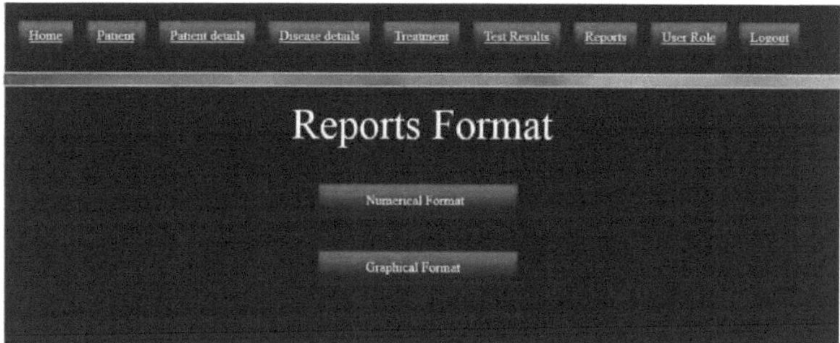

Figura 5.9: Detalhes dos resultados

O protótipo IV proposto representa os relatórios em dois formatos, como mencionado na Figura 5.9 Formatos numérico e gráfico, para facilitar a compreensão das partes interessadas.

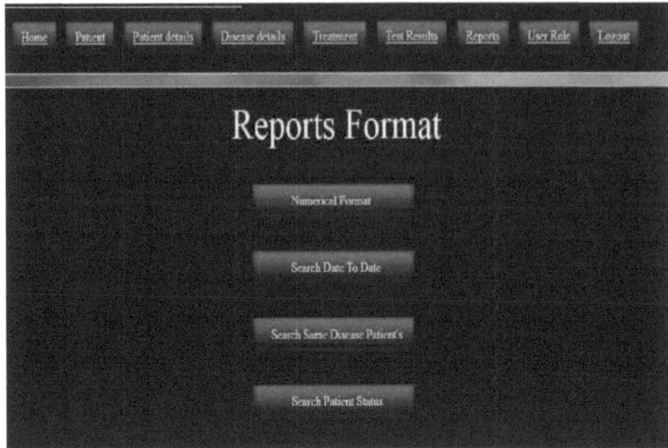

Figura 5.10: Formato do relatório numérico

A figura 5.10 mostra o formato numérico do EHR e fornece três tipos diferentes de opções de consulta numérica;

a) Pesquisa por data [Data de entrada e de saída como classificação de EHR]

b) Pesquisa por doença do doente [Classificação de doença por doença do EHR]

c) Pesquisa por estado do doente [classificação do estado de saúde do EHR]

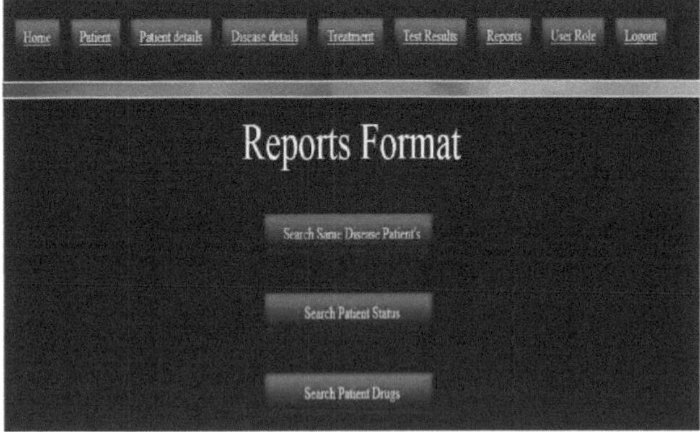

Figura 5.11: Formato gráfico do relatório

As consultas visuais disponíveis neste protótipo têm uma função de pormenorização por clique para as partes interessadas e ajudam a adquirir conhecimentos, competências e a avaliar o RSE único e múltiplo. As consultas predefinidas também facilitam às partes interessadas a compreensão e a extração de informações relevantes em menos tempo. A figura 5.11 mostra a distribuição das opções de consultas visuais;

a) Pesquisa por doença [Classificação de doença por doença do EHR]

b) Search by Patient status [Classificação do estado de saúde do EHR]

c) Pesquisa por fármaco [Classificação do EHR por fármaco].

1.1.1. 1Relatórios numéricos

Tal como descrito na secção anterior, o formato numérico fornece o conhecimento sobre os dados do doente no EHR, incluindo valores numéricos temporais, tal como nas ferramentas EHR anteriores [7] [67] [106] [82] [172]. As partes interessadas têm a possibilidade de selecionar qualquer número de itens com base em formulários anteriores para selecionar qualquer tipo de conhecimento temporal sobre o RSE do doente utilizando competências individuais. Isto permite estabelecer uma ligação entre as competências e os conhecimentos relacionados com os CDI num formato tabular. Por exemplo, na opção de pesquisa por data, um médico pode escolher o número de campos que deve visualizar sobre vários doentes, desde uma determinada data de entrada até uma determinada data, e os campos vão desde os dados demográficos até aos serviços de cuidados oferecidos no passado, tal como mencionado na Figura 5.12. Nestes casos, os relatórios fornecem uma forma tabular de visualização, categorizando os campos selecionados em colunas e os valores em linhas.

Do mesmo modo, na opção de pesquisa por doença para dados numéricos temporais, há uma alteração na apresentação, incluindo as opções de doença na opção baseada na data (uma vez que os dados temporais se referem a carimbos de data/hora), tal como mencionado na Figura 5.13. Para saber o número de doentes vivos, mortos e hospitalizados nas unidades de emergência, a Figura 5.14 mostra a visualização de diagnósticos no EHR, tal como anteriormente abordado nas ferramentas IV existentes.

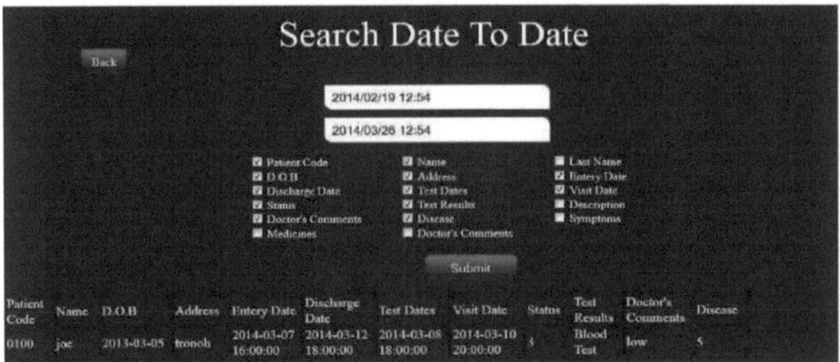

Figura 5.12: Pesquisa com base na data

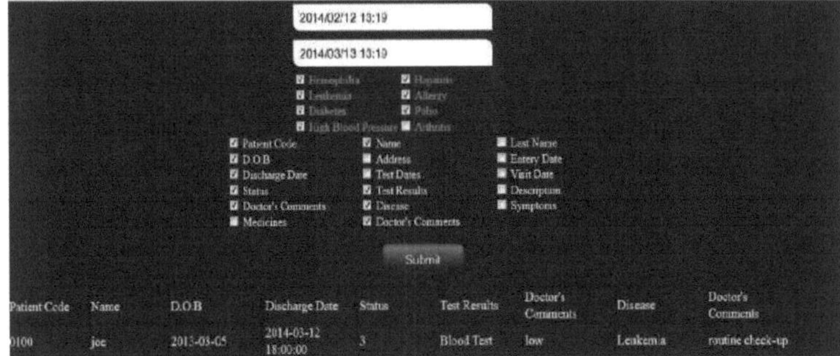

Figura 5.13: Pesquisa com base na doença

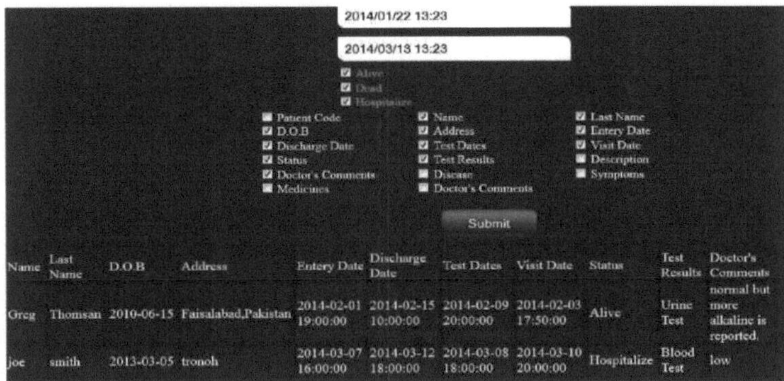

Figura 5.14: Pesquisa com base no estado de saúde

Estas consultas satisfazem não só a necessidade de pesquisar a doença e o estado, mas também fornecem pormenores sobre os doentes, tais como doentes com doenças semelhantes, número de doentes vivos e mortos, distribuição por grupos e comentários do médico. Por conseguinte, as consultas visuais não satisfazem apenas os simples pormenores de conhecimento, mas também dão às partes interessadas uma breve ideia do historial da doença de vários doentes e dos pormenores associados através de técnicas de pesquisa simples.

5.3.1.2 Relatórios de visualização gráfica

A Figura 5.11 mostra que a representação gráfica de IV está disponível em três formatos diferentes, como referido anteriormente. Estes formatos são ilustrados num formato alinhado nas Figuras 5.16 e 5.17. O médico executa uma consulta temporal utilizando a data de início e de fim para identificar os detalhes do doente com a mesma doença e com uma doença diferente num espaço visual. Os detalhes de múltiplos CPE são visualmente diferenciados utilizando um código de cores e um nível mais pequeno de informação individual do doente também está disponível em cada objeto visual que representa um único CPE, como não existia em ferramentas anteriores[48] [57] [67].

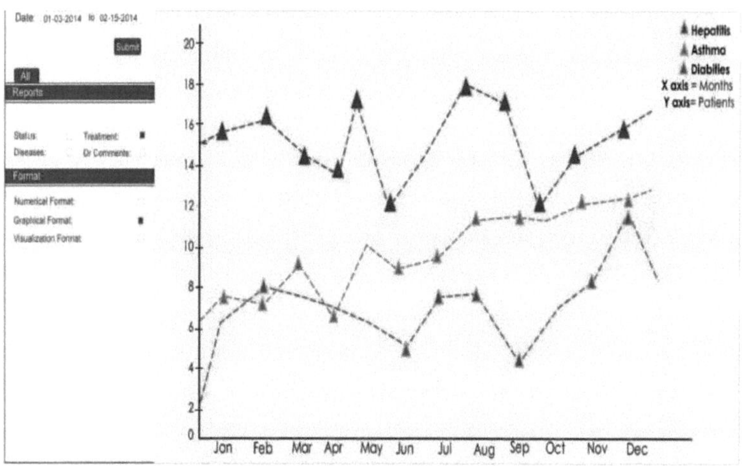

Figura 5.15: Relatório gráfico do doente

As diferentes cores, como o amarelo, o verde, o cor-de-rosa e o laranja, na codificação de cores, foram incorporadas como normas e diretrizes visuais sugeridas para IV em dados temporais, como também se mostra na Figura 5.15 [43] [86] [87]. O eixo X representa as unidades de dados temporais e o eixo Y o número de doentes e as linhas coloridas representam o número de grupos de doentes com um grupo de doenças semelhante.

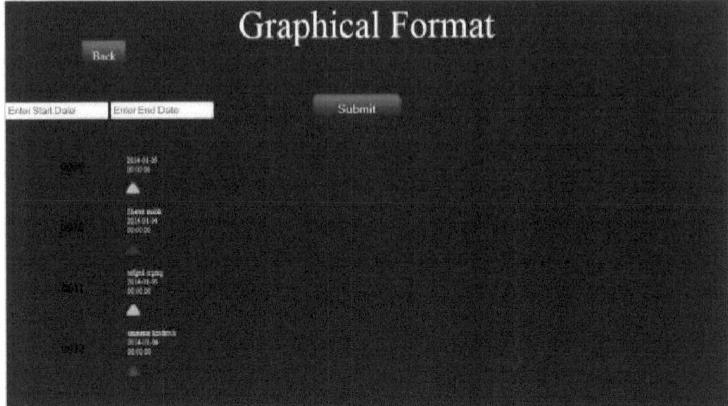

Figura 5.16: Relatório gráfico do doente

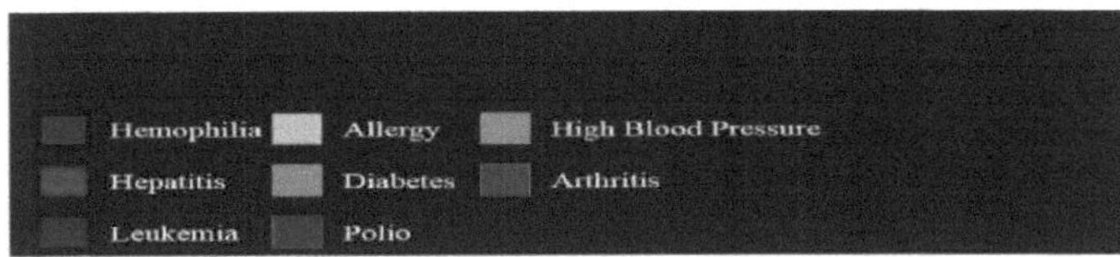

Figura 5.17: Codificação visual das doenças

As Figuras 5.18 e 5.19 representam o estado do doente utilizando o padrão de cores do objeto visual semelhante para três estados selecionados em relação à consulta visual de estados como Vivo, Morto e Hospitalizado. A consulta visual do estado do doente ajuda os médicos a identificar o EHR único e múltiplo utilizando três cores diferentes para identificar quantos doentes estão mortos, vivos ou hospitalizados, melhorando assim as competências relacionadas com o conhecimento orientado para o estado de saúde dos doentes. Os médicos exploram as informações sobre o estado do doente, incluindo a identificação do doente e a linha do tempo em unidades temporais, ou seja, ano, tal como indicado na Figura 5.18. Esta consulta também ajuda a avaliar a associação não só relacionada com a própria ferramenta, mas também com as competências e os conhecimentos, fornecendo informações num espaço visual baseado na execução. O conjunto de estado da consulta visual também se baseia no carimbo de data/hora inicial e no carimbo de data/hora final e fornece o número de dados do doente visualmente num modo gráfico, utilizando objectos de visualização para diferenciar os grupos de EHR com base no estado.

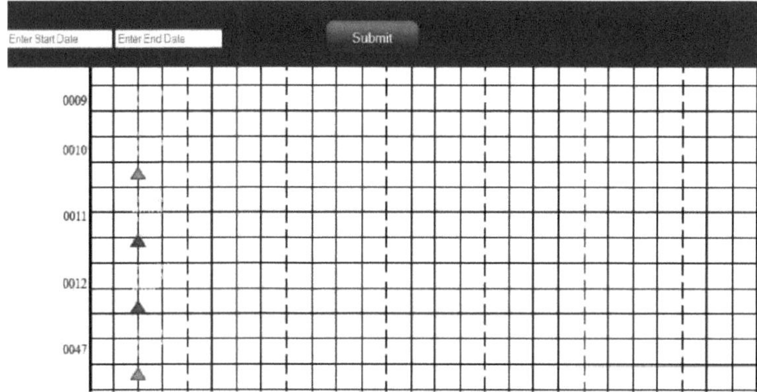

Figura 5.18: Gráfico do estado do doente

Figura 5.19: Codificação visual do estado do doente

As representações visuais dos dados temporais dos doentes, com referência às ferramentas IV existentes para o EHR, representam um único gráfico com pormenores laterais ou uma representação temporal de múltiplos eventos com um código de cores [60, 73, 78, 93]. Mas as aplicações anteriores centravam-se mais na criação de uma visualização máxima da informação, o que resulta em confusão e complexidade para a aplicação IV com menos conhecimentos e para os recém-licenciados em medicina compreenderem os dados do EHR para principiantes. Este protótipo proporciona um meio simples de clicar e compreender o conjunto complexo de informações visualizadas, com base no mantra de Shneiderman: primeiro a visão geral, depois o zoom, o filtro e os pormenores a pedido [33, 107].

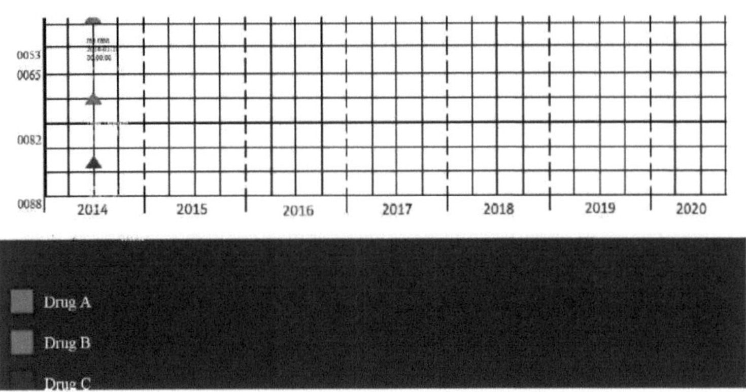

Figura 5.20: Representação gráfica baseada em medicamentos

A monitorização e o agrupamento de fármacos é uma tarefa muito delicada e complexa que já foi considerada para os doentes nas práticas de tratamento de cuidados de saúde. As aplicações e ferramentas IV existentes consideraram-na como uma caraterística futura a considerar como um evento importante para visualizações em EHR, tal como destacado num formato agrupado a cores na Figura 5.20. A Knave utilizou o agrupamento de 5-10 registos de doentes com base em cenários semelhantes baseados em eventos, como os níveis de anemia, enquanto as versões da Life Line utilizam um único registo de doente, independentemente da base de conhecimentos ontológicos, tal como é utilizado no nosso protótipo[66] [71].

Existem outras caraterísticas que não representam apenas os dados quantitativos, mas também as medidas qualitativas nesses relatórios, como a rotação do rato sobre o medicamento de um único doente, como o medicamento A, num determinado período de tempo, e a identificação do doente com a data de entrada e saída. Esta funcionalidade fornece informações baseadas em pormenores a pedido, ajudando assim a aumentar os conhecimentos para a avaliação da ferramenta, bem como a melhorar as competências pessoais do médico ao utilizar um dispositivo de deslocação de entrada, como o rato ou a rotação do dedo, num único EHR. A figura 5.16 também apresenta a ideia inovadora de competências e avaliação, fornecendo informações a um e a vários doentes num único espaço visual, omitindo as informações menos significativas com base na utilização de gradientes visuais menores na GUI.

5.3.2IV Caraterísticas do protótipo

O protótipo IV utiliza as cores não só para representar o evento específico de uma forma, mas também como um valor de codificação para representar a identificação de um grupo como um símbolo, como a doença, o estado e o medicamento, tal como representado nas Figuras 5.16-5.20. Em várias ferramentas anteriores, foi implementada uma codificação de cores semelhante na formulação de legendas, na identificação de grupos e na distribuição baseada em eventos para dados quantitativos e qualitativos em um único e vários EHR.

Tabela 5.3: Caraterísticas do IV em relação ao protótipo dos dados quantitativos e qualitativos

Features	**Quantitative IV Data**	**Qualitative IV Data**	**EHR**
Disease Status	Yes	Yes	Single
Patient Status	Yes	Yes	Single and Multiple
Drug Status	Yes	Yes	Single and Multiple
Temporal data	Yes	Yes	Single and Multiple
Selection of Patients	Yes	Yes	Single and Multiple

As três funcionalidades dos relatórios de visualização baseadas na doença, no estado e nos fármacos são bases comuns de divisão de matrizes de eventos baseadas nos registos dos doentes em cenários de visualização categórica temporal. Esta funcionalidade de deslocação do rato sobre o ecrã segue as capacidades de conhecimento detalhado e aprofundado por doente para melhorar a avaliação do sistema IV como um estudo de caso a caso, tal como adaptado às práticas de controlo de saúde de rotina.

As caraterísticas disponíveis com base nos eventos e nas selecções de consultas estão reunidas na Tabela 5.3, que também elabora a utilização do protótipo particularmente relacionada com um único e vários EHR com referência específica aos relatórios de visualização. A utilização de cores saturadas nas legendas, tal como mencionado em todo o espaço visual com cores diferentes, assegura o contraste de luminância, tal como também é proposto pelo designer visual na visualização de dados temporais [43] [44, 63].

5.3. 3Gestão do utilizador e opções de feedback

Ao abrigo da lei HIPPA (Health Insurance Portability and Accountability Act) de 1996, todos os utilizadores relacionados com registos de saúde estão sujeitos a um sistema de acesso adequado e controlável, utilizando uma identificação única, um nome de utilizador e também a adaptação do procedimento de saída de sessão ao abrigo da cláusula 164.308 (a)(4) [95]. Dado que os dados dos doentes são muito sensíveis e constituem a informação mais pessoal no que respeita à integridade e à proteção dos dados, um acesso adequado ajudará a gerir a informação de forma simples e organizada. Embora neste protótipo não estejam incorporadas funcionalidades completas de acesso e controlo dos utilizadores, estas são utilizadas apenas para apresentar a ideia de atualizar os conhecimentos e as competências do DBA e do VD. Todos os utilizadores que acedem a uma aplicação IV têm acesso direto à visualização de um único e de vários CPE. Assim, o nome de utilizador e a palavra-passe, juntamente com o tipo de nível de acesso do utilizador, constituem um requisito fundamental para restringir e gerir a autenticação e o acesso. Normalmente, a criação de utilizadores e a administração das contas de utilizador são controladas pelo DBA, mas numa unidade de cuidados de saúde com um orçamento mais baixo e com recursos informáticos limitados, um informático tem de desempenhar ambas as funções, DBA e VD.

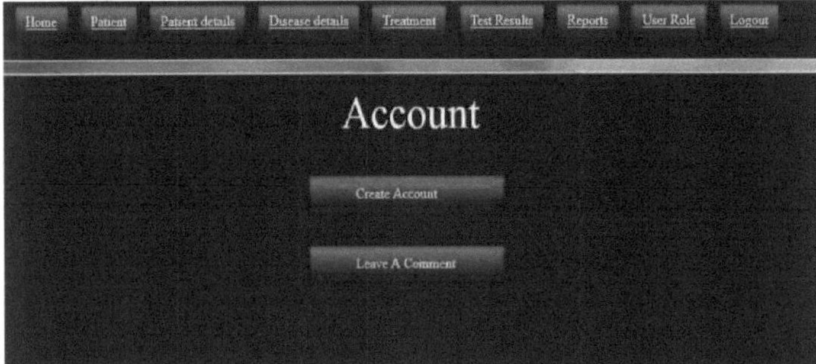

Figura 5.21: Conta e feedback

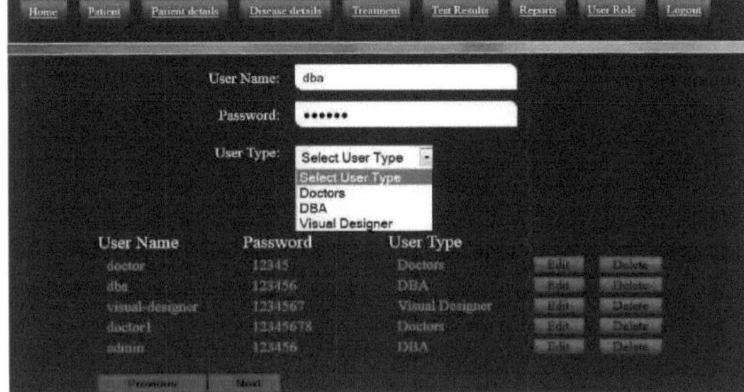

Figura 5.22: Painel de controlo do acesso dos utilizadores (DBA e VD)

O protótipo proposto mostra a página de acesso do utilizador na Figura 5.21, onde um DBA pode criar uma conta de utilizador e também controlar as contas de utilizador através dos botões de edição e eliminação, bem como atribuir funções aos novos utilizadores ou aos utilizadores existentes. Este ponto de manipulação pode ser melhor representado com a apresentação visual da Figura 5.22.

O DBA pode criar uma conta clicando em "create account" (criar conta) e é direcionado para o ecrã visual seguinte, que lhe dá opções para definir a palavra-passe, atribuir o tipo de utilizador, como a atribuição de funções de Doctor, DBA e Visual Designer. Esta funcionalidade está apenas disponível para o DBA, enquanto na interface GUI do Doctor esta funcionalidade não está disponível para evitar a perda de dados devido a qualquer erro humano. O DBA pode criar, editar e eliminar qualquer informação de acesso pessoal do utilizador e o mesmo ecrã fornece a lista de nomes de utilizador, palavras-passe e tipo de utilizador num pequeno relatório gráfico. Assim, o conhecimento sobre os utilizadores e a função de acesso ao sistema IV pode ajudar a aumentar as competências, a avaliação e a perspetiva futura com base no tempo, na frequência e no número de utilizadores disponíveis para uma determinada aplicação IV[29] [30] [66, 103].

Esta secção ajuda a compreender as operações relacionadas com a criação e a gestão do utilizador, influenciando assim diretamente as competências e os atributos de avaliação da aplicação IV para que o DBA possa sugerir melhores opções e caraterísticas, para além da perspetiva individual e futura de utilização e funcionalidade de outras partes interessadas. A deslocação e a exploração de objectos visuais num formato metafórico são realizadas para reduzir o tempo de processamento do conhecimento, de transação e de avaliação da perceção das partes interessadas [58] [173]. O protótipo fornece ao DBA uma funcionalidade de sequência de botões múltiplos com luminosidade de contraste colorida para melhorar as competências e a perspetiva futura, criando assim uma simplicidade operacional em vez de utilizar um único botão para todos os dados.

5.3.3. 1Comentários

Protovis e Gravi são aplicações que também fornecem as caraterísticas de avaliação em IV e trabalhos de investigação semelhantes relacionados com IV em EHR recomendam a obtenção de feedback manual do utilizador ou a realização de estudos separadamente com base num cenário caso a caso, mas não foi fornecida qualquer caraterística de comentários com eles [48, 82]. Embora os investigadores anteriores recomendem que seja acrescentada uma funcionalidade para compreender a avaliação, bem como a perceção individual e futura das partes interessadas, tal como utilizado no quadro das folhas de cálculo [59, 66] [78, 174]. O protótipo ajuda a recolher a avaliação do utilizador num formato textual simples e também disponibiliza a visualização do feedback registado apenas para o papel dos designers visuais. O designer visual interage diretamente com o design, a estética da linguagem visual e os significados comerciais gráficos da lógica para as partes interessadas [58] [175]. A Figura 5.23 representa o esquema de exploração visual do formulário de feedback das três partes interessadas, juntamente com os comentários visíveis para o designer visual. Ao clicar no comentário, o médico e o DBA podem registar o seu problema, que pode ser comunicado ao designer visual, o que ajuda a integrar o ponto de vista de todas as partes interessadas.

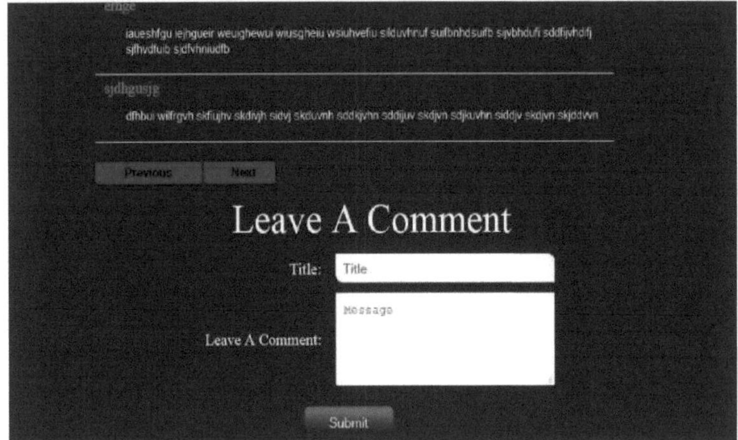

Figura 5.23: Formulário de reacções e perspectivas futuras

Este esquema também suporta o modelo Mclean e Delone, bem como o CARE 1.0, com referência à avaliação da qualidade e às alterações de perspetiva ou actualizações necessárias na conceção e funcionalidade desta aplicação [97]. Os designers visuais podem ver os relatórios de cada um dos comentários introduzidos em relação ao título dado pelo utilizador para ampliar a área de atenção. Esta caraterística estabelece uma ligação direcional, tal como mencionado no modelo CARE 1.0 no capítulo anterior, entre as competências, a avaliação e a perspetiva futura com base na utilidade da aplicação para cada parte interessada.

Os comentários do médico também desempenham um papel importante nas políticas de apoio à decisão para os cuidados de saúde contínuos dos doentes relacionados com doenças crónicas utilizando os CDI [70] [176]. A mesma abordagem é introduzida na ferramenta proposta para que os médicos e os DBAs avaliem o desempenho do sistema no que diz respeito à disponibilização de conhecimentos e orientação de competências. Com base no feedback das partes interessadas, os Designers Visuais podem propor e fazer alterações nas combinações de objectos visuais, na disposição, no design e na representação metafórica de valores em relação a diferentes eventos e consultas visuais. Com base na teoria de Geon, a utilização de silhuetas e linhas de contorno nas legendas ajuda a compreender o conhecimento das partes interessadas em relação às fichas dos doentes e a efetuar análises com base na execução de consultas visuais [58] [86]. A avaliação do IV relaciona-se com o tempo de reação de escolha, o posicionamento e a seleção bidimensionais, as consultas de pairar, a aprendizagem e a compatibilidade do controlo [58]. No protótipo, estas caraterísticas são incorporadas com botões para seleção da consulta e rolamento do rato para interação com o utilizador, com base no clique do rato como uma consulta de pairar para abordar detalhes pequenos e simples do doente.

5.4 Mapeamento das caraterísticas do protótipo com o modelo IV CARE 1.0

Esta secção do capítulo explica o mapeamento das caraterísticas do protótipo IV com os quatro componentes do modelo proposto CARE 1.0, tais como conhecimentos, competências, avaliação, perspetiva individual e perspetiva futura, tal como mencionado na Tabela 5.4.

Tabela 5.4: Caraterísticas do protótipo mapeadas com o modelo IV CARE 1.0

Component & Relationship	**Prototype Features/ Links**	**Functionality**
Knowledge	Reports	Provides Numerical and Graphical reports
Skills	Visual Queries	Provides groupwise temporal data analysis
Assessment	Data Entities selection	Provides Multiple visualization of data
Individual & Future Perspective	Numerical and Graphical queries selection	Provides a limited group of queries with limited data.
Knowledge versus Skills and Assessment	Patient, Disease and Treatment with report	Provides online data entry and evaluation
Skills versus Assessment and Future Perspective	Patient, Disease, Test and Treatment data manipulation	Provides data retrieval and comments options by doctors for DBA &VD.
Assement versus Future Perspective	User Management & Feedback options	DBA and VD can view doctor's comments.

O mapeamento das caraterísticas do protótipo com o modelo IV também apoia o conceito da existência de conhecimentos, competências, avaliação, perspetiva individual e futura dos médicos, tal como provado estatisticamente no capítulo 4.

A existência destas caraterísticas valida o conceito de modelo em termos práticos de utilização pelas partes interessadas primárias, que é testado posteriormente através de estudos qualitativos que envolvem entrevistas com médicos especialistas, tal como mencionado no capítulo 3, para validar o protótipo. O mesmo mapeamento de caraterísticas constitui uma base para o desenvolvimento de categorias e de nós no processo de análise de conteúdos utilizado no NVTVO 10, tal como explicado na secção 5.6. As sub-secções seguintes explicam em pormenor a relação das caraterísticas do protótipo com os componentes do modelo, bem como a sua inter-relação. Isto confirma que as caraterísticas mapeadas aderem às hipóteses de um modo indireto que apoia a necessidade e o significado do modelo proposto CARE 1.0.

5.4. 1Características do protótipo versus componente de conhecimento

De acordo com as normas HL7 para os sistemas de apoio à decisão em matéria de EHR para a ISO/TC215 e outros organismos importantes, como o IEEE, o CERN e as normas Open EHR para a Austrália, os componentes do conhecimento são considerados meta-normas com referência ao contexto do doente em termos de estado, medicamentos, bem como eventos associados, como a opinião do médico e o relatório de testes[38]. A aplicação IV tenta concentrar-se em maximizar a visibilidade de todas as normas utilizando objectos visuais sem incluir os arquétipos contextuais básicos dos CDI num espaço visual. O obstáculo dos contornos metafóricos e os padrões de grupos semelhantes levam frequentemente ao desenvolvimento de uma visão em escala de cinzentos que se confunde com objectos visuais de maiores dimensões utilizados para representar os eventos.

Neste protótipo, as formas visuais fechadas de pequenas dimensões são adaptadas com linhas e atributos alinhados relacionados com as entidades através de cores diferentes para representar eventos baseados no conhecimento, como os pormenores dos doentes nos registos de saúde electrónicos, tal como utilizado em [7] [61] [67] [131]. A informação baseada em provas e o conhecimento direto do doente são fornecidos, tais como os dados do doente, a doença e os medicamentos em múltiplas comparações de EHR. As novas caraterísticas deste protótipo no que respeita ao conhecimento são

a) Sequência de textura em banda de cor simples e mais fácil.

b) Menor número de informações adicionais sobre o doente.

c) Ausência de painéis de controlo na GUI para aumentar o significado quantitativo dos valores por densidade e tamanho do elemento.

d) Sem deslocação horizontal e menos deslocação vertical para exploração visual.

Simultaneamente, outras caraterísticas salientes que se aproximam das aplicações IV anteriores para dados temporais são a representação de dados numéricos, mas esta também aborda os dados categóricos, a clareza visual compatível para reduzir o custo da pesquisa visual e a redução das lacunas de textura sobrepostas para a compreensão da informação pelos utilizadores principiantes. A abordagem do valor acrescentado do conhecimento (KVA) é sugerida como um conceito-chave para qualquer aplicação IV para a execução de consultas visuais em EHR, sendo adoptada como parte do conhecimento, tal como mencionado na Figura

5.24 [173].

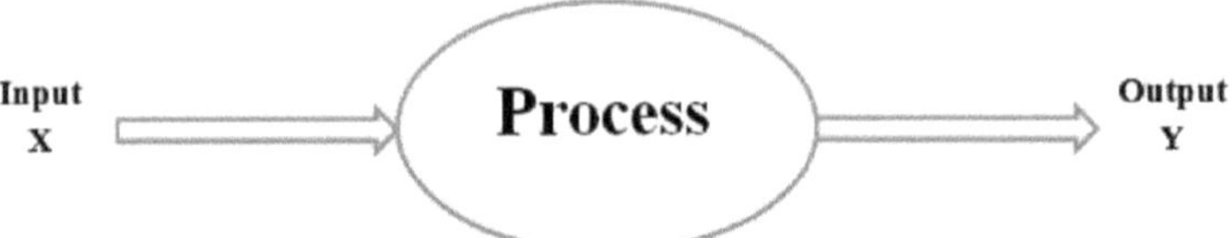

Figura 5.24: Fundamentos da teoria KVA: Mudança, Conhecimento e Valor [173]

$$P(X) = Y$$

Os pressupostos são;

1) Se X = Y, nenhum valor foi acrescentado.
2) "valor" ∞ "mudança".
3) A "mudança" pode ser medida pela quantidade de conhecimentos necessários para efetuar a mudança.

A quantidade de conhecimento fornecida por uma aplicação é diretamente proporcional à quantidade de instinto de mudança necessário com base nos detalhes a pedido, o que está intimamente relacionado com o mantra de Shneiderman sobre o conhecimento IV como *"visão geral, filtro, zoom e detalhes a pedido"*[54][64]. Neste protótipo, os relatórios IV apresentam uma visão geral, filtrada, ampliada e apenas um formato simplificado da informação pretendida com uma textura alinhada. No caso da visualização dos dados do doente relacionados com a doença, o mapeamento de cores é adaptado aos atributos do EHR, tanto em forma numérica como visual. Este conjunto de caraterísticas facilita a tarefa dos médicos nas unidades de emergência e num ambiente de ritmo acelerado, utilizando menos tempo na análise e mais tempo por disponibilidade do doente. Este protótipo fornece três conjuntos de consultas visuais diferentes com base em trabalhos anteriores, relacionados com a comunicação face a face do médico, a revisão da literatura, bem como aplicações de campo semelhantes. As consultas visuais são exploradas em relação ao formato temporal, utilizando caraterísticas de clique que reduzirão o tempo de execução e aumentarão a capacidade de compreensão dos dados do doente.

1.1. 2Características do protótipo versus componente de competências

As competências de IV das partes interessadas estão diretamente associadas à visualização do historial do doente, ao processo de recolha e atualização de dados, à filtragem de informações, à conveniência da visualização para comparação de dados de vários doentes e à administração do valor temporal fornecida pela secção de relatórios numéricos e de visualização do protótipo proposto. A melhoria das capacidades de observação da visualização está associada à capacidade de manuseamento interaccional e operacional das partes interessadas[27][108]. As ferramentas de IV existentes tentam concentrar-se mais na filtragem e no realce das caraterísticas com base em valores temporais numéricos e no desencadeamento de consultas baseadas em ficheiros, o que se torna fastidioso para diferentes conjuntos de dados. O protótipo proposto fornece uma facilidade em linha de uma forma simples e fácil, apenas com base em consultas, cliques e eventos incorporados, o que elimina a complexidade para o utilizador e dá uma flexibilidade de menor entrada de consulta e maior saída desejada. A filtragem dos valores de dados necessários e a visualização da informação apenas no ponto certo reduzem as etapas do processo de tratamento. Esta funcionalidade de filtragem permite que os médicos reduzam o tempo de aprendizagem e de aquisição de conhecimentos especializados na ferramenta IV, o que permite dispor de mais tempo por doente[21] [53].

A implementação do modelo de Delone e Mclean na visualização de dados abrangentes de EHR também mostrou que a intenção dos utilizadores de utilizar um sistema está altamente associada à produção máxima dos resultados desejados, mesmo com menor capacidade de utilização[97] [112]. AnamneVis, Gravi, Scatterplot e EHR baseados na Web com recursos colaborativos ajudam a abordar a informação temporal e não-temporal do doente utilizando as capacidades cognitivas do médico com base em órgãos, eventos e divisão baseada no tempo, mas carecem da caraterística de objectos visuais menos preenchidos para facilitar a compreensão[20, 82] [73, 105]. A CID 9 e a CID 10 são classificações baseadas em códigos de doença diferentes e foi utilizada uma abordagem baseada em hierarquias diferentes para identificar os medicamentos e o tratamento com base num padrão semelhante, tal como adaptado no protótipo de visualização de CID proposto[85, 153]. O protótipo proposto oferece caraterísticas como a identificação dos doentes como chave primária de identificação para comparação entre diferentes pormenores. Isto ajuda os relatórios numéricos e de visualização a fornecerem a possibilidade de explorar informações aprofundadas com base nas exigências do médico, sem comprometer o espaço visual metafórico. Outra caraterística importante relacionada com a orientação para as competências é a exploração dos dados dos doentes, tanto em forma numérica como gráfica, em modo operacional na Web, tornando assim a ferramenta disponível em todo o mundo com a promoção de um padrão de serviço de dados de cuidados de saúde normalizado para todas as partes interessadas.

Este protótipo IV aborda a lacuna da disponibilidade simples de dados EHR com um número minimizado de passos práticos. Os passos de execução reduzidos improvisarão os detalhes mais curtos a pedido, utilizando formas coloridas e representação gráfica em eventos. A espessura dos glifos desempenha um papel vital na infografia para apoiar a importância dos passos de recuperação de informação, como botões para doenças, estado do doente e medicamentos, simplificando o processo de tratamento da informação em registos de múltiplos doentes. O conjunto de competências dá aos médicos novos e experientes a oportunidade de introduzirem dados e de introduzirem os dados nos campos, dando-lhes flexibilidade para visualizarem em profundidade os pormenores dos registos individuais mais antigos, o que também permite a manipulação e a edição. Ferramentas de visualização semelhantes oferecem mais oportunidades para explorar eventos em ficheiros de conjuntos de dados pré-carregados com quatro conjuntos de campos, mas são difíceis para os utilizadores principiantes, como os recém-licenciados em medicina, e aumentam o número de passos para a visualização resultante [7][172]. Este protótipo fornece a visualização numérica separadamente da visualização gráfica, permitindo assim que os médicos explorem as suas capacidades de visualização e tenham mais controlo sobre os dados dos doentes.

1.1. 3Características do protótipo versus componente de avaliação

As caraterísticas da avaliação IV estão relacionadas com a capacidade de partilha de informações, a identificação de pontos fracos relativos à recuperação de dados dos doentes e as dificuldades de compreensão dos objectos visuais para valores numéricos são abordadas neste protótipo através da disponibilização de uma GUI menos densa, de mapas de contorno simples em relação a gráficos temporais, bem como de eventos baseados em aplicações IV anteriores [48][107][113]. Como a avaliação está diretamente relacionada com fenómenos de criação, sondagem de alterações e instinto de atualização com o aumento da utilização de ferramentas IV e com o aumento do volume de dados dos doentes. Esta ferramenta fornece, em formato numérico, a opção "páginas seguintes", a divisão da operação em diferentes segmentos de legendas, tais como doença e sintomas como menu pendente e notas do médico em caixas de diálogo separadas para destacar uma área específica de atenção durante a utilização. A segregação das caraterísticas em diferentes secções permite que as partes interessadas avaliem as suas necessidades quantificáveis em relação a cada área pertinente, sem comprometer a ligação funcional entre estes componentes. Assim, um médico pode explorar os múltiplos pormenores do doente numa única folha, o que responde filosoficamente à limitação do espaço visual das aplicações existentes.

As ferramentas de IV existentes nos CDI fornecem aos médicos informações abstractas sobre os doentes, mas prestam menos atenção à avaliação do IV para utilização secundária, como a avaliação de procedimentos pós-clínicos, o diagnóstico de doenças e a melhoria do processo de identificação do tratamento, devido à menor interação cognitiva das partes interessadas [69] [107]. O protótipo IV proposto também aborda a caraterística da criação de uma base de dados que evita a replicação da informação do doente numa extensão controlada, ajudando assim a visualizar os resultados simplificados mesmo com médicos menos experientes. Estas caraterísticas de interação e mapeamento dos dados também criam o interesse de avaliar as capacidades do sistema para a adição e implementação de novos padrões ontológicos nas várias áreas da versão completa do IV. Os comentários do médico e os detalhes do historial anterior relacionados com o contexto do doente na caixa de diálogo de tratamento ajudam a ver a visualização numérica individual do EHR sem entrar na secção de relatórios numéricos.

1.1. 4Características do protótipo versus componente de perspetiva individual e futura

Todas as ferramentas de IV em EHR destacam o mapeamento de dados temporais em relação aos atributos demográficos do doente e identificados sinopticamente com valores numéricos e, devido à natureza intrínseca dos dados complexos, ainda há trabalho a fazer para desenvolver e incorporar caraterísticas futuras [45][97]. As caraterísticas individuais e futuras do IV para EHR são designadas como disponibilidade de informação adicional, visualização de dados temporais complexos, determinação do nível de informação e facilidade na partilha de factos com a ajuda de uma GUI menos preenchida [58][64][160]. O protótipo IV proposto aborda estas caraterísticas de várias formas, desde a partilha de informações até à acessibilidade do fluxo de informações para todas as partes interessadas. O protótipo oferece uma visão aberta, mas restrita com base nas suas funções, mapeamento dos factos dos dados em relação ao eixo da linha temporal em formato 2D, uma vez que é mais fácil de visualizar do que em 3D devido à natureza complexa dos atributos do registo do doente e fornecimento de múltiplas consultas de exploração para dados a pedido. As ferramentas anteriores não combinam todas estas caraterísticas pré-descritas, tal como são concebidas no protótipo IV proposto.

Este protótipo dá a oportunidade de explorar as necessidades individuais e futuras, dando ao utilizador a possibilidade de controlar os dados cognitivos em linha, ajudando-o assim a aumentar os seus conhecimentos e competências e, com base na avaliação, a sugerir futuras actualizações que podem ser registadas na secção de feedback. Esta secção não existe nas ferramentas anteriores e pode ser visualizada por designers visuais, ajudando a identificar e a racionalizar as futuras actualizações através de cores, esquemas e objectos visuais de configuração metafórica no que diz respeito ao nível dos principais interessados, com base na localização geográfica e potencial dos cuidados de saúde. Durante o processo de desenvolvimento do protótipo IV proposto, são preferidas considerações contra-intuitivas no que diz respeito à experiência do utilizador e ao design centrado no utilizador, tal como sugerido na tendência da análise metafórica comparativa, bem como em relação à nossa análise probabilística para as três partes interessadas [20]. O desenvolvimento deste protótipo é também uma série de componentes de avaliação para a implementação pós-mercado e para a execução pós-lançamento da ferramenta IV no EHR, dando assim toda a perceção relacional intrínseca recolhida por procedimentos de envolvimento de tarefas com as partes interessadas.

Os protótipos, aplicações e ferramentas de IV anteriores foram concebidos com base no contexto básico dos CDI, nas necessidades operacionais e nas funções de fornecimento de conhecimentos, recorrendo ao desenvolvimento de competências interactivas, mas, na sua maioria, omitindo o conceito de "hedónico", ou seja, agradável para as partes interessadas. O padrão temporal complexo, as probabilidades sinópticas convergentes de combinação de doenças e medicamentos num único plano 2D e a combinação de padrões de cores metafóricas divergentes tornam a GUI um pouco confusa para os médicos[20][61]. Este protótipo de IV fornece os formatos de relatórios resultantes em dois contextos diferentes para que os médicos mantenham os fenómenos hedónicos e se concentrem mais nas fases de visualização dos dados do que na mera preocupação com a funcionalidade heurística e os meios semânticos contextuais de informação, em comparação com os objectivos de outras aplicações de IV. Estas caraterísticas de dar oportunidade à mera concentração na visualização de dados e na simplificação da interface gráfica do utilizador conduzem a parâmetros estéticos e de conceção afectiva do IV como linha de base, em vez de se concentrarem apenas na maximização da informação, em combinações de cores ambíguas com o primeiro e o segundo plano, bem como no padrão de exploração da informação para múltiplos EHR. A parte mais básica do feedback dos médicos, do DBA e do designer visual, com orientação funcional do protótipo, sofistica a execução. Isto permite simplificar o fluxo contextual da informação para melhores práticas de cuidados de saúde e proporciona flexibilidade de implementação tendo em conta os custos e os factores sociológicos em qualquer zona geográfica.

1.1.5Limitações do protótipo

Um protótipo pode falhar total ou parcialmente em termos de uma aplicação funcional no momento da implementação, devido a muitas razões sociais, técnicas e geográficas, mas ajuda a traçar uma linha para representar uma ideia de iteração [75]. O protótipo para o modelo IV tem algumas limitações, como se descreve a seguir, com base na disponibilidade de recursos limitados, na implementação técnica com um formato de dados de EHR não uniforme e na escolha minimizada

de codificação por cores. Os bugs reportados que ajudam a desenvolver melhores iterações e versões são;

a) Tratamento limitado do conjunto de dados

b) Minimização do número de consultas visuais

c) Menor exploração para lidar com múltiplos formatos de EHR que incluem diferentes gráficos, tais como relatórios de raios X e testes

Para além destas limitações, todas as ferramentas e aplicações IV desenvolvidas estão em processo de iteração e atualização contínuas desde há décadas, com as alterações aleatórias, os erros conhecidos e desconhecidos e as exigências complexas dos médicos, como o LifeLines e o LifeFlow[7][67]. Por conseguinte, também são necessárias iterações futuras neste protótipo para a implementação prática de uma aplicação totalmente funcional.

5.5Componentes Comparação do protótipo com outras ferramentas IV

A análise comparativa dos quatro principais componentes do sistema de IV relacionados com os CDI no protótipo de sistema de IV proposto e noutras ferramentas relacionadas é apresentada através de um gráfico de visualização de métricas no quadro 5.5, com a respectiva afirmação de presença. Esta avaliação sinóptica da comparação entre o protótipo proposto para o sistema IV e outras ferramentas baseia-se na utilização do sistema IV com utilizadores de CDI, como médicos e outras partes interessadas, no contexto de factores estreitamente relacionados com as categorias sugeridas [66][69].

Todas as interfaces de visualização de EHR estão a representar o conhecimento de um único doente ou conjuntos de dados de vários doentes num formato abrangente ou limitado, com base na mentalidade do programador relativamente à disponibilidade do conjunto de bases de dados. A maior parte das narrativas clínicas que utilizam diagramas de Gantt, gráficos e instalações de desenvolvimento de representação de legendas dirigem-se às competências dos médicos em matéria de EHR para o sistema de apoio à decisão, geralmente num ambiente controlado e orientado para o laboratório, com o apoio de outras partes interessadas, criando uma lacuna de menor interação para os médicos [23] [25] [78]. A Tabela 5.5 apresenta a existência de uma avaliação, de uma perspetiva individual e de uma perspetiva futura como componentes do IV para o CARE 1.0 em ferramentas e aplicações anteriores de IV

Tabela 5.5: Comparação do componente IV em várias ferramentas de visualização de EHR

Component Areas	CARE1.0	LifeLine1	LifeLine2	LifeFlow	Event Flow	TimeLine	OutFlow	CLEF	KNAVEII	Asbru
Knowledge Set	✓	✓	✓	✓	✓	✓	✓	✓	✓	✓
Skills Set	✓	✓	✓	✓	✓				✓	
Assessment	✓			✓		✓		✓		✓
Individual and Future Perspective	✓				✓		✓			

O protótipo proposto centra-se em conjuntos de conhecimentos e competências, utilizando o envolvimento intuitivo direto da entrada cognitiva e do tratamento de dados com os médicos. Isto ajuda a dar liberdade de controlo sobre os dados dos doentes, proporcionando também uma plataforma para tratar a informação dos doentes. Como obstáculos para os principiantes, a aprendizagem das novas opções é simplificada através de informações num clique rápido, o que ajuda o médico a gastar tempo também na avaliação dos dados. Encontrar as novas áreas de informação sobre os doentes nas versões actuais e futuras das ferramentas IV com base nos requisitos crescentes e diversificados dos dados dos EHR é também outro marco nesta comparação.

Tal como referido no capítulo 3, para a validação do protótipo concebido com base no modelo CARE 1.0 proposto, recorre-se a entrevistas como um estudo qualitativo enquanto técnica de triangulação no paradigma do método misto, tal como sugerido por [20][96][98][128]. A secção seguinte centra-se na confirmação do significado do protótipo IV e dos seus componentes, utilizando a análise de conteúdo das entrevistas do grupo de discussão de médicos especialistas.

5.6 Análise qualitativa dos resultados e discussão das entrevistas

Os resultados das entrevistas são apresentados e discutidos nesta secção do capítulo. Tal como explicado no capítulo 3 da metodologia, 8 médicos profissionais com experiência em vários EHR contribuíram como um grupo de referência para avaliar o protótipo do CARE1.0, tal como salientado no capítulo 5. As entrevistas são conduzidas, gravadas e transcritas, sendo assegurado aos participantes que nenhuma das informações será guardada para além dos fins de investigação.

5.6.1Categorias para IV em múltiplos EHR

A Tabela 5.6 apresenta uma lista das 7 categorias com IDs e pormenores. As secções seguintes apresentam estas categorias derivadas, estreitamente relacionadas com as componentes IV do modelo proposto CARE 1.0, tal como emergiram da interpretação da análise documental das entrevistas com base na construção das perguntas.

A análise pormenorizada com referência a 7 categorias correspondentes a cada entrevista baseou-se na análise de conteúdo convencional, utilizando uma abordagem dedutiva para provar o modelo, tal como sugerido por [144]. A abordagem dedutiva é adaptada, uma vez que são recolhidas informações diretas dos participantes, tais como médicos de unidades de emergência com experiência no mesmo domínio. A utilização desta abordagem ajuda a compreender a situação baseada no cenário para validar os componentes de qualquer ferramenta e reforçar a lógica de utilização pelo utilizador final.

Quadro 5.6: Categorias e descrição

Category ID	Category Name	Category Description
Cat-1	IV Knowledge	IV knowledge is ranging from information about IV tools, single and multiple patient data, visualization knowledge and data inferences.
Cat-2	IV Skills	IV skills are highlighting the searching, exploring and inferring the single and multiple EHR and execute queries based on events, groups and metrics. It also have other dimensions as infra-structure support and user satisfaction.
Cat-3	IV Assessment	IV assessment carries the combination of knowledge sharing, weakness of operations in applications, data analysis for decision support and user friendliness.
Cat-4	Individual & Future Perspective	IV individual and future perspective focuses on extra information availability , complex temporal data, level of information, ease in information sharing, graphical interface simplicity and database limitations.
Cat-5	IV Knowledge relation to IV skills & IV Assessment	This category shows the relationship between IV knowledge, skills and assessment features of prototype in relation to multiple EHR with doctors in emergency units.
Cat-6	IV Skills relation to IV Assessment & Future Perspective	This category shows the relationship between IV skills, assessment, individual and future perspective features of prototype in relation to multiple EHR with doctors in emergency units.
Cat-7	IV Assessment relation to Future perspective	This theme shows the relationship between IV assessment versus individual and future perspective features for doctors in relation to multiple EHR within the prototype.

A análise de cada categoria com referência a cada participante individual é representada utilizando a abordagem do positivismo e do negativismo, tal como descrito na confirmação de qualquer modelo [128]. O positivismo é referido como o facto de o inquirido concordar ou apoiar um fenómeno, enquanto o negativismo é referido como o facto de o inquirido contradizer o fenómeno em questão.

5.6.1. 1Nuvem de palavras

A nuvem de palavras é uma técnica utilizada para representar as frequências das palavras repetidas num dado documentado. São também designadas por nuvens de etiquetas e incorporadas para representar a popularidade relativa, a importância e a frequência de uma palavra utilizada em entrevistas e no modo de feedback qualitativo[142]. A nuvem de palavras tem sido muito pouco utilizada no processo de análise qualitativa nos domínios académico e de investigação, em comparação com os sítios de notícias e as informações relacionadas com os motores de busca. Nesta parte da análise qualitativa, a nuvem de palavras é utilizada para se centrar na importância de quatro componentes do nosso modelo IV, como os conhecimentos, as competências, a avaliação, a perspetiva individual e a perspetiva futura, para que nenhuma informação importante seja perdida. O número total de palavras contidas nas entrevistas documentadas na íntegra é de 20017 e uma representação pictórica das palavras é apresentada na Figura 5.25.

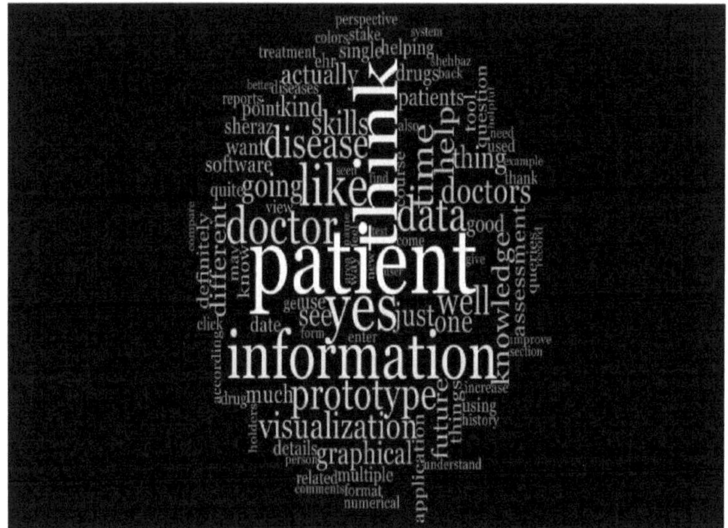

Figura 5.25: Nuvem de palavras em entrevistas

A nuvem contém 300 combinações de palavras mais frequentemente utilizadas nas entrevistas dos médicos das unidades de urgência. A nuvem de palavras ajuda a apoiar a utilização de temas, uma vez que os nós são utilizados com base no número de repetições e na utilização frequente [142]. A nuvem de palavras também realça a importância dos temas específicos compreendidos pelos médicos, tais como conhecimento, dados do doente, visualização, competências, pormenores gráficos e perspetiva futura. Esta técnica apoia a existência de componentes e o mapeamento válido do CARE 1.0 no protótipo concebido para o IV utilizado pelos médicos do grupo de discussão abordado.

5.6.2 Detalhes do nó baseado em categorias

No NVΓVO, 10 categorias, tal como mencionadas na Tabela 5.6, são mapeadas em relação a sete nós diferentes, com base em temas de codificação, utilizando a abordagem convencional de análise de conteúdo, tal como descrito no capítulo 3. Estes nós são também concebidos com base na frequência do número de palavras relativamente às perguntas feitas ao inquirido 1 (Resp1) e ao inquirido 8 (Resp 8) e mencionadas nos apêndices. Os pormenores de cada nó com o número de referências e a percentagem de cobertura cumulativa em todas as entrevistas estão representados nos apêndices. As secções seguintes destacam os pormenores da análise de conteúdo de cada nó com base na abordagem positivista e negativista, tal como adaptada na interpretação dos temas codificados utilizada em [128].

5.6.2.1IV Conhecimento

O positivismo e o negativismo são considerados como duas tendências inferenciais importantes nas interpretações da entrevista no âmbito das categorias de código descritivas e focalizadas, tal como são utilizadas nesta tese [128]. No procedimento de codificação focalizada para as entrevistas conduzidas no âmbito desta investigação, o conhecimento do IV é introduzido na memorização como um código baseado em temas para identificar o positivismo e o negativismo dos inquiridos para o protótipo. O Resp 1 comentou: "*Sim... está a colocar dados muito grandes num formato muito conciso e, em segundo lugar, toda a informação relevante está resumida aqui, sim, e isso ajuda bastante...*". O utilizador sente a quantidade ampliada do histórico do doente e do conhecimento da doença ao explorar as diferentes secções do protótipo. O feedback do Resp 2 explora este positivismo acerca da presença do conhecimento IV na visualização, uma vez que "*... O médico pode utilizar um único doente de ambas as formas, utilizando este protótipo no seu sítio Web, através da visualização dos dados em cooperação e utilizando o único doente em diferentes doenças e múltiplos doentes, bem como a visualização dos múltiplos doentes em função da ocorrência de múltiplas doenças e da prevalência das mesmas...*". O feedback acima mostra uma indulgência positiva da recuperação de informação sobre o conhecimento do doente a partir do protótipo, com determinados atributos, tais como detalhes demográficos e informação sobre a doença. Dois inquiridos deram mais informações sobre o conhecimento do doente depois de terem percorrido suficientemente a informação numérica e gráfica sobre doentes únicos e múltiplos, tal como analisado utilizando o processo de análise de conteúdo convencional [144].

O Resp 3 e o Resp 7 forneceram pontos de vista positivos sobre o conhecimento do historial do doente, como "*É bastante suficiente, pois penso que o médico pode obter todas as informações que quiser, de acordo com os pormenores dos relatórios de resultados e assim por diante*" e, da mesma forma, o Resp 4 comenta um feedback que tende mais para o negativismo ...., *uma vez que há muito poucos hospitais e poucos médicos estão conscientes da visualização e do sistema EHR, para eles é uma coisa nova, sim, desse ponto de vista, é para eles uma coisa nova que querem explorar, pensam que pode ser no início que não sabem o que é realmente útil na gestão da clínica...*". Embora se observe um negativismo no quarto inquirido, este está mais relacionado com a falta de experiência e de exposição dos médicos devido à ausência de tais ferramentas. O Resp 5 e o Resp 6 forneceram positivismo *em* relação ao conhecimento, respetivamente, com base na sua experiência com o protótipo IV como "*Penso que sim, porque a informação fornecida pelo software é bastante informativa para os médicos que utilizam este software relativamente às principais doenças, medicamentos e resultados para o doente, uma vez que aumenta o conhecimento do doente*". "

Com base no positivismo ativo no feedback de diferentes inquiridos experientes que lidam com diferentes ferramentas de EHR em diferentes domínios médicos, pode observar-se que o conhecimento IV existe tanto nas visualizações numéricas como gráficas do protótipo IV proposto. Isto está em conformidade com a adesão à concetualização da presença da validação do conhecimento em ambas as visualizações resultantes, bem como com o seu significado observado pelos utilizadores de forma simples e fácil com o protótipo proposto, tal como observado em [77]. Assim, apoia o facto da existência de conhecimento no nosso protótipo que valida a sua presença, significado e interação do ponto de vista do utilizador na aplicação de visualização individualmente, bem como em relação a outros componentes, tais como competências e avaliação.

5.6.2.2IV Competências

A exploração de ferramentas IV no EHR relativas a detalhes do doente, diagnósticos como admissão, estado de saúde, identificação de doenças, tratamento e testes laboratoriais estão diretamente associados à utilização frequente dos médicos. Ao observar a frequência de utilização e o conhecimento do domínio nestas acções do utilizador para facilitar a compreensão e o mapeamento da informação, os comentários são interpretados e observados pelos inquiridos e favorecem sobretudo o positivismo, embora se observe um negativismo que conduz a uma relação para a avaliação e a perspetiva futura, tal como observado como competências de pensamento em [66]. Isto pode ser observado nos comentários dos inquiridos relacionados com a melhoria das competências de IV utilizando o protótipo de IV, tal como no Resp 1 *"....obviamente, isto vai aumentar os nossos conhecimentos, bem como aperfeiçoar as nossas competências em determinados domínios, o que eu poderia sugerir-lhe, em particular, sobre a secção do relatório, sobre a secção gráfica, que é realmente uma coisa muito notável, é muito raro o que eu observo, como o aspeto epidemiológico de qualquer outra doença em relação à linha do tempo, que é realmente muito bom e em relação à secção do resultado do teste."*O mesmo positivismo sobre o aumento das competências é observado utilizando o domínio do conhecimento no protótipo IV proposto pelo Resp 2 *"...com um simples clique num botão podemos melhorar, podemos ver tudo num gráfico, mesmo um novo médico pode ver os dados IV que têm visualização, nada para digitar, apenas um tipo, uma vez, pode colocar a história do doente e verificar o doente, clicando apenas no seu nome, o ID.... recupera os dados de uma só vez, pode obter os dados com uma boa imagem e visualização do médico, não precisa de se lembrar de tudo, pode verificar utilizando esta ferramenta".* O CID 9 e o CID 10 são utilizados para referir o código da doença e o procedimento de tratamento em diferentes aplicações, mas variam consoante os países, mas a identificação tem o mesmo objetivo [153]. A utilização frequente da exploração do IV pelo utilizador para o sistema de apoio à decisão com base na comparação de dados de vários doentes utilizando consultas pré-definidas também permite poupar tempo e envolver menos no processo de desenvolvimento das consultas. Assim, ajuda a avaliar o aumento do número de consultas e a capacidade de aprendizagem relativamente ao âmbito e à limitação das ferramentas de visualização de EHR com base na abordagem de análise de conteúdo, como também sugerido [143].

Os participantes 3, 4 e 8 acrescentaram um feedback sobre a capacidade de aprendizagem, como positivismo: "*o sistema não é demasiado difícil, pode-se aprender o sistema rapidamente.* " e "*... Ok, o meu feedback é para que uma pessoa possa comparar se utilizou outra ferramenta e depois utilizar esta ferramenta pode comentar se as competências estão a melhorar ou não, mas a maioria no Paquistão, como se estivesse a falar de um concurso especial como médico paquistanês, há muito poucos hospitais, poucos médicos estão conscientes da visualização e do sistema EHR, para eles é uma coisa nova, sim, desse ponto de vista, é para eles uma coisa nova que querem explorar, pensam que pode ser no início que não sabem o que é realmente útil na gestão da clínica* .... ". Menor exposição a ferramentas de visualização em

Os médicos também reforçam a utilização da ferramenta IV proposta como uma potencial fonte de melhoria das competências para os processos de comparação e de procura de informações no âmbito de múltiplos sistemas de registo de dados electrónicos em hospitais e unidades clínicas de baixo custo.

As respostas aos Resp 5 e Resp 6 também destacam a importância das competências de IV na exploração e análise de vários doentes, bem como em conjunto com o conhecimento. O aumento dos conhecimentos em matéria de IV melhorará diretamente as competências, embora isso seja expresso noutra codificação, mas também é aqui destacado para reforçar a importância das competências de visualização do médico, como "... *o software ajuda a melhorar as competências do médico em causa, bastando olhar ou procurar o resultado do doente com determinado tratamento, se o médico for descobrir o tratamento da doença com medicamentos, de modo a saber qual o medicamento, qual o procedimento ou qual a análise ao sangue que ajuda a tratar melhor o doente, através de dados compilados.." & "Sim, porque se trata de um software simples que fornece muita informação, conhecimento do sistema baseado na informação, pelo que penso que está a funcionar como uma boa ferramenta, particularmente no desenvolvimento das capacidades de visualização dos novos médicos.* "O interesse em explorar os pormenores da doença e do tratamento do doente, comparando os históricos de vários doentes, revela o facto de as competências terem aumentado com a utilização das funcionalidades do protótipo IV proposto.

5.6.2.3IVAvaliação

Outro aspeto importante em relação ao modelo IV é a avaliação da visualização em múltiplos EHR, que é abordada nas entrevistas realizadas pelos médicos. O âmbito da avaliação para os utilizadores pode ser avaliado com o nível de simpatia, simplicidade na análise, identificação de limitações funcionais, bem como uma partilha de informações mais fácil oferecida pelo protótipo proposto no IV. Com referência à interpretação que utiliza a análise de conteúdo [142], pode dizer-se com segurança que o positivismo como avaliação está presente no nosso protótipo com base na maior tendência filosófica dos utilizadores para a simplicidade e a execução de consultas visuais predefinidas. Como se observa nos comentários do Resp 1: *"Sim, o que eu acho que poderia ser a saída para isto, se cooperar com o número de doenças aqui, ajudará também a deixar uma escolha, como a doença e os sintomas da doença quase se sobrepõem uns aos outros, o que se pode fazer é dividir a sua doença em composição genética e não genética e, depois, pode ver mais longe as suas doenças não genéticas, como as bacterianas ou qualquer outra coisa".*

Assim, um utilizador pode identificar e propor um ponto estatutário de impacto da visualização na análise com base na perceção individual, tal como se considera na avaliação da usabilidade em [158]. Isto também liga o domínio de conhecimento da visualização com a avaliação, uma vez que os detalhes históricos improvisados do paciente, desde dados numéricos a dados temporais categóricos, podem ser utilizados. Isto ajudará os médicos a compreender as limitações analíticas da ferramenta. Da mesma forma, o positivismo sobre a avaliação visual foi observado no nosso protótipo, como nos comentários *"... a comparação dos relatórios dos doentes sobre a estrutura das consultas e a disposição, é mais fácil comparar a melhoria de um determinado doente. "*.

Também se observou negativismo com referência aos comentários do Resp 4, como *"... para um médico, basicamente, a tomada de decisões na prática clínica não são suficientes apenas os medicamentos, nem apenas os testes ou apenas as datas, porque estes dados temporais estão interligados uns com os outros, estão integrados*. A resposta destaca mais o feedback negativo em relação ao protótipo, mas dá um caminho para expandir a visualização, fornecendo mais atributos, como relatórios de raios X e várias amostras de sangue. Isto também é considerado como positivismo em relação à perspetiva futura do ponto de vista do investigador para este protótipo em fase de implementação, bem como, por outro lado, está a ir para além do contexto da visualização para o zoom máximo de dados no espaço visual disponível que não é abordado nesta tese.

Os comentários de outros inquiridos, como os dos Resp 5 e 6, também reflectem o nível de positivismo em relação à utilização do nosso protótipo, como por exemplo *"Sim... está a ajudar na forma como o género do doente, a idade do doente, a doença, o medicamento e as diferentes categorias de doentes podem ser avaliados em diferentes intervalos de tempo. "*. Os médicos reconhecem a importância das práticas normalizadas, mas como estas variam de doente para doente, bem como em função dos recursos e do estado da doença, da influência e da potência dos medicamentos utilizados, este protótipo ajuda a determinar não só a avaliação das práticas de cuidados de saúde, mas também a ligação entre a melhoria da visualização e os contextos de conhecimentos e competências.

5.6.2.4 Perspetiva individual e futura

A perspetiva individual e futura é o próximo nó desenvolvido, tal como referido na Tabela 5.6, que menciona os 4 componentes do modelo CARE1.0. Os médicos, enquanto profissionais não especializados em TI, estão sobretudo interessados em estabelecer contactos com os pormenores dos doentes utilizando as ferramentas IV de uma forma sistemática e organizada para chegar à causa principal do problema, mas despendendo menos tempo por doente, o que criará um maior leque de atenção para um número máximo de doentes, especialmente nos hospitais públicos. As expectativas de perspetiva actuam como positivismo de qualquer ferramenta IV nos sistemas de cuidados de saúde, o que leva a desenvolver uma abordagem melhor e orientada para a satisfação do utilizador, com vista a mudanças e requisitos baseados nas exigências do utilizador, tal como observado na análise de conteúdo convencional baseada em temas neste trabalho, como sugerido [144]. Estas exigências surgem com a compreensão completa, a utilização frequente e a importância da ferramenta IV para o apoio analítico à decisão para comparações que ajudam a melhorar as práticas de saúde e a avaliação dos diagnósticos dos doentes, como referido em [63].

No protótipo IV proposto, esta parte do modelo é abordada através da utilização das caraterísticas dos relatórios e dos comentários como opção de feedback para desenvolver uma ligação entre os médicos e os profissionais de TI como DBA e designers para alterações e actualizações nas próximas versões. O positivismo para a existência de caraterísticas individuais e de perspetiva futura no protótipo proposto é observado com comentários como o Resp 5 e o Resp 8 *"... é de facto positivo, por isso sugiro que realce a opção de comentários para melhorar ainda mais a ferramenta, de modo a alargar ... o domínio para extrair muitas doenças e factos relacionados .... juntando todas estas coisas de uma forma muito coerente. "*. Do mesmo modo, o Resp 2 comentou que *" ... o melhor da melhoria é que há sempre a possibilidade de desenvolvimento contínuo ... Gostaria de dizer que, se um novo médico se juntar a nós e souber calcular, pode simplesmente utilizar este protótipo de dados para ver o historial dos doentes, o que pode levar a um pedido de alteração devido à natureza do trabalho e à confiança na utilização dos dados"*.

Outros inquiridos forneceram comentários que conduzem a um maior positivismo, apoiando o facto não só da presença da perspetiva do médico e das expectativas futuras das ferramentas IV, mas também defendendo a ligação direta entre competências, avaliação e perspetiva futura, tal como descrito no Resp 4: *"Sim, penso que este software está a fornecer conhecimentos e informações e, claro, um médico visita e escreve os comentários que alteram o tratamento ou acrescentam o tratamento, ele pode facilmente avaliar, conhecer ou melhorar as suas competências, sabendo por que razão este tipo de tratamento é desativado para este doente. Sim, os dados relativos aos doentes devem estar acessíveis a todos os médicos por turno, para todo o departamento, para todo o instituto..."*. Todos os inquiridos deram um feedback positivo com base na experiência adquirida com o protótipo atual, mas ainda assim salientaram a necessidade de mais funcionalidades no que diz respeito às consultas visuais, ao aumento do número de doenças, uma vez que existe um maior número de códigos, e à resposta aos desafios de cenários médicos complicados, como a comparação de dados de doenças crónicas mistas, como o cancro dos pulmões e os ataques cardíacos, com dados de doentes dos últimos 10 anos ou mais.

Estes comentários apoiam o gesto de compreensão e a facilidade de utilização da interface gráfica do protótipo proposto, as limitações da base de dados utilizada, bem como a abordagem por níveis de informação segregados. A necessidade de mais dados sonda o facto de se melhorar as próximas aplicações IV com melhores metáforas visuais, como também já foi referido [67]. O positivismo dos comentários leva à existência de identificação de perspectivas individuais e futuras no protótipo de IV para apoiar o modelo CARE1.0.

5.6.2.5IV Conhecimentos versus Competências e Avaliação

O nó atual apresenta o conceito da perceção do utilizador sobre a relação entre conhecimento versus competências e avaliação na visualização, com referência à compreensão das metáforas visuais no protótipo proposto, à semelhança do modelo de Delone e Mclean [97]. No modelo de Delone e Mclean, a qualidade da informação está relacionada com o utilizador e com os benefícios associados, tal como no CARE 1.0, o conhecimento da visualização está relacionado com as competências e a avaliação. As categorias 5-7 da Tabela 5.6 reflectem os nós baseados nas relações entre quatro nós anteriores, tais como conhecimento, competências, avaliação, perspetiva individual e futura na visualização de múltiplos EHR.

A interpretação do feedback revela o gesto de positivismo do Resp 1 em relação à existência de uma relação entre o conhecimento intravenoso e as competências e a avaliação da ferramenta como *"é uma ferramenta absolutamente maravilhosa, o que eu quero dizer é que é um esforço muito bom de apresentação do formato gráfico e de obtenção de eventos associados a certas doenças como a hemofilia, se escolher a cor cinzenta e apresentar esses pormenores ou a base anual de fundo, é mais fácil de utilizar, é .... muito raro o que observo como o aspeto epidemiológico de qualquer outra doença em relação à linha do tempo, isso é muito bom e, no que diz respeito à secção de resultados de testes, é novamente um domínio válido, mas ainda assim podemos dizer que é utilizado por qualquer teste específico..."*. Na parte final dos seus comentários, o utilizador também apoiou a importância de acrescentar pormenores de testes sobre doentes em aplicações futuras. Isto realça o sentido da avaliação com a perspetiva do conhecimento disponível que está de acordo com o objetivo da pergunta.

O Resp 2 e o Resp 7 acrescentaram ainda mais significado à relação no que diz respeito à utilização e aos antecedentes da implementação da ferramenta baseada nos custos para o fornecimento de conhecimentos e a orientação de competências "*.... definitivamente em hospitais de baixo orçamento este protótipo é muito bom e informativo, pois é facilmente acessível e conveniente na interpretação de doentes únicos e múltiplos com base na história das suas doenças...* "O Resp 3 apresentou um maior positivismo relativamente à relação entre conhecimentos e competências, mas não fez comentários sobre a avaliação: "*Penso que, se ele tiver os conhecimentos, irá certamente melhorar as competências.* ". O Resp 5 respondeu ao positivismo e levantou o negativismo na exploração da associação de fármacos com a comparação de dados de vários doentes, o que aponta a limitação e a melhoria do protótipo no contexto de várias doenças, como "*Sim, está a ajudar na avaliação, utilizando uma forma de avaliar o género do doente, a idade do doente, a doença, o fármaco e as diferentes categorias de doentes que podem ser avaliadas em diferentes doentes em diferentes intervalos de tempo. Para privilegiar a ocorrência da doença ou o resultado de um único fármaco, o médico pode ajudar a avaliar um doente ou um doente diferente num ponto de intervalo no fornecimento de dados em diferentes avaliações de doenças do fornecimento do fármaco e do tratamento do doente....* ".

O Resp 6 apresentou um positivismo na relação entre o conhecimento, a melhoria das competências, incluindo a avaliação, com base na simplicidade da utilização da ferramenta, conforme descrito em "*....software simples que fornece muita informação considerada como conhecimento, por isso penso que é uma ferramenta muito boa, particularmente no desenvolvimento das competências de visualização do médico*". Os comentários acima, de diferentes especialistas, apoiam a afirmação da investigação de que existe uma relação positiva entre conhecimentos versus competências e avaliação na visualização de dados de vários doentes. Pode afirmar-se com segurança que o aumento dos conhecimentos aumentará as competências e a avaliação dos médicos no domínio da visualização.

5.6.2.6IV Competências versus avaliação, perspetiva individual e futura

Os utilizadores focaram nos seus comentários a relação das competências IV com a avaliação e também com a perspetiva futura do protótipo de visualização. As competências do médico influenciam positivamente a sua avaliação, perspetiva individual e futura na visualização de múltiplos EHR, tal como proposto em [20][97]. Na avaliação do protótipo IV proposto pelos médicos, a relação entre as competências e a avaliação revelou um positivismo por parte dos inquiridos, como no caso do Resp 1: "*Certamente... se virmos que os doentes com leucemia aumentam numa determinada área, podemos utilizar estes registos para estabelecer determinadas tendências com base nos registos, bem como para determinar a relevância destes dados em termos de informações adicionais. Observo que a melhoria das competências de conhecimento e os aspectos analógicos são amplamente incorporados nesta fonte de dados, o que nos permite poupar tempo, o que é realmente necessário".* O utilizador está mais concentrado em encontrar a outra causa epidemiológica do surto da doença com base nos registos de vários doentes em datas específicas. A influência positiva das competências aumentará a avaliação e a perspetiva futura entre os médicos de urgência para fornecer melhores diagnósticos analíticos num período de tempo mais curto e ajudar na compreensão, bem como no desenvolvimento de expectativas para futuras aplicações IV em ligação com o DBA e os designers visuais, como se pode ver nos comentários do Resp 2: *"Assim que conseguimos obter os dados gráficos, percebemos que, de acordo com os nossos prognósticos, os tratamentos são baseados na experiência e nos casos médicos anteriores e tudo na normalização das acções relacionadas com as doenças existentes e futuras. Pode-se ver o número de doenças, pacientes, ocorrência mais comum das doenças numa área do país através dos mapas de cores usados neste protótipo. Tudo é a codificação das cores, os gráficos, isto é, na verdade, com o segundo, a fração de segundo, podemos avaliar os dados. A perspetiva futura não é apenas com os intervenientes, estamos efetivamente a lidar com os doentes, tudo o que temos de fazer pelos doentes de uma forma melhor e mais eficiente".*

Assim, os utilizadores mostraram grande preocupação com o código de cores implementado para a identificação de doenças e medicamentos como uma potencial relação correspondente para competências e perspectivas futuras e fornecimento de informações detalhadas. Outros inquiridos contribuem mais para o positivismo na existência de uma relação entre as competências e a avaliação, tal como observado utilizando a abordagem de análise [144]. O Resp 3 comentou: *"Sim e também pode ser que se possa introduzir a ajuda online aos médicos".* O Resp 4, o Resp 5 e o Resp 8 também se centraram na existência de uma relação, ao estabelecerem uma interligação entre as competências, a avaliação e a perspetiva futura, tal como mencionado nos comentários *"Claro que as competências e a perspetiva futura estão sempre em relação e as competências têm um impacto positivo na perspetiva futura de utilização desse protótipo e aplicação".* As competências do IV influenciam a avaliação e a perspetiva futura, tanto individualmente como do ponto de vista da melhoria da funcionalidade para os médicos na visualização de múltiplos EHR, e fornecem uma associação com cada componente do CARE1.0.

5.6.2.7IVAvaliação versus Perspetiva Individual e Futura

A última categoria da Tabela 5.6 está relacionada com a relação entre a avaliação e a perspetiva futura do protótipo de visualização para múltiplos EHR. A avaliação influencia a perspetiva individual e futura dos médicos para melhorar o âmbito, a utilização e a identificação dos desafios futuros no que diz respeito à exploração e análise de dados de vários doentes com base em experiências heterogéneas, como [20]. O Resp 1 centrou-se no esquema de codificação baseado em cores como uma facilidade para compreender a doença ou o agrupamento de medicamentos para análise comparativa nos seus comentários: "*Sim, ajuda-me e aponta para a doença do medicamento A, B, C, utilizando esquemas de cores com base na distribuição anual do tempo.* "O Resp 2 realça a importância da colaboração de outros profissionais, como informáticos e designers, com os médicos, para facilitar melhores funcionalidades com requisitos futuros, como comenta "..... Com o *passar do tempo, podemos colaborar com informáticos e médicos apenas para aumentar o tipo de novos dados que surgem num único caso e em vários casos de doentes. Há sempre um procedimento de melhoria para a funcionalidade da visualização dos registos dos doentes, tudo depende das formações e da compreensão mútua entre as partes interessadas e os profissionais de TI....* "Esta informação é uma forte adesão ao envolvimento de profissionais com experiência heterogénea na visualização, bem como à colaboração de recursos para futuras aplicações IV sem comprometer a simplicidade na compreensão dos dados.

A avaliação também alarga o âmbito da perspetiva futura nos processos do utilizador, na qualidade da informação e nas limitações que abordam as comparações de histórias mais complexas para os médicos em múltiplos EHR e ajuda o espaço de melhoria das ferramentas de visualização existentes, tal como proposto [52]. A resposta 4 deu um feedback como *"Claro que existe uma ligação direta"* que apoia a existência de uma ligação entre a avaliação com perspetiva individual e futura. Os Resp 5 e Resp 7 defendem a existência de uma relação entre a avaliação e a perspetiva futura dos médicos, com base numa avaliação baseada nas necessidades ao longo do tempo, como nos comentários "*... o software tem algumas desvantagens, com o passar do tempo os médicos que utilizam o software podem deparar-se com certas dificuldades. Podem necessitar de mais opções para introduzir os caminhos que faltam para eliminar os inconvenientes, o que requer melhorias. Com a melhoria da ferramenta de visualização, é claro que os médicos terão mais ajuda para resolver os problemas de saúde dos doentes".* A análise global do conteúdo das entrevistas permite validar a existência de todas as sete categorias, tais como conhecimentos, competências, avaliação, perspetiva individual e futura, e a sua inter-relação no protótipo IV, tal como mapeado com base noCARE1.0.

5.6.3 Análise das respostas

Com base na discussão acima efectuada com todos os participantes, observa-se que a maioria dos peritos está interessada em descrever a existência de quatro componentes e a sua relação, tal como descrito através das hipóteses Hl - H5 no capítulo 3 e validado estatisticamente no capítulo 4. A Figura 5.26 representa graficamente o positivismo e o negativismo globais na análise de conteúdo das entrevistas.

** Shaded portion shows positivism

Categories (Node ID)	Category Name	Respondents							
		R1	R2	R3	R4	R5	R6	R7	R8
Cat -1	IV Knowledge								
Cat -2	IV Skills								
Cat -3	IV Assessment								
Cat -4	Future_persp								
Cat -5	Knowledge-skill & assessment								
Cat -6	Skills vs Assessment & Future-persp								
Cat -7	Assessment vs Future-persp								

Figura 5.26: Análise do Positivismo e do Negativismo por Entrevistas

A análise de conteúdo também prova que o protótipo proposto preenche os requisitos básicos de conceção, confirmando a existência de conhecimentos, competências, avaliação e perspetiva futura, tal como exigido nas aplicações IV num formato integrado. Este facto ajuda a justificar a existência do CARE l.0 para múltiplos EHR, tal como proposto no capítulo 3 e no capítulo 4.

5. 7Resumo

Este capítulo destaca a aplicação do protótipo e a validação do modelo proposto para o IV CARE l.0 utilizando entrevistas como estudo qualitativo, tal como mencionado no capítulo anterior, e também cumpre o objetivo da investigação, tal como mencionado no capítulo l. A secção inicial deste capítulo descreve um contexto geral sobre os tipos de protótipo e a sua utilização nas áreas das tecnologias da informação. Explica também os requisitos básicos do sistema e destaca o fluxo de dados no protótipo como um desenho de layout que conduz ao desenvolvimento da aplicação IV.

As secções seguintes do capítulo representam a parte interactiva dos diferentes intervenientes do protótipo na GUI, como o início de sessão, a página inicial, os detalhes do doente, o estado do doente, os detalhes da doença, os resultados dos testes, o tratamento e os relatórios. Cada um destes componentes do protótipo é mapeado de acordo com o modelo IV CARE 1.0, como conhecimentos, competências, avaliação e perspetiva futura. A secção seguinte destaca os relatórios visuais, tanto em formato numérico como gráfico, que tornam este protótipo diferente das anteriores aplicações de IV em EHR que utilizam consultas visuais simples.

A próxima secção aborda a relação entre as caraterísticas do protótipo nos relatórios visuais e os componentes do modelo IV no CARE 1.0, como o conhecimento, as competências, a avaliação e a perspetiva futura, individualmente e de forma intermitente, tal como demonstrado nas hipóteses H1- H5 nos capítulos 3 e 4. A existência de consultas visuais para múltiplos EHR no protótipo permite a existência de conhecimentos, a utilização de competências, a avaliação utilizando a apreciação e o feedback para perspectivas futuras pelas partes interessadas. Os detalhes do mapeamento e a discussão das caraterísticas do protótipo levam a confirmar a existência de componentes do modelo e a sua relação, que são validados na secção seguinte através da análise de conteúdo das entrevistas com os peritos.

A última secção centra-se na análise de conteúdo dos dados qualitativos recolhidos através de 8 entrevistas realizadas por peritos na matéria, como médicos que utilizam os CDI. A técnica da nuvem de palavras é utilizada para apoiar os temas dos componentes do IV no feedback para validar o protótipo do IV que prova a existência de conhecimentos, competências, avaliação e perspetiva futura na avaliação do feedback. O feedback dos médicos foi codificado em 7 nós de categorias diferentes mapeados em relação aos componentes do IV e à sua inter-relação, tal como utilizado nas hipóteses para o CARE1.0 no capítulo 4. As técnicas do positivismo e do negativismo são utilizadas como abordagem dedutiva na análise de conteúdo e foi apresentada uma discussão sobre cada nó. Todos os participantes confirmaram a existência de conhecimentos, competências, avaliação e perspetiva futura e a sua inter-relação no protótipo, tal como colaboraram em H1- H5 no modelo IV, o que apoia a validade da existência do modelo CARE 1.0.

O capítulo seguinte destaca os resultados da investigação com base nas questões de investigação em relação aos objectivos de investigação definidos no capítulo 1. O próximo capítulo enumera igualmente os contributos práticos e substantivos, bem como as limitações da investigação e as futuras direcções para a IV em múltiplos EHR.

CAPÍTULO 6

CONCLUSÃO

O objetivo deste capítulo é concluir os resultados deste trabalho de investigação relacionando-os com os objectivos de investigação propostos no primeiro capítulo desta tese. Este capítulo apresenta ainda os contributos teóricos e práticos, as limitações do trabalho, as futuras direcções de investigação em Visualização de Informação em múltiplos Registos de Saúde Electrónicos.

6. 1Questões de investigação

Seguem-se as questões de investigação levantadas no âmbito desta investigação;

RQ 1. Quais são as áreas de deficiência na representação de dados de pacientes envolvendo a Visualização de Informação para múltiplos Registos de Saúde Electrónicos no que diz respeito às partes interessadas primárias e secundárias?

RQ 2. Quais são os componentes relacionados com a informação e os serviços na Visualização de Informação relativos a múltiplos EHR?

RQ 3: Como é que diferentes áreas da Visualização de Informação podem ser inter-relacionadas para uma representação simplificada de múltiplos EHR?

No que se refere à sequência de perguntas acima referida, a primeira pergunta está relacionada com a identificação das áreas que dificultam a interpretação dos dados da Visualização de Informação nos Registos de Saúde Electrónicos. Uma vez que o objetivo e a natureza desta questão estão relacionados com a orientação exploratória, foi efectuado um estudo detalhado, com recurso a uma revisão da literatura, sobre a aplicação e as abordagens teatrais da IV em registos de saúde electrónicos únicos e múltiplos. O estudo exploratório teve como resultado a identificação de ideias, factores associados à IV e a classificação das áreas salientes nomeadas em categorias agrupadas, bem como debates, proposição de modelos e desenvolvimento de protótipos para o modelo de IV em EHR. Os resultados destes estudos em três partes interessadas, como médicos, DBAs e Designers Visuais, ajudaram a determinar os conhecimentos, as competências, a avaliação, as áreas de atenção individuais e de perspetiva futura em matéria de IV para múltiplos EHR.

A segunda questão diz respeito à identificação da divisão dos factores relacionados com a IV em categorias principais, como os conhecimentos e as competências das principais partes interessadas relacionadas com o domínio da prestação de informações, ao passo que a avaliação, as perspectivas individuais e futuras dizem respeito à qualidade dos serviços de IV para múltiplos sistemas de informação em linha. Os factores relacionados com os conhecimentos, as competências e a avaliação, bem como as perspectivas individuais e futuras, são apresentados com base na IV nos CDE. As reacções das três partes interessadas ajudaram a estabelecer as bases de uma resposta potencial a esta pergunta. O estudo de questionários com base em inquéritos, tanto a partes interessadas primárias como secundárias, é uma parte contínua da medição do efeito de tais factores associados a cada categoria de IV relacionada com as aplicações de CDI.

A existência e a medição da relação entre os componentes do modelo proposto é a resposta-chave para a terceira questão de investigação. Com base nos resultados estatísticos de três estudos, que envolvem um estudo confirmatório pormenorizado baseado em entrevistas a peritos e uma parte qualitativa que utiliza o protótipo de EV desenvolvido para o modelo proposto CARE 1.0, esta investigação abrange a influência dos conhecimentos, das competências, da avaliação, da perspetiva individual e futura na melhoria da utilização do EV no domínio dos CDI para as suas principais partes interessadas.

6.2Concretização dos objectivos da investigação

Nesta secção, a realização dos objectivos da investigação foi discutida de uma forma pragmática. O objetivo principal (OP) é

Propor um modelo integrado de processo IV para melhorar a análise da visualização dos registos de saúde electrónicos.

Este objetivo primário conduz ainda a outros objectivos secundários associados a diferentes aspectos do modelo de visualização de informação proposto, tais como

> Identificar as principais áreas de deficiência de IV entre médicos, DBA e Designers Visuais na compreensão do mesmo domínio das consultas visuais.

> Desenvolver um quadro teórico para simplificar a representação dos pormenores da análise dos dados dos doentes para responder às necessidades actuais e futuras dos médicos e de outras partes interessadas que utilizam aplicações IV para facilitar as práticas de cuidados de saúde.

> Desenvolver um protótipo que possa funcionar como um modelo para melhor

preencher as lacunas de compreensão da visualização para todos os intervenientes, incluindo profissionais médicos e de IV.

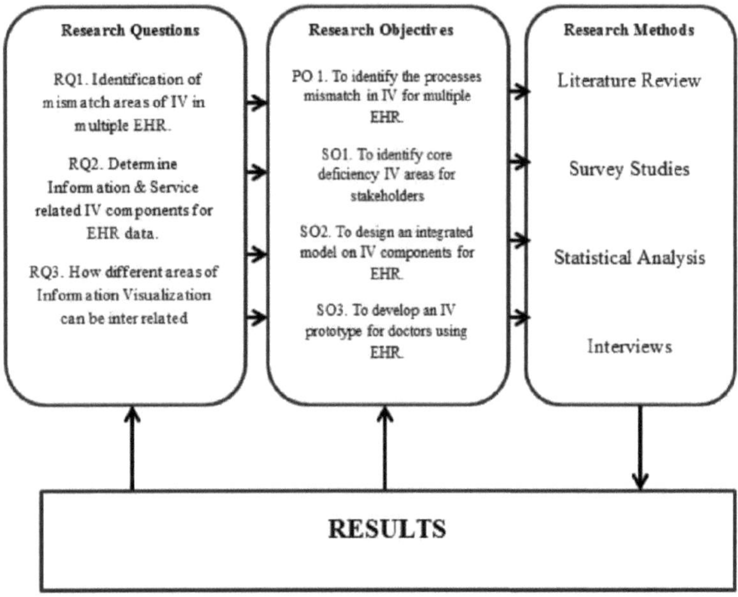

Figura 6.1: Resumo do trabalho de investigação

Tendo em conta a natureza exploratória dos objectivos primários e secundários, é utilizada nesta investigação uma técnica de métodos mistos que inclui tanto a conceção de investigação quantitativa como qualitativa, tal como referido na Figura 6.1 e sugerido por [65] [98] [114] [127] [128] [147]. A revisão da literatura, o inquérito e as entrevistas são três abordagens diferentes utilizadas para o desenvolvimento do modelo IV para múltiplos CDI. Os resultados ajudam a satisfazer os requisitos do objetivo principal de uma forma paralela quantitativa e qualitativa através da identificação, conceção, desenvolvimento e avaliação do modelo IV. A utilização de IV nos registos dos doentes foi proposta e implementada anteriormente, mas o desenvolvimento de um modelo IV integrado para médicos com base na participação de outras partes interessadas é um conceito mais recente, tal como proposto nesta investigação. Os dados recolhidos através de inquéritos junto das três partes interessadas relativamente à utilização do sistema IV nos RSE foram reunidos e analisados estatisticamente utilizando o SPSS 20.0 [80, 99, 127]. Os estudos de inquérito são realizados para a conceção do modelo CARE 1.0 do sistema EV, que é descrito no capítulo 4.

O primeiro objetivo secundário (SOI) é

"Identificar as principais áreas de deficiência de IV entre médicos, DBA e Designers Visuais na compreensão do mesmo domínio das consultas visuais. "

Utilizando a revisão da literatura, foram identificados 31 factores diferentes, com base em trabalhos anteriores, e agrupados em quatro categorias designadas por conhecimentos, competências, avaliação, perspetiva individual e perspetiva futura. É utilizada uma técnica de métodos mistos, quantitativa e qualitativa, para dar uma ideia de "importância equivalente paralela" para a triangulação dos resultados [128]. A identificação dos quatro grupos baseia-se na simplificação da compreensão do processo para o fluxo de dados no modelo IV, tal como descrito no capítulo 2 e no capítulo 4.

O próximo objetivo secundário (SO2) é

"Desenvolver um quadro teórico para simplificar a representação dos pormenores da análise dos dados dos doentes para as necessidades actuais e futuras dos médicos e de outras partes interessadas, utilizando

Aplicações IV para facilitar as práticas de cuidados de saúde. "

Os métodos mistos servem o objetivo da triangulação, em que a revisão da literatura ajuda como objetivo primário de exploração, o inquérito cumpre o objetivo secundário de exploração versus validade, enquanto as entrevistas também são utilizadas para cumprir o objetivo secundário de confirmação [146] [147]. No capítulo 4, descreve-se uma proposta de modelo IV CARE 1.0 com as suas quatro componentes, a inter-relação entre conhecimentos, competências, avaliação e perspetiva futura, validada com resultados estatísticos e discussão.

O terceiro objetivo secundário (SO3) é

"Desenvolver um protótipo que possa funcionar como modelo para colmatar as lacunas de compreensão da visualização para todos os intervenientes, incluindo os profissionais médicos e de IV. "

Com base nos quatro componentes funcionais do modelo IV CARE 1.0, foi desenvolvido um protótipo para avaliar as medidas da sua relação entre si. Cada componente do modelo é mapeado contra métricas funcionais no protótipo e configurado para funcionar como pedido do médico sobre detalhes, filtrar e visualizar os detalhes em formato numérico e gráfico. Os resultados dos estudos quantitativos e qualitativos foram apresentados nos capítulos 4 e 5. Com base nos resultados, pode afirmar-se com segurança que os objectivos desta investigação cumpriram com êxito o contexto desta tese.

Os resultados empíricos observados em estudos quantitativos provaram que o aumento do conhecimento sobre o tratamento intravenoso é um requisito básico por duas razões. A primeira razão é compreender as capacidades dos dados dos doentes e a segunda é melhorar as competências e a avaliação dos médicos em matéria de IV para múltiplos EHR. Também se provou que as competências em IV influenciam diretamente a avaliação, a perspetiva individual e futura dos médicos para a utilização desta aplicação de visualização para a análise de dados temporais baseada em cenários e eventos, tal como referido em [20] [88] [131] [178]. Os resultados reforçam a teoria da existência de uma relação entre conhecimentos versus competências e avaliação, competências versus avaliação, perspetiva individual e futura e avaliação versus perspetiva individual e futura dos médicos na visualização de dados de múltiplos doentes. Embora a ausência de um modelo IV baseado no utilizador no EHR seja relatada com base em experiências mistas das partes interessadas, isso reforça a necessidade e a existência desta investigação [20].

6. 3Contribuições

A principal contribuição desta tese é descrita de duas formas, ou seja, contribuições práticas e substantivas. A contribuição prática consiste na conceção efectiva do modelo IV para médicos e na implementação efectiva sob a forma de um protótipo de visualização para múltiplos EHR. A contribuição substantiva consiste nas conclusões empíricas da necessidade de um modelo IV para os médicos com base no seu feedback, bem como de outras partes interessadas secundárias relacionadas, como os DBA e os designers visuais. Por último, o resultado da análise de avaliação de peritos utilizando peritos do domínio para o protótipo de IV proposto.

6.3. 1Contribuição prática

A contribuição prática aborda os objectivos primário e secundário coletivamente para esta tese. O primeiro objetivo é a identificação, o agrupamento e o alinhamento dos factores que afectam o desenvolvimento do processo de IV, a compreensão e a transferência de informações para os médicos em múltiplos EHR com custos substanciais, envolvendo parcialmente o papel dos DBA e dos designers visuais. O segundo objetivo é o desenvolvimento de um modelo IV baseado no agrupamento segregado dos componentes IV contribuintes, a fim de simular o fluxo de IV para os médicos.

As principais contribuições práticas podem ser resumidas da seguinte forma:

- Desenvolvimento de um modelo de cuidados intensivos CARE 1.0 que inclua conhecimentos, competências, avaliação, perspectivas individuais e futuras das partes interessadas numa unidade de cuidados de saúde de baixo custo, clínica ou hospital, envolvendo modelos de cuidados intensivos existentes. Dado que o SIV é um domínio muito novo para os vários CDI e que a ausência de um modelo de utilizador provoca a importância da sua existência com base em conjuntos de dados diferenciados de CDI existentes em várias regiões do mundo [108]. Este modelo representa a existência de uma relação entre quatro componentes principais do SIV para as partes interessadas. A contribuição prática envolve a identificação de 4 grupos de factores que envolvem 31 factores diferentes com base na revisão da literatura.

- O desenvolvimento de um protótipo de IV ajuda a compreender e a fluir a informação de uma forma simplificada e básica, a pedido do utilizador, envolvendo uma GUI filtrada, menos congestionada e um formato de dados temporais mais colaborativo para múltiplos EHR. O mapeamento das caraterísticas do IV é prescrito no modelo CARE1.0 no protótipo desenvolvido e a associação de ligações com outras partes interessadas é também considerada como uma potencial contribuição prática para este trabalho.

6.3.2 Contribuição substancial

A contribuição substantiva também aborda mutuamente os objectivos secundários da presente tese mencionados no primeiro capítulo, relativos à identificação de lacunas nas áreas de processo de IV para médicos e à determinação do impacto da inter-relação de diferentes componentes de IV. Este objetivo foi apresentado sob a forma de estudos por questionário baseados em inquéritos, como análise quantitativa, e apoiado por uma avaliação qualitativa utilizando a análise de conteúdo do protótipo de IV desenvolvido no capítulo 5. Os resultados do estudo sugerem que:

- O aumento dos conhecimentos em matéria de visualização de informações com uma aplicação IV simplificada e um número controlado de critérios de dados contribuirá para aumentar as competências IV dos profissionais médicos

- O conhecimento IV tem um impacto direto nas caraterísticas de avaliação da visualização dos médicos, fornecendo detalhes adicionais a pedido em vários formatos, tais como estado, evento, ou seja, doença ou medicamento e padrão temporal.

- O aumento das competências em matéria de IV das partes interessadas está diretamente relacionado com a avaliação e a perspetiva futura das aplicações de IV em vários sistemas de apoio à decisão de CDI, o que leva à atualização tanto do utilizador como do sistema. A melhoria das competências para encontrar comparações de doentes que utilizam IV tem uma influência positiva na avaliação das limitações e da potencial utilização de IV como uma ferramenta útil para os médicos, em conjunto com outras partes interessadas.

- Uma melhor avaliação do IV promove positivamente a utilização individual e futura das aplicações IV pelos médicos e ajuda a contribuir para a evolução de novas funcionalidades a pedido nas próximas aplicações de visualização temporal para múltiplos EHR. Isto ajuda de duas formas: a) promovendo a utilização de uma ferramenta IV simplificada, compreensível e de baixo custo para todas as unidades médicas; b) envolvendo a comunicação integrada mútua entre profissionais médicos e informáticos e outras partes interessadas no desenvolvimento de aplicações de visualização. Isto ajuda a validar o modelo descrito com base nos objectivos desta tese.

Observa-se que nenhuma das conclusões contradiz a literatura disponível e apoia o impacto da visualização da informação e a sua utilização em múltiplos EHR. Como o envolvimento de outras duas partes interessadas não foi feito anteriormente por nenhuma investigação anterior neste domínio, trata-se de uma novidade neste trabalho de investigação. Além disso, a identificação da relação entre os componentes do modelo, tal como descrito nos capítulos 4 e 5, ajudará a realçar a existência de conhecimentos, competências, avaliação e perspetiva futura tanto no modelo CARE 1.0 como no protótipo IV no domínio dos dados temporais.

6. 4Limitação

O modelo IV foi concebido especialmente para os médicos como principais interessados, mas os conhecimentos dos médicos sobre o IV variam de formatos numéricos para formatos gráficos devido à variação na arquitetura de tratamento e manutenção dos CDI com base no orçamento, nos recursos, na localização geográfica e noutros factores sociais. Em segundo lugar, o modelo e o protótipo propostos são concebidos para unidades de cuidados médicos de baixo custo e com menos recursos, tendo em conta as limitações orçamentais e a escassez de profissionais de TI disponíveis. Como IV, o desenvolvimento é efectuado em formato gráfico, utilizando 4 a 6 variáveis, enquanto em formato numérico se utiliza toda a extensão da informação com o conjunto de dados disponível. As aplicações existentes utilizam apenas 4 variáveis, como é o caso do LifeLines2 e do LifeFlow [7] [67, 153]. As métricas para trabalhar com objectos IV com referência ao conhecimento, competências, avaliação, perspetiva individual e futura do utilizador podem variar na utilização de diferentes formatos de dados temporais para outros domínios em que as entidades de dados são em maior número e complexidade.

Outras limitações são devidas aos resultados obtidos com um número mínimo de médicos, pelo que a expansão do número e da extensão das situações baseadas em cenários aprofundados também pode produzir diferentes visualizações dos dados dos doentes. Apesar de ter sido testado através da Internet, são necessários mais recursos para uma aplicação totalmente funcional numa unidade de cuidados médicos metropolitana e estatal para gerir o controlo centralizado dos dados.

6. 5Direcções futuras

Nesta secção, são discutidas recomendações para trabalhos futuros relacionados com esta tese. Seguem-se alguns possíveis objectivos de investigação futura neste domínio.

- O modelo IV proposto nesta tese é utilizado para abordar quatro aspectos principais relacionados com os utilizadores de EHR, tais como conhecimentos, competências, avaliação, perspetiva individual e futura, com factores aliados em cada categoria que abrem um novo horizonte para uma investigação aprofundada, uma vez que este domínio é bastante recente nas suas implicações.
- Um maior número de médicos de diferentes especialidades e conhecimentos pode ajudar a abordar caraterísticas mais orientadas para a funcionalidade na subdivisão do modelo e levar a um melhor fornecimento de informações. É necessário continuar a trabalhar no sentido de tornar o espaço visual mais dinâmico, com referência à maximização da interação.
- Com base na perceção dos diferentes utilizadores e nos códigos de doenças e medicamentos prevalecentes, a complexidade da codificação visual pode criar uma interpretação difícil e complicada que implica mais tempo e esforço. A utilização de diferentes padrões de codificação de cores em grupos pode ser utilizada como previsão futura e simulação de resultados a um nível limiar para mapear a informação detalhada de múltiplos EHR.
- Os repositórios de dados mais pequenos são mais fáceis de manusear no que diz respeito às competências para o desenvolvimento de consultas IV, mas é necessária uma normalização por parte do governo para regulamentar e estabelecer procedimentos

uniformes de manuseamento, manutenção e atualização de dados de EHR. Isto permitirá sintetizar a análise IV unificada e mais controlável orientada para o processo e criar simplicidade na compreensão dos eventos e do diagnóstico pelos médicos.

- É necessário um maior trabalho de avaliação para explorar as metáforas visuais e os mecanismos de oclusão de múltiplos eventos, como doenças, medicamentos e dados demográficos num único ecrã, para as versões existentes e futuras das aplicações IV.
- A implementação e utilização de sistemas IV é um fator de custo elevado no que diz respeito ao fornecimento de instalações, o que requer uma ligação entre profissionais de saúde, DBA e designers visuais em profundidade para fornecer ferramentas IV orientadas para a missão, mais baratas e padronizadas, mas feitas à medida para os hospitais, em referência à perspetiva individual e futura de utilização funcional.

6. 6Resumo

Este capítulo é composto por pormenores de conclusão sobre o trabalho anterior, tal como explicado nos capítulos anteriores. A primeira secção explica as questões de investigação e a sua relação com esta investigação atual. Estas questões de investigação estão na origem da relação um a um para a realização dos objectivos da investigação, tal como mencionado na secção seguinte. Os pormenores relativos à realização são destacados no que diz respeito aos objectivos primários e secundários, tal como mencionado no capítulo 1.

A secção seguinte descreve os contributos para este trabalho de investigação sob duas formas: prática e substantiva. Os contributos práticos dizem respeito à identificação de factores e ao agrupamento desses factores, tais como conhecimentos, competências, avaliação e perspetiva futura, para o desenvolvimento do modelo CARE 1.0 para médicos. A contribuição substantiva aborda a relação entre os componentes do modelo IV e o mapeamento dessa relação no protótipo IV desenvolvido. As caraterísticas do protótipo também destacam os componentes do CARE1.0 que são abordados diretamente como uma solução para as questões de investigação através do cumprimento dos objectivos.

A parte final do capítulo trata das limitações e das futuras direcções de trabalho para os modelos e aplicações de IV com referência a múltiplos CDI, principalmente com base em médicos e, secundariamente, envolvendo outros profissionais e designers de TI associados a um domínio semelhante. Esta secção trata das limitações teóricas e funcionais que abrem um horizonte futuro para as futuras aplicações e ferramentas IV relacionadas com os sistemas de apoio à decisão baseados nos dados dos doentes.

REFERÊNCIAS

[1] J. C. U. Granda, C.Garcia, D. F.Suarez, F. J. and Gonzalez, F., "Design Issues in Remote Visualization of Information in Interactive Multimedia E Learning Systems," in *Visualisation, 2008 International Conference*, 2008, pp. 70-76.

[2] D. B. N. Christopher A. Harle, Rema P., "An Information Visualization approach to classification and Assessment of Diabetes Risk in Primary Care" in *Proceedings of the 3rd INFORMS Workshop on Data Mining and Health Informatics*, J. Li, D. Aleman, R. Sikora, eds., 2008.

[3] *O que é a análise visual.* Disponível: http://smlv.cc.gatech.edu/2010/03/17/what-is-visual- analytics/

[4] B. A. bownisesdavid e M. D. Dekker. (2013, 22 de janeiro de 2014). *Visualização de Informação.* Disponível: http://www.infovis-wiki.net/index.php/Information_Visualization

[5] J. Hoffman, "Q&A: The Data Visualizer", *Nature International Journal of Science,* vol. 486, 2012.

[6] T. Wang, Deshpande, A. e Shneiderman, B., "A Temporal Pattern Search Algorithm for Personal History Event Visualization," *Knowledge and Data Engineering, IEEE Transactions on,* vol. PP,pp. 1-1,2010.

[7] C. Plaisant, Mushlin, R., Snyder, A., Li, J., Heller, D., e Shneiderman, B., "LifeLine:Using visualization to enhance navigation and analysis of patient records.", *Proc. Am. Med. Inform Assoc.,* pp. 76-80, 1998.

[8] H. C. Purchase, T. J. Jankun-Kelly e Matthew W., "Theoretical Foundations of Information Visualization," in *Information Visualization*, K. Andreas, Eds: Springer-Verlag, 2008, pp. 4664.

[9] A. J. Julie e S. Andrew, Eds., *The human-computer interaction handbook: fundamentals, evolving technologies and emerging applications.* L. Erlbaum Associates Inc., 2003, p.^pp. Páginas.

[10] R. Vigo, "Complexity over Uncertainty in Generalized Representational Information Theory (GRIT): A Structure-Sensitive General Theory of Information", *Information: Os seus diferentes modos e relação com os significados,* vol. 4, pp. 1-30, 2012.

[11] P. Hastreiter e T. Ertl, "Integrated registration and visualization of medical image data," in *Computer Graphics International, 1998. Proceedings*, 1998, pp. 78-85.

[12] D. Pfitzner, V. Hobbs e David P., "A unified taxonomic framework for information visualization", apresentado nas Actas do Simpósio Ásia-Pacífico sobre Visualização de Informação - Volume 24, Adelaide, Austrália, 2003.

[13] Jeffrey Heer e J. A. L. Stuart K. Card, "prefuse: a toolkit for interactive information visualization", apresentado nas Actas da conferência SIGCHI sobre factores humanos em sistemas de computação, Portland, Oregon, EUA, 2005.

[14] J. Seo e B. Shneiderman, "A knowledge integration framework for information visualization," in *From Integrated Publication and Information Systems to Virtual Information and Knowledge Environments*, H. Matthias, *et al.*, Eds: Springer-Verlag, 2005, pp. 207220.

[15] D. L. McGuinness, Lebo, T.Li, Ding, McCusker, J. P., Shaikh, A. R., Moser, R. P., Morgan, G. D., Tatalovich, Z., Willis, G., Hesse, B. W., Contractor, N. e Courtney, P., "Towards Semantically Enabled Next Generation Community Health Information Portals: The PopSciGrid Pilot," in *System Science (HICSS), 2012 45th Hawaii International Conference on*, 2012, pp. 2752-2760.

[16] K. Matsui, Yamanouchi, M. e Sunahara, H., "A Proposal of Framework for Information Visualization in Developing of Web Application," in *Applications and the Internet (SAINT), 2011IEEE/IPSJ 11th International Symposium on*, 2011, pp. 457-462.

[17] R. Zhang, S. Pakhomov e Genevieve B. M., "Automated identification of relevant new information in clinical narrative," apresentado nas Actas do 2º Simpósio Internacional de Informática em Saúde ACM SIGHIT, Miami, Florida, EUA, 2012.

[18] D. S. P. Oladimeji Farri, Ahmed S. Rahman, Terrence J. Adam , Serguei V. Pakhom, Genevieve B. M., "A Qualitative Analysis of EHR Clinical Document Synthesis by Clinicians," *AMIA Annual Symposium Proceedings Archive,* vol. 2012, pp. 1211-1220, 2012.

[19] Y. Chen, "Documenting transitional information in EMR", apresentado nas Actas da 28.ª conferência internacional sobre factores humanos em sistemas informáticos, Atlanta, Geórgia, EUA, 2010.

[20] D. S. Pieczkiewicz, Finkelstine, S. M., e Hertz, M. I., "Estratégias de visualização de dados para registos de saúde

electrónicos", em *Advances in Medicine and Biology*. vol. 16, L. V.Berhardt, Ed., ed., Nove Science Publisher, Inc., 2012: Nove Science Publisher, Inc., 2012.

[21] W. Xiaoyu, Wenwen, Dou, Butkiewicz, T., Bier, E. A. e Ribarsky, W., "A two-stage framework for designing visual analytics system in organizational environments," in *Visual Analytics Science and Technology (VAST), 2011 IEEE Conference on*, 2011, pp. 251-260.

[22] R. Bade, Schelchweg, S., e Miksch, S, " Connecting timeoriented data and information to a coherent interactive visualization", *ACM Int Conf on Human Factors in Comp Syst,*, vol. Proc 22nd,New York, NY, USA. , pp. 105-112, 2004.

[23] D. S. Pieczkiewicz, Finkelstine, S. M., e Hertz, M. I., "Design and evaluation of a webbased interactive visualization system for lung transplant home monitoring data". *Proc. Am. Med. Inform. Assoc. Ann. Symp.*, pp. 598-602, 2007.

[24] W. Horn, Popow, C., e Unterasinger, L., "Support for fast comprehension of ICU data: Visualization using metaphor graphics", *Method Info. Med,* vol. 40(5):, pp. 421-424, 2001.

[25] T. D. Wang,,C.Plaisant e Shneiderman, B., "Extracting Insights from Electronic Health Records: Case Studies, a Visual Analytics Process Model, and Design Recommendations", *J. Med. Syst.*, vol. 35,pp. 1135-1152,2011.

[26] S. Settapat, Achalakul, T. e Ohkura, M., "Visualização 3D baseada na Web e interação de dados médicos utilizando Web3D," na *Conferência Anual SICE 2010, Proceedings of* 2010, pp. 2986-2991.

[27] B. Craft e Cairns, P., "Diretions for Methodological Research in Information Visualization," in *Information Visualisation, 2008. IV '08. 12th International Conference*, 2008, pp. 44-50.

[28] J. Zhang e M. F. Walji, "TURF: Toward a unified framework of EHR usability," *Journal of Biomedical Informatics,* vol. 44, pp. 1056-1067, 2011.

[29] W. Jiaxin, "WIVF: Web information visualization framework based on information architecture 2.0," in *Computer and Automation Engineering (ICCAE), 2010 The 2nd International Conference on*, 2010, pp. 734-738.

[30] B. Bowman, Elmqvist, N. e Jankun-Kelly, T., "Toward Visualization for Games: Theory, Design Space, and Patterns", *Visualization and Computer Graphics, IEEE Transactions on,* vol. PP,pp. 1-1,2012.

[31] L. Wilcox, J. Lai, S. Feiner e D. Jordan, "Doctor-driven management of patient progress notes in an intensive care unit", apresentado nas Actas da 28.ª conferência internacional sobre factores humanos em sistemas informáticos, Atlanta, Geórgia, EUA, 2010.

[32] K. W. Taowei, D. Wang, C. Plaisant, Shneiderman,B., "Visual information seeking in multiple electronic health records: design recommendations and a process model," apresentado nas Actas do 1.º Simpósio Internacional de Informática em Saúde da ACM, Arlington, Virgínia, EUA, 2010.

[33] K. Wongsuphasawat e B. Shneiderman, "Finding comparable temporal categorical records: A similarity measure with an interactive visualization", em *Visual Analytics Science and Technology, 2009. VAST 2009. IEEE Symposium on*, 2009, pp. 27-34.

[34] D. W. Embley, *Handbook of Conceptual Modelling (Manual de modelação concetual)*: Bernhards(Eds), 2011.

[35] M. West, *Developing High Quality Data Models [Desenvolver modelos de dados de elevada qualidade]*: Morgan Kaufmann Publishers Inc., 2011.

[36] M. Giereth e T. Ertl, "Design Patterns for Rapid Visualization Prototyping", em *Information Visualisation, 2008. IV '08. 12ª Conferência Internacional*, 2008, pp. 569-574.

[37] D. Turo e B. Johnson, "Improving the visualization of hierarchies with treemaps: design issues and experimentation", apresentado nas Actas da 3ª conferência sobre Visualização '92, Boston, Massachusetts, 1992.

[38] I. Health Level Seven, "HL7 EHR System Functional Model: A Major Development Towards Consensus on Electronic Health Record System Functionality", vol. A white paper, ed, 2004.

[39] T. T. Borgan, *Health Information Technology Basics A Concise guide to Principles and Practice*, 1ª ed., Atlanta, Geórgia. Atlanta, Geórgia: Jones and Bartlett Publishers, 2009.

[40] M. Merrill, "Survey: EHRs number one priority for healthcare IT professionals", HealthCare IT News, São Francisco2010.

[41] J. A. Maldonado, Martinez, C.C., Moner, D., Menarguez-Tortosa, M., D. M. Gimenez, Jose Antonio, Fernandez-

Breis, Jesualdo Tomas e Robles,Montserrat, "Using the ResearchEHR platform to facilitate the practical application of the EHR standards," *Journal of Biomedical Informatics,* vol. 45, pp. 746-762, 2012.

[42] O. Couturier, Hamrouni, T., Ben Yahia, S. e Nguifo, E. M., "A scalable association rule visualization towards displaying large amounts of knowledge," in *Information Visualization, 2007. IV '07. 11ª Conferência Internacional*, 2007, pp. 657-663.

[43] B. Shneiderman e C. Plaisant, *Designing the User Interface: Strategies for Effective Human-Computer Interaction (4ª edição)*: Pearson Addison Wesley, 2004.

[44] C. Ware, *Visual Thinking: for Design*: Elsevier Science, 2010.

[45] T. Munzner, "A Nested Model for Visualization Design and Validation", *Visualization and Computer Graphics, IEEE Transactions on,* vol. 15, pp. 921-928, 2009.

[46] H. Beyer e K. Holtzblatt, *Contextual Design: Definição de sistemas centrados no cliente*: Morgan Kaufmann, 1998.

[47] J. Heer e A. Maneesh, "Software Design Patterns for Information Visualization", *Visualization and Computer Graphics, IEEE Transactions on,* vol. 12, pp. 853-860, 2006.

[48] M. Bostock e J. Heer, "Protovis: A Graphical Toolkit for Visualization", *Visualization and Computer Graphics, IEEE Transactions on,* vol. 15, pp. 1121-1128, 2009.

[49] S. Koch, Bosch, H.,Giereth, M. e Ertl, T., "Iterative integration of visual insights during patent search and analysis," in *Visual Analytics Science and Technology, 2009. VAST 2009. Simpósio IEEE sobre*, 2009, pp. 203-210.

[50] S. Koch, Bosch, H., Giereth, M. e Ertl, T., "Iterative Integration of Visual Insights during Scalable Patent Search and Analysis", *Visualization and Computer Graphics, IEEE Transactions on,* vol. 17, pp. 557-569, 2011.

[51] M. H. Karl G. Baum, e Andrzej Krol, "Fusion Viewer: A New Tool for Fusion and Visualization of Multimodal Medical Data Sets," *Journal of Digital Imaging,* vol. 21, pp. S59- S68, 2008.

[52] K. G. Baum, Rafferty, K., Helguera, M. e Schmidt, E., "Investigation of PET/MRI image fusion schemes for enhanced breast cancer diagnosis," in *Nuclear Science Symposium Conference Record, 2007. NSS '07. IEEE*, 2007, pp. 3774-3780.

[53] J. Buck, Sebastian, K.l, Christian D. e Knaup-Gregori, P., "Towards a comprehensive electronic patient record to support an innovative individual care concept for premature infants using the openEHR approach", *International Journal of Medical Informatics,* vol. 78, pp. 521531,2009.

[54] A. B. Wolfgang Aigner, Silvia Miksch,Christian Tominski,Heidrun Schumann, "Towards a concetual framework for visual analytics of time and time-oriented data", apresentado nas Actas da 39ª conferência sobre simulação de inverno: 40 anos! O melhor ainda está para vir, Washington D.C., 2007.

[55] H. Lam, "A Framework of Interaction Costs in Information Visualization," *IEEE Transactions on Visualization and Computer Graphics,* vol. 14, pp. 1149-1156,2008.

[56] K. Vrotsou, Johansson, J. e Cooper, M., "ActiviTree: Interactive Visual Exploration of Sequences in Event-Based Data Using Graph Similarity," *Visualization and Computer Graphics, IEEE Transactions on,* vol. 15, pp. 945-952, 2009.

[57] T. D. Wang, Plaisant, C., Shneiderman, B., Spring, N., Roseman, D., Marchand, G., Mukherjee, V. e Smith, M., "Temporal Summaries: Supporting Temporal Categorical Searching, Aggregation and Comparison", *Visualization and Computer Graphics, IEEE Transactions on,* vol. 15, pp. 1049-1056, 2009.

[58] C. Ware, *"Information Visualization Perception for Design"*, 3ª ed.: Morgan Kaufmann Publishers, 2013.

[59] X. Wang,, Hyun D., Dou, W., Lee, Seok-Won, Ribarsky, W., e Chang, R., "Defining and applying knowledge conversion processes to a visual analytics system," *Computers & Graphics,* vol. 33, pp. 616-623, 2009.

[60] J. Y. Kim, Lee, Kee Hyuk , Kim, So Hye, Kim, Kyung Hee, Kim, Jeong Hyun, Han, Jong Soo. Bang, Soo Seok, Shin, Jong Hyuk, Kim, Seong Hye, Hwang, Eun Joo e Bae, Woo Kyung, "Needs analysis and development of a tailored mobile message program linked with electronic health records for weight reduction," *International Journal of Medical Informatics,* 2013.

[61] A. A. T. Bui, Aberle, D. R., Hooshang, Kangarloo, "TimeLine: Visualizing Integrated Patient Records," *Information Technology in Biomedicine, IEEE Transactions on,* vol. 11, pp. 462473,2007.

[62] T. J. Jankun-Kelly, Kwan-Liu, Ma e Gertz, M., "A Model and Framework for Visualization Exploration," *Visualization and Computer Graphics, IEEE Transactions on,* vol. 13, pp. 357369, 2007.

[63] W. Hsu, Taira, R. K.,El-Saden, S.,Kangarloo, H.,Bui, A. A. T., "Context-Based Electronic Health Record: Toward Patient Specific Healthcare", *Information Technology in Biomedicine, IEEE Transactions on,* vol. 16, pp. 228-234, 2012.

[64] Z. W. Jiye An , Hushan Chen,Xudong Lu,Huilong Duan, "Nível de detalhe de navegação e visualização de registos de saúde electrónicos," in *Biomedical Engineering and Informatics (BMEI), 2010 3rd International Conference on,* 2010, pp. 2516-2519.

[65] C. Plaisant, "The challenge of information visualization evaluation", apresentado nas Actas da conferência de trabalho sobre interfaces visuais avançadas, Gallipoli, Itália, 2004.

[66] S.Faisal, A.Blandford, H.W. Potts, "Making sense of personal health information: Challenges for information visualization," *Health Informatics Journal,* vol. 19, p. 21, Aug 26, 2013.

[67] K. Wongsuphasawat, C. Plaisant, T.D. Wang, M. Taieb-Maimon e Shneiderman,B., "LifeFlow: visualizing an overview of event sequences", apresentado nos Actos da conferência anual de 2011 sobre factores humanos em sistemas informáticos, Vancouver, BC, Canadá, 2011.

[68] Heidi Lam, P. Isenberg, C. Plaisant e Sheelagh C., "Empirical Studies in Information Visualization: Seven Scenarios", *IEEE Transactions on Visualization and Computer Graphics,* vol. 18, p. 1520,2012.

[69] L. S. Francisco S. Roque e Alexandr T., "A Comparison of Several Key Information Visualization Systems for Secondary Use of Electronic Health Record Content," in *Proceedings of the NAACL HLT 2010 Second Louhi Workshop on Text and Data Mining of Health Documents*, Log Angeles, California, 2010, pp. 76-83.

[70] D. Klimov, Y. Shahar e Meirav Taieb-Maimon, "Intelligent visualization and exploration of time-oriented data of multiple patients," *Artif Intell. Med.,* vol. 49, pp. 11-31, 2010.

[71] D. Goren-Bar, Y. Shahar, M. Galperin-Aizenberg, D. Boaz e Gil T., "KNAVE II: a definição e implementação de uma ferramenta inteligente para visualização e exploração de dados clínicos orientados no tempo", apresentado nas Actas da conferência de trabalho sobre interfaces visuais avançadas, Gallipoli, Itália, 2004.

[72] C. Plaisant, L. Stanley, B. Shneiderman, S. Mark, R. David, M. Greg, G. Michael, F. Craig, H. Jonathan e Hank R., "Searching Electronic Health Records for Temporal Patterns in Patient Histories: A Case Study with Microsoft Amalga", em *AMIA Annu Symp Proc.2008*, 2008, pp. 601-605.

[73] T. D. W. Alexander Rind, W. Aigner, S. Miksch, K. Wongsuphasawat, C. Plaisant e Shneiderman B., "Visualização interactiva de informação para explorar e consultar registos de saúde electrónicos", *Now the essence of knowledge,* vol. Vol. 5, 2013.

[74] M. Ame, Noirhomme-Fraiture, M., Q. Vinh, and Simoff, S., "A Visual Analytics Tool for Analysing Microarray Data," in *Data Mining Workshops (ICDMW), 2010 IEEE International Conference on*, 2010, pp. 388-395.

[75] J. A. Sokolowski e C. M. Banks, *Fundamentos de Modelação e Simulação: Theoretical Underpinnings and Practical Domains*: Wiley, 2010.

[76] D. Lloyd e J. Dykes, "Human-Centered Approaches in Geovisualization Design: Investigating Multiple Methods Through a Long-Term Case Study," *Visualization and Computer Graphics, IEEE Transactions on,* vol. 17, pp. 2498-2507, 2011.

[77] C. Hallett, "Multi-modal presentation of medical histories", apresentado nas Actas da 13.ª conferência internacional sobre interfaces de utilizador inteligentes, Gran Canaria, Espanha, 2008.

[78] D. Craig, "An EHR interface for viewing and accessing patient health events from collaborative sources," in *Collaboration Technologies and Systems (CTS), 2011 International Conference on*, 2011, pp. 319-324.

[79] F. M. Frantz, T. Gayo, D. Vianney J., "RAVEL: Retrieval And Visualization in ELectronic health records", Federação Europeia de Informática Médica e IOS Press2012.

[80] HCIL. *Questionário de satisfação da interação com o utilizador* Disponível: http ://www.lap. umd.edu/QUIS/index.html

[81] M. Amalga. Disponível: http://www.microsoft.com/Amalga/

[82] M. R. Margit Pohl, Sylvia Wiltner, "Usability and transferability of a visualization methodology for medical data", apresentado nas Actas da 3.ª Conferência da Sociedade Austríaca de Computadores sobre HCI e usabilidade para medicina e cuidados de saúde, Graz, Áustria, 2007.

[83] M. Pohl, S. Wiltner e Silvia M., "Exploring information visualization: describing different interaction patterns", apresentado nos Proceedings of the 3rd BELIV'10 Workshop: BEyond time and errors: novel evaLuation methods for Information Visualization, Atlanta, Geórgia, 2010.

[84] D.Ofri, "The Doctor vs. the Computer," in *http://well.blogs.nytimes.com/2010/12/30/the- doctor-vs-the-computer*, ed, 2010.

[85] A. Lau e A. V. Moere, "Towards a Model of Information Aesthetics in Information Visualization," in *Information Visualization, 2007. IV 0)7. 11ª Conferência Internacional*, 2007, pp. 87-92.

[86] C. Ware, A. T. Gilman e Robert B., "Visual Thinking with an Interactive Diagram", apresentado nas Actas da 5.ª conferência internacional sobre Representação e Inferência Diagramática, Herrsching, Alemanha, 2008.

[87] A. S. Bair, Donald H. House e Colin W., "Factors influencing the choice of projection textures for displaying layered surfaces", apresentado nas Actas do 6th Symposium on Applied Perception in Graphics and Visualization, Chania, Creta, Grécia, 2009.

[88] J. F. Rodrigues, Romani, L. A. S.,Traina, A. J. M.,Traina, C., "Combining Visual Analytics and Content Based Data Retrieval Technology for Efficient Data Analysis," in *Information Visualisation (IV), 2010 14th International Conference*, 2010, pp. 61-67.

[89] K. Bum chul, Fisher B. e Ji Soo Yi, "Visual analytic roadblocks for novice investigators," in *Visual Analytics Science and Technology (VAST), 2011 IEEE Conference* ,2011,pp. 3-11.

[90] N. Ayewah, J. Gleneesha e Song H., "Patternfinder 3.0: Visual de Dados Temporais Esparsos Query Application". Relatório Anual de Investigação de 2012, Departamento de Ciências da Computação da Universidade de Maryland, EUA.

[91] M. F. a. D. J. Denis. (22 de abril de 2014). *Marcos na história da cartografia temática, gráficos estatísticos e datavisualização.* Disponível: http://www.datavis.ca/milestones/index.php?page=introduction

[92] R. B. M. Haber, David A. (Jan 2013). *Visualization Idioms: Um modelo conceitual para sistemas de visualização científica.* Disponível: http://helios.siggraph.org/education/materials/HyperVis/concepts/idio_sh.htm

[93] K. W. Cui Tao, Kim Clark, Catherine Plaisant, Ben Shneiderman e Christopher G. Chute, "Towards event sequence representation, reasoning and visualization for EHR data.", apresentado na ACM, Miami, Florida,USA, 2012.

[94] U. Castellani, M. Cristani, C. Combi, V. Murino, A. Sbarbati e Pasquina M., "Visual MRI: Merging information visualization and non-parametric clustering techniques for MRI dataset analysis", *Artif. Intell. Med.*, vol. 44, pp. 183-199, 2008.

[95] U. D. o. H. a. H. Serviços. Disponível: http://www.hhs.gov/regulations/ocr/HIPPA

[96] S. P. Moe, "Design and evaluation of a user-centric information system: Enhancing Student Life with Mobile Computing", 2009.

[97] C. Bossen, J. L. Groth e Flemming, U., "Evaluation of a comprehensive EHR based on the DeLone and McLean model for IS success: Approach, results, and success factors," *International Journal of Medical Informatics*, vol. 82, pp. 940-953,2013.

[98] N. Leech e A. Onwuegbuzie, "A typology of mixed methods research designs", *Quality & Quantity*, vol. 43, pp. 265-275, 2009/03/01 2009.

[99] J. Viitanen, H. Hannele, L. Tinja, V. Jukka, R. Jarmo e Winblad, I., "National questionnaire study on clinical ICT systems proofs: Os médicos sofrem de fraca usabilidade", *International Journal of Medical Informatics*, vol. 80, pp. 708-725, 2011.

[100] A. Sarcevic, ""Who's scribing?": documenting patient encounter during trauma resuscitation", apresentado nas Actas da 28.ª conferência internacional sobre factores humanos em sistemas informáticos, Atlanta, Geórgia, EUA, 2010.

[101] E. B. Devine, Patel, R., Dixon, D. R e Sullivan, S. D., "Assessing attitudes toward electronic prescribing adoption in primary care: a survey of prescribers and staff", *Inform Prim Care*, vol. 18, pp. 177-87, 2010.

[102] A. L. R. .J. Saleem, P. Sanderson, T.R. Johnson, J. Zhang, D.F. Sittig, "Current challenges and opportunities for better integration of human factors research with development of clinical information systems," *Medline*, pp. 48-58, 2009.

[103] S. Z. L. Robert M. Schumacher, "NIST Guide to the Processes Approach for Improving the Usability of Electronic Health Records", U. S. D. o. C. National Institute of Standards, Ed., ed, 2010.

[104] O. Farri, Rahman, A., Monsen, K. A., Zhang, R., Pakhomov, S. V.,Pieczkiewicz, D. S., Speedie, S. M.e Melton, G. B., "Impact of a prototype visualization tool for new information in EHR clinical documents," *Applied Clinical Informatics,* vol. 3, pp. 404-418, 2012.

[105] F. A. Zhiyuan Zhang1, Arunesh Mittal1, IV Ramakrishnan1, Rong Zhao1, Asa Viccellio2, e Klaus Mueller, "AnamneVis: A Framework for the Visualization of Patient History and Medical Diagnostics Chains", apresentado no Workshop IEEE VAHC, 2012.

[106] H.-Q. Wang,, L. Jing-Song, Z. Yi-Fan, S. Muneou e A., Kenji, "Creating personalised percursos clínicos através da interoperabilidade semântica com registos de saúde electrónicos", *Artificial Inteligência em Medicina,* 2013.

[107] E. Sundvall, "Scalability and Semantic Sustainability in Electronic Health Record Systems" (Escalabilidade e sustentabilidade semântica em sistemas de registos de saúde electrónicos), doutoramento, Estudos de Linkoping em Ciência e Tecnologia, Universidade de Linkoping, 2013.

[108] I. D. Sarah, Joost, W. J. van der Gulden, Josephine, A. Egels, Y. F. Heerkens e Frank, J. H. van Dijk, "Using intervention mapping (IM) to develop a self-management programme for employees with a chronic disease in the Netherlands," *BMC Public Health,* vol. 10, pp. 353353,2010.

[109] J. Horsky, M. Kerry, P. Justine, M. Andrea, L. Jeffrey A., S. L. Jeffrey e Middleton B., "Complementary methods of system usability evaluation: Surveys and observations during software design and development cycles", *Journal of Biomedical Informatics,* vol. 43, pp. 782-790, 2010.

[110] X. Zhou, M.S. Ackerman e Kai Z., "Doctors and psychosocial information: records and reuse in in inpatient care", apresentado nas Actas da 28.ª conferência internacional sobre factores humanos em sistemas informáticos, Atlanta, Geórgia, EUA, 2010.

[111] C. L. Schaefbauer e K. A. Siek, "Cautious, but optimistic: An ethnographic study on location and content of primary care providers using electronic medical records", em *Pervasive Computing Technologies for Healthcare (PervasiveHealth), 2011 5th International Conference on,* 2011, pp. 63-70.

[112] K. W. Megan Monroe, Catherine Plaisant, Ben Shneiderman, Jeff Millstein e Sigfried Gold. (2012). *Exploring Point and Interval Event Patterns (Explorando padrões de eventos pontuais e intervalados): Display Methods and Interactive Visual Query* Disponível: http://www.cs.umd.edu/hcil/eventflow/

[113] V. Huser, N. Scott e Rocha, R., "Evaluation of a flowchart-based EHR query system: A case study of RetroGuide," *Journal of Biomedical Informatics,* vol. 43, pp. 41-50, 2010.

[114] B. Johnson e L. Christensen, *Educational Research: Quantitative, Qualitative, and Mixed Approaches*: SAGE Publications, 2010.

[115] V. Ramesh, "Research in computer science: an empirical study", *The Journal of System and Software,* vol. 70, pp. 165-176, 2004.

[116] S. Purao, Maass, WolfgangStorey, VedaCJansen, BernardJReddy, Madhu, "Um modelo concetual integrado para incorporar tarefas de informação em modelos de fluxo de trabalho", em *Conceptual Modeling.* vol. 7532, P. Atzeni, *et al.*, Eds: Springer Berlin Heidelberg, 2012, pp. 487500.

[117] F. D. Davis, "Perceived usefulness, perceived ease of use, and user acceptance of information technology," *MIS Q.,* vol. 13,pp. 319-340, 1989.

[118] X. Wang, B. Janssen e E. Bier, "Finding business information by visualizing enterprise document activity", apresentado nas Actas da Conferência Internacional sobre Interfaces Visuais Avançadas, Roma, Itália, 2010.

[119] J. A. Fodor e Z. W. Pylyshyn, "Connectionism and cognitive architecture: a critical analysis", em *Connections and symbols*, ed. MIT Press , 1988 , pp. 3-71: MIT Press, 1988, pp. 3-71.

[120] S. Z. Lowry, Matthew T. Quinn, Mala Ramaiah ,Robert M. Schumacher, Emily S. Patterson, Robert North, Jiajie Zhang, Michael C. Gibbons e Patricia A., "Technical Evaluation, Testing, and Validation of the Usability of Electronic Health Records," 2012.

[121] Y.Y.Thaw, "The Investigation of the factors associating consumers trust in E-commerce adoption," PhD, Department of Computer Sciences, Unversiti Teknologi PETRONAS Malaysia, Tronoh, 2011.

[122] C.-H. Kuo, Tsai, Meng-Han e Kang, Shih-Chung, "A framework of information visualization for multi-system construction," *Automation in Construction,* vol. 20, pp. 247262, 2011.

[123] M. F. Triola, *Elementary statistics'.* Pearson/Addison-Wesley, 2004.

[124] C. H. Erase and C. P. Erase, *Understandable Statistics: Concepts and Methods.* Houghton Mifflin Harcourt Publishing Company, 2005.

[125] E. Devine, W. Emily, M. Diane, S. Dean, Tarczy-Hornoch Peter, P. Thomas e Sullivan, S., "Prescriber and staff perceptions of an electronic prescribing system in primary care. a qualitative assessment", *BMC Medical Informatics and Decision Making,* vol. 10, pp. 1-12, 2010/11/19 2010.

[126] F. Muhammad, *Statistical Methods and Data Analysis.* Paquistão, 2011.

[127] R. Ho, *Handbook of Univariate and Multivariate Data Analysis and Interpretation with SPSS.* Taylor & Francis, 2006.

[128] S. N. Hesse-Eiber, *Mixed Methods Research: Merging Theory with Practice.* Guilford Publications, 2010.

[129] R. J. Gregory, *Psychological testing: history, principles, and applications [Testes psicológicos: história, princípios e aplicações*]. Pearson/A e E, 2004.

[130] M.E.Morton, "Use and Acceptance of an Electronic Health Record", doutoramento, Departamento de Ciências Informáticas, Universidade de Drexell, EUA, 2008.

[131] E. Shneiderman e C. Plaisant, "Strategies for evaluating information visualization tools. multi-dimensional in-depth long-term case studies", apresentado nas Actas do workshop AVI 2006 sobre EEyond time and errors. novel evaluation methods for information visualization, Veneza, Itália, 2006.

[132] F. D. Davis, Richard P. Eagozzi e Paul R., "User acceptance of computer technology. a comparison of two theoretical models", *Manage. Sci.,* vol. 35, pp. 982-1003, 1989.

[133] T. P. M. a. D. Conselho. (2014). *Estatísticas sobre o número total de médicos no Paquistão.* Disponível. http.//www.pmdc.org.pk/Statistics/tabid/103/Default.aspx

[134] U. K. National Health Service, serviço de dicionário e modelo de dados do NHS. (2013). Disponível. http.//www.connectingforhealth.nhs.uk/systemsandservices/data/nhsdmds

[135] Centro H. a. S. C. I. (2012). *Relatório de qualidade do conjunto de dados em vários grupos.* Disponível. http.//www.hscic.gov.uk/catalogue/PUE08687

[136] K. S. Kristjansdottir, "Pragmatic Use of Clinical Vocabularies and User Centered Design", apresentado na EFMI Special Topic Conference Seamless Care - Reykjavik, Islândia, 2010.

[137] S. McCune, *Practice Makes Perfect Statistics.* McGraw-Hill Education, 2010.

[138] M. Q. Patton, *Qualitative Research & Evaluation Methods.* SAGE Publications, 2002.

[139] L. D. Ritchie, "Lost in "Conceptual Space": Metaphors of Conceptual Integration", *Metaphor and Symbol,* vol. 19, pp. 31-50, 2004/01/01 2004.

[140] D. F. Chambliss e R. K. Schutt, *Making Sense of the Social World: Methods of Investigation*: Pine Forge Press, 2010.

[141] T. N. Basit, *Conducting Research in Educational Contexts [Conduzir a investigação em contextos educativos*]: Bloomsbury Academic, 2010.

[142] B. Lee, N.H. Riche, Amy K. Karlson e Sheelash C., "SparkClouds: Visualizing Trends in Tag Clouds", *IEEE Transactions on Visualization and Computer Graphics,* vol. 16, pp. 11821189, 2010.

[143] K. Krippendorff, *Content Analysis: An Introduction to Its Methodology*: Sage, 2004.

[144] S. Elo e H. Kyngas, "The qualitative content analysis process", *J Adv Nurs,* vol. 62, pp. 107-15, abril de 2008.

[145] Disponível: http://www.qsrinternational.com/products_nvivo.aspx?utm_source=NVivo+10+para+Mac

[146] C. Marshall e G. B. Rossman, *Designing Qualitative Research*: Sage Publications, 2006.

[147] N. J. Salkind, *Encyclopedia of Research Design*: SAGE, 2010.

[148] W. S. Maass, VedaC e Kowatsch, Tobias, "Effects of External Conceptual Models and Verbal Explanations on Shared Understanding in Small Groups," in *Conceptual Modeling - ER 2011*. vol. 6998, M. Jeusfeld, *et al.*, Eds., ed., pp. 92- *IOŽ:* Springer Berlin Heidelberg, 2011, pp. 92- IO3.

[149] K. Bernstein, Bruun-Rasmussen, Morten,Vingtoft, Soren,Andersen, Stig Kpcr.Nohr. Christian, "Modelling and implementing electronic health records in Denmark", *International Journal of Medical Informatics,* vol. 74, pp. 213-220, 2005.

[150] M.-A. Aufaure, "What's Up in Business Intelligence? A Contextual and Knowledge-Based Perspetiva", em *Conceptual Modeling*. vol. 8217, W. Ng, *et al.*, Eds., ed., Springer Berlin Heidelberg, 2013, pp. 9-18: Springer Berlin Heidelberg, 2013, pp. 9-18.

[151] I. H. Manssour, Furuie, S. S.,Nedel, L. P.,Freitas, C. M. D. S., "A multimodal visualization framework for medical data," in *Computer Graphics and Image Processing, 2000. Anais do XII Simpósio Brasileiro de Computação Gráfica*, 2000, p. 356.

[152] CareFlow e IBM. Disponível em: http://www.research.ibm.com/healthcare/projects.shtml

[153] Z. Zhang, Wang, B., Ahmed, F., Ramakrishnan, I., Zhao, R., Viccellio, A. e Mueller, K., "The Cinco W's para visualização de informações com aplicação à informática em saúde". *Visualização e computação gráfica, IEEE Transactions on,* vol. PP, pp. 1-1, 2013.

[154] K. K. Mane, Bizon, Chris,Schmitt, Charles, Owen, Phillips, Burchett, Bruce, Pietrobon, Ricardo e Gersing, Kenneth, "VisualDecisionLinc: A visual analytics approach for comparative effectiveness-based clinical decision support in psychiatry," *Journal of Biomedical Informatics,* vol. 45, pp. 101-106, 2012.

[155] L. Wilcox, Dan Morris, Desney Tan e Justin Gatewood, "Designing patient-centric information displays for hospitals", apresentado nas Actas da 28.ª conferência internacional sobre factores humanos em sistemas informáticos, Atlanta, Geórgia, EUA, 2010.

[156] D. McCandless. (2013). *Formas deVisualização*. Disponível: http://www.informationisbeautiful.net/visualizations/

[157] B. M. a. Co. (2014). *Perspectivas de Tom Sawyer*. Disponível: https://www.tomsawyer.com/products/perspectives/

[158] K. S. Chan, Fowles, J. B. e Weiner, J. P., "Review: electronic health records and the reliability and validity of quality measures: a review of the literature", *Med Care Res Rev,* vol. 67,pp. 503-27, outubro de 2010.

[159] J. J. Thomas e K. A. Cook, *Illuminating the Path: The Research and Development Agenda for Visual Analytics*: IEEE Computer Society Press, 2005.

[160] E. Bertini e D. Lalanne, "Surveying the complementary role of automatic data analysis and visualization in knowledge discovery", apresentado nas Actas do Workshop ACM SIGKDD sobre Visual Analytics and Knowledge Discovery: Integrating Automated Analysis with Interactive Exploration, Paris, França, 2009.

[161] R. Cruz-Correia, R. Lapao, and Rodrigues, P. P., "Traceability of patient records usage: barriers and opportunities for improving user interface design and data management," *Stud Health Technol Inform,* vol. 169, pp. 275-9, 2011.

[162] Z. Jitao e W. Ting, "A general framework for medical data mining," in *Future Information Technology and Management Engineering (FITME), 2010 International Conference on*, 2010, pp. 163-165.

[163] S. K. Card, Mackinlay, J.D. e Shneiderman, B., *Readings in Information Visualization: Using Vision to Think*: Morgan Kaufmann Publishers, 1999.

[164] V. Kellen, "Business Performance Measurement", em *At the Crossroads of Strategy, DecisionMaking, Learning and Information Visualization*, ed., Chicago , 2003. Chicago, 2003.

[165] P. Oesterling, Scheuermann, G., Teresniak, S., Heyer, G., Koch, S., Ertl, T. e Weber, G. H., "Two-stage framework for a topology-based projection and visualization of classified document collections," in *Visual Analytics Science and Technology (VAST), 2010 IEEE Symposium* , 2010, pp. 91-98.

[166] L. Chittaro, Combi C. and Trapasso G., Data mining on temporal data: a visual approach and its clinical application to hemodialysis," *Journal of Visual Languages & Computing,* vol. 14, pp. 591-620, 12//2003.

[167] E. M. a. S. S. Michael Curtotti, "Software Tools for the Visualization of Definition Networks in Legal Contracts," apresentado na The International Conference on Aritificial Intelligence and Law Rome, ITALY, 2013.

[168] J. Nielsen, *Usability Engineering*: Morgan Kaufmann Publishers Inc., 1993.

[169] M. Alsaleh, Abdullah Alqahtani, Abdulrahman Alarifi e AbdulMalik Al-Salman, "Visualizing PHPIDS log files for better understanding of web server attacks", apresentado nos Proceedings of the Tenth Workshop on Visualization for Cyber Security, Atlanta, Georgia, 2013.

[170] S. K. L. Kok Chin Khor e E. Ch'ng, "Efficient Information Visualization for Intrusion Detection in Web Applications", apresentado na Conferência Internacional sobre Computação Gráfica, Imagem e Visualização de Pequim, China, 2005.

[171] S. D. Liu, AlexH B.Whitfield, RobertIanBoyle, IainM, "Integration of decision support systems to improve decision support performance", *Knowledge and Information Systems,* vol. 22, pp. 261-286, 2010/03/01 2010.

[172] K. Wongsuphasawat e D. H. Gotz, "Outflow: Visualizing Patient Flow by Symptoms and Outcome", em *IEEE VisWeek Workshop on Visual Analytics in Health Care*, 2011, pp. 25-28.

[173] T. J. Housel e A. H. Bell, *Measuring and Managing Knowledge*: McGraw-Hill Higher Education, 2001.

[174] E. H. Chi, *A Framework for Information Visualization Spreadsheets*: Universidade de Minnesota, 1999.

[175] B. Munari, *Design como arte (Arte come mestiere)*Itália, 1966.

[176] H. Mentis, Reddy Madhu e Rosson MaryBeth, "Ocultação da emoção numa sala de emergência: Expanding Design for Emotion Awareness," *Computer Supported Cooperative Work (CSCW),* vol. 22, pp. 33-63, 2013/02/01 2013.

[177] M. J. Ranum. (maio 2014). *Registo de sistemas e análise de logs*. Disponível: www.ranum.com/security/computer_security/logging-notes.pdf

[178] M. D. Hirsch, "Lack of standardized EHR interface delaying interoperability," in *http://www.fierceemr.com/story/lack-standardized-ehr-interface-delaying- interoperability/2012-02-14*, ed, 2012.

APÊNDICES

A. QUESTIONÁRIO DE BASE DO INQUÉRITO

Objectivos deste estudo: O objetivo deste estudo é investigar as competências de interação para a utilização da visualização de informação em múltiplos Registos de Saúde Electrónicos por clínicos em unidades de emergência e departamentos em centros de saúde, clínicas ou hospitais, relativamente aos seus problemas actuais, conhecimento sobre a usabilidade ou adaptabilidade destes sistemas, pontos fracos e fortes com estas aplicações e melhorias para futuras aplicações. O questionário está dividido em cinco (5) secções. Na secção I, preencha os seus dados demográficos.

Section I: Demographic Information	
Gender: O Male O Female	**Age:** O 16-20 years O 21-25 years O 26-30 years O 31-35 years O above 35 years
Location: Hospital O Clinic O	**Experience:** O less than 1 year O 1-2 years O 2-5 years O 5-10 years
EHR experience: Expert O Intermediate O Beginner O Unaware O	

Instruções: Responda aos seguintes itens indicando em que medida classifica cada afirmação utilizando a escala de 5 a 1 (5=Mais confiante, 4=Menos confiante, 3=Neutro, 2=Não confiante, 1=Não sei). Estas respostas devem basear-se nas suas convicções. Não há respostas certas ou erradas. Por favor, responda a cada item na ordem em que é apresentado.

Statement	Rating				
	5	4	3	2	1
Section II: Information Visualization Knowledge					
How much do you know about EHR applications or tools?					
Do you think EHR tools are important for future health applications?					
How much do you know about EHR in respect of functionalities and features incorporated as a tool in it?					
How much do you know about different types of EHR systems?					
How much do you know about the information visualization for patient data in EHR applications?					
How much do you know about the comparison of single patient data within EHR applications?					
How much do you know about deriving information of your use from application interface or from basic elements of an EHR visualization?					
How much do you know about effectiveness of your cognitive skills with existing EHR applications in hospital.?					
How much do you know about icons, colors schemes, triangles or any other highlighting facilities within a visualization for data representation either text or figures?					
How much do you know about the overall structure and limitations of EHR interfaces?					

Statement	Rating				
	5	4	3	2	1
Section III: Visualization Skills Set					
How much do you know about how to use different visualizations in deducting different patient related data, history or any dosage recommendations with reference to any particular case or patient history?					
How much do you know about how to take patient history, name and other details as well past test reports and yours or other previous recommendations about the patients?					
How much you know about how to present information in multiple ways using visualization with the help of EHR?					
How much you know about data finding and visualization methods like filtering of information and alignments or any other way to find the information you are looking for?					
Do you know how to enter data or information within EHR e.g to enter patient name or any particular notes about health status or medicine recommendations or removals for any patient?					
How much you feel convenient with EHR visualization about understanding of patient					

information?					
How much your patient feel comfortable when you are using patient history or recording information related to disease or any findings about it?					
How much your current IT infrastructure supports to such kind of visualizations or pictorial represenations?					
How much you believe that a visualization is providing you a detailed and thorough insight about a particular case or patients details regarding test results or any other particular area of your related interest?					
Does an EHR tool is easier for you to use and drive visualization from it with given data with reference of time and complexity?					
How much experience do you have to infer the information trends like any variation in results findings or measuring side effects of certain drugs using an EHR system?					
Do icons, interface and graphical elements provide you the level of information you require or in case you need more, you can mention .					
How do you interpret a visualization and how you match it with results (any standards, any previous set visualizations or any existing tools for validation or verification of information etc.)					

Statement	**Rating**				
	5	**4**	**3**	**2**	**1**
Section IV: Assessment					
How much do you know how to use a visualization of EHR to train or share knowledge with other staff/fellows?					
How much do you know the strengths and weaknesses of EHR systems you use?					
How much do you know about creation, deletion, updation of entries or other knowledge extraction in EHR?					
How much do you know about how to assess of data from EHR and results interpretation?					
Is the data presented in a user friendly, ease to understand and in a time efficient matter via using EHR?					

Statement	**Rating**				
	5	**4**	**3**	**2**	**1**
Section V: Individual and Future Perspective					
How much you provide extra information in an existing EHR dataset for future reference or knowledge?					

How many complex data sets or extensive information level you tried to use from EHR tools or how much difficult visualization you tried to derive from given databases of patients to understand a case?					
How much information you can drive from an existing EHR data set using visualization for single or multiple patients?					
How much information do you share after getting certain information from EHR with your team like colleagues, nursing staff and other senior or junior doctors?					
Does existing EHR interfaces provide you all the information in a user friendly graphical mode?					
Are you satisfied with the portion of database or data coming to you in an EHR?					

Additional Comments
(Regards to difficulties, improvement and future features if any you want to add)

B. Perguntas da entrevista

O guião de entrevista utilizado para a realização das entrevistas é apresentado neste apêndice. Continha as perguntas previamente planeadas respondidas por cada entrevistado e um conjunto de termos e respectivas definições utilizados nas perguntas. Surgiram algumas subquestões durante a entrevista que não estão incluídas na lista que se segue. No entanto, o essencial é apresentado nos resultados e noutras partes da tese.

Activity	**Details**	**Time Required (minutes)**
Meeting and Greeting	Researcher will introduce himself and greet the respondent	02
Ice Breaking Sentences	A few casual sentences to break the ice and to smooth the conversation.	05
A brief introduction about research project	Researcher will give a brief introduction about the research project.	05
Background of Studies	Researcher will give background of the study and its motivation.	05
Questions	Q1: Do you think that our prototype is helping to increase IV knowledge related to EHR? Q2: Do you think that our prototype is helping to increasing IV skills related to EHR? Q3: Do you think that our prototype is helping to increasing IV assessment related to EHR? Q4: Do you think that our prototype is helping to increasing IV personal and future perspective related to EHR?	40-50

	Q5: Do you think that our prototype knowledge areas help in improving skills of the stakeholder? Q6: Do you think that our prototype skill areas help in improving assessment of the stakeholder? Q7: Do you think that there is an interconnection between knowledge, skills, assessment and future perspective areas related to EHR?	
Closing Remarks and asking for future contact		02
Saying Thanks		01

Nota: O guião da entrevista contém apenas as perguntas previamente planeadas. Foram feitas várias outras perguntas durante a entrevista (que não estavam planeadas) para sondar e compreender o ponto de vista do inquirido.

C. Resultados estatísticos

Testes de fiabilidade

Resumo do processamento do caso

		N	%
Cases	Valid	138	100.0
	Excluded[a]	0	.0
	Total	138	100.0

a. Eliminação por listas com base em todas as variáveis do procedimento.

Estatísticas de fiabilidade em factores de conhecimento

Cronbach's Alpha	N of Items
.985	10

Resumo do processamento do caso

		N	%
Cases	Valid	138	100.0
	Excluded[a]	0	.0
	Total	138	100.0

a. Eliminação por listas com base em todas as variáveis do procedimento.

Estatísticas de fiabilidade em competências Factores

Cronbach's Alpha	N of Items
.979	10

Resumo do processamento do caso

		N	%
Cases	Valid	138	100.0
	Excluded[a]	0	.0
	Total	138	100.0

a. Eliminação por listas com base em todas as variáveis do procedimento.

Estatísticas de fiabilidade da avaliação

Cronbach's Alpha	N of Items
.952	5

Resumo do processamento do caso

		N	%
Cases	Valid	138	100.0
	Excluded[a]	0	.0
	Total	138	100.0

a. Eliminação por listas com base em todas as variáveis do procedimento.

Estatísticas de fiabilidade da perspetiva individual e futura

Cronbach's Alpha	N of Items
.958	6

Estatísticas descritivas dos médicos

	N	Minimu	Maximu	Mea	Std.	Varianc	Skewnes
Knowledg	18	1.0	4.4	2.433	1.0284	1.05	.52
Skill	18	1.0	4.7	2.411	1.1741	1.37	.46
Assessme	18	1.0	4.4	2.255	1.0030	1.00	.61
Future_Pers	18	1.0	3.8	2.018	.8572	.73 5	.57
Valid N (listwise)	18						

Estatísticas descritivas dos DBAs

	N	Minimu	Maximu	Mea	Std.	Varianc	Skewnes
Knowledg	20	1.0	5.0	3.290	1.1836	1.40	-.45
Skill	20	1.3	5.0	3.465	1.1287	1.27	-.38
Assessmen	20	1.6	5.0	3.280	1.1413	1.30	.05
Future_Pers	20	1.3	5.0	3.633	1.0067	1.01 3	-.57
Valid N (listwise)	20						

Estatísticas descritivas do visual

	N	Minimu	Maximu	Mea	Std.	Varianc	Skewnes
Knowledg	100	1.00	5.00	3.1460	1.31828	1.738	-.191
Skills	100	1.10	4.90	2.8870	1.12256	1.260	.083
Assessmen	100	1.20	4.80	3.3280	1.18833	1.412	-.379
Future_Pers	100	1.00	4.83	2.5450	1.05459	1.112	.299
Valid N (listwise)	100						

Estatísticas descritivas de todos os

	N	Minimu	Maximu	Mea	Std.	Varianc	Skewnes
Knowledg	138	1.00	5.00	3.0739	1.28292	1.646	-.110
Skills	138	1.00	5.00	2.9087	1.15604	1.336	.057
Assessmen	138	1.00	5.00	3.1812	1.20652	1.456	-.183
Future_Pers	138	1.00	5.00	2.6341	1.11210	1.238	.271
Valid N (listwise)	138						

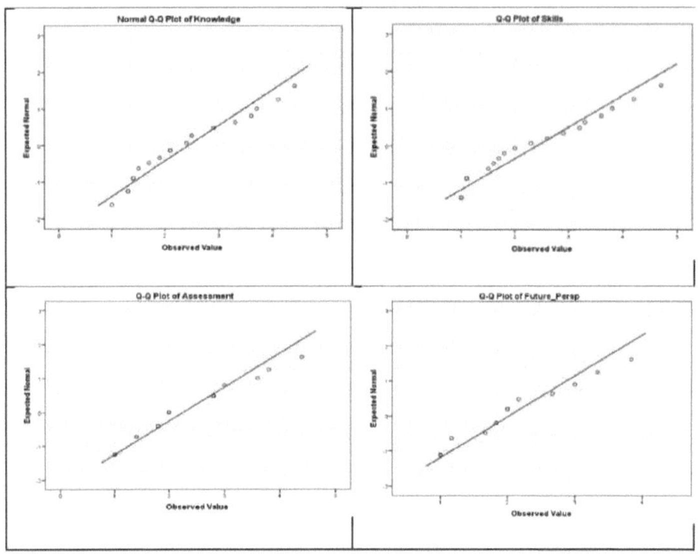

Gráfico Q-Q normal para K,S,A e P (Médicos)

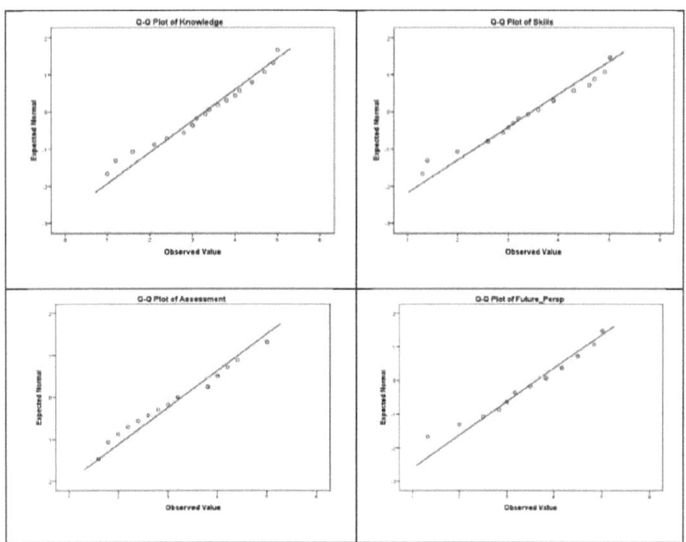

Gráfico Q-Q normal para K,S,A e P (DBAs)

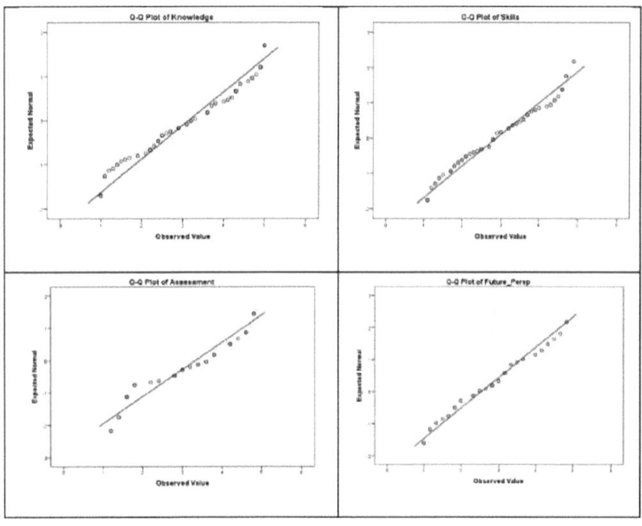

Gráfico Q-Q normal para K,S,A e P (Visual Designers)

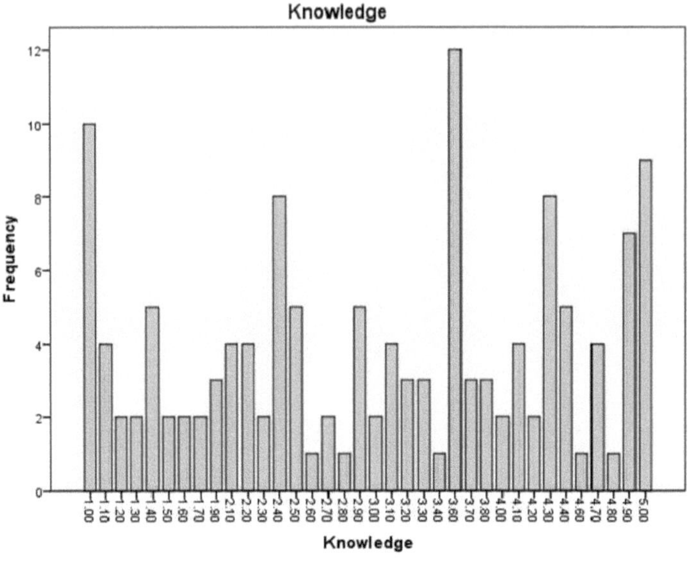
Knowledge
Frequency
0
2
4
6
8
10
12
1.00
1.10
1.20
1.30
1.40
1.50
1.60
1.70
1.90
2.10
2.20
2.30
2.40
2.50
2.60
2.70
2.80
2.90
3.00
3.10
3.20
3.30
3.40
3.60
3.70
3.80
4.00
4.10
4.20
4.30
4.40
4.60
4.70
4.80
4.90
5.00
Knowledge

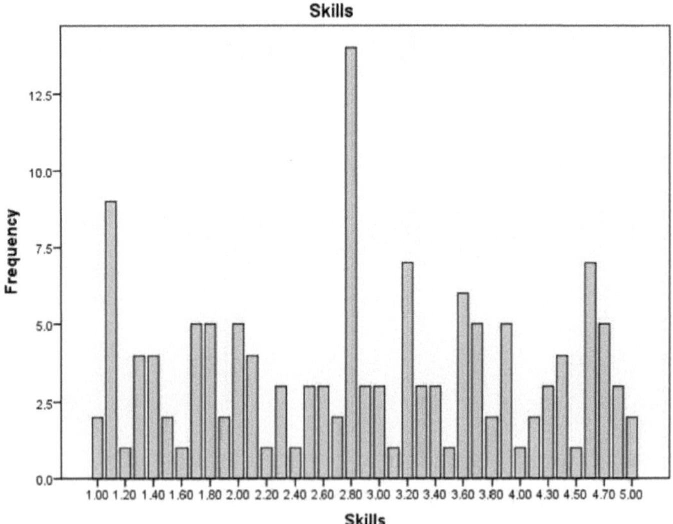
Skills
Frequency
0.0
2.5
5.0
7.5
10.0
12.5
1.00 1.20 1.40 1.60 1.80 2.00 2.20 2.40 2.60 2.80 3.00 3.20 3.40 3.60 3.80 4.00 4.30 4.50 4.70 5.00
Skills

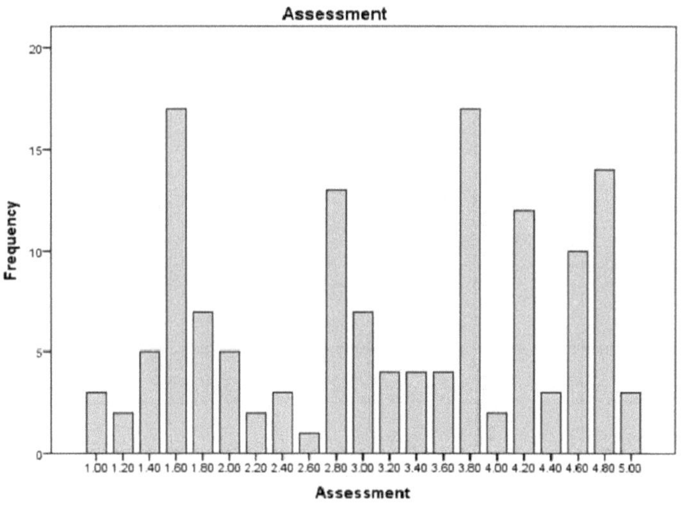
Assessment
Frequency
20
15
10
5
0
1.00 1.20 1.40 1.60 1.80 2.00 2.20 2.40 2.60 2.80 3.00 3.20 3.40 3.60 3.80 4.00 4.20 4.40 4.60 4.80 5.00
Assessment

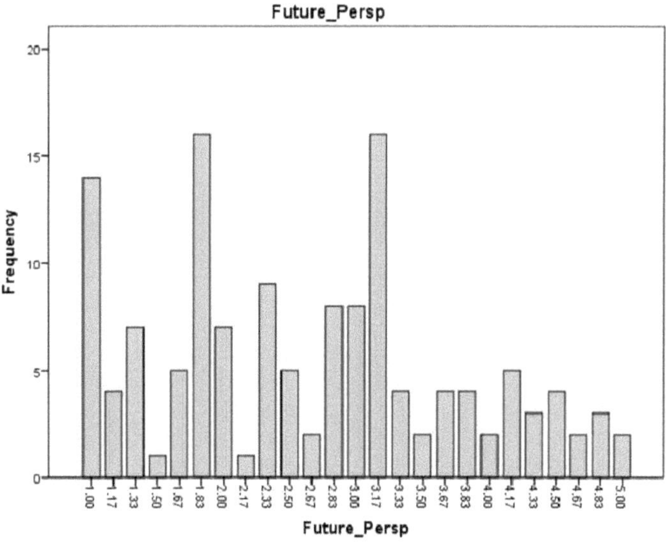
Future_Persp
Frequency
20
15
10
5
0
1.00 1.17 1.33 1.50 1.67 1.83 2.00 2.17 2.33 2.50 2.67 2.83 3.00 3.17 3.33 3.50 3.67 3.83 4.00 4.17 4.33 4.50 4.67 4.83 5.00
Future_Persp

Correlações dos médicos

		Knowledge	Skills	Assessment	Future_Persp
Knowledge	Pearson Correlation	1	.990**	.973**	.986**
	Sig. (2-tailed)		.000	.000	.000
	N	18	18	18	18
Skills	Pearson Correlation	.990**	1	.980**	.973**
	Sig. (2-tailed)	.000		.000	.000
	N	18	18	18	18
Assessment	Pearson Correlation	.973**	.980**	1	.970**
	Sig. (2-tailed)	.000	.000		.000
	N	18	18	18	18
Future_Persp	Pearson Correlation	.986**	.973**	.970**	1
	Sig. (2-tailed)	.000	.000	.000	
	N	18	18	18	18

**. A correlação é significativa ao nível de 0,01 (bicaudal).

Correlações de DBAs

		Knowledge	Skills	Assessment	Future_Persp
Knowledge	Pearson Correlation	1	.994**	.977**	.985**
	Sig. (2-tailed)		.000	.000	.000
	N	20	20	20	20
Skills	Pearson Correlation	.994**	1	.977**	.986**
	Sig. (2-tailed)	.000		.000	.000
	N	20	20	20	20
Assessment	Pearson Correlation	.977**	.977**	1	.963**
	Sig. (2-tailed)	.000	.000		.000
	N	20	20	20	20
Future_Persp	Pearson Correlation	.985**	.986**	.963**	1
	Sig. (2-tailed)	.000	.000	.000	
	N	20	20	20	20

**. A correlação é significativa ao nível de 0,01 (bicaudal).

Correlações de Designers Visuais

		Knowledge	Skills	Assessment	Future_Persp
Knowledge	Pearson Correlation	1	.987**	.986**	.975**
	Sig. (2-tailed)		.000	.000	.000
	N	100	100	100	100
Skills	Pearson Correlation	.987**	1	.968**	.985**
	Sig. (2-tailed)	.000		.000	.000
	N	100	100	100	100
Assessment	Pearson Correlation	.986**	.968**	1	.949**
	Sig. (2-tailed)	.000	.000		.000
	N	100	100	100	100
Future_Persp	Pearson Correlation	.975**	.985**	.949**	1
	Sig. (2-tailed)	.000	.000	.000	
	N	100	100	100	100

**. A correlação é significativa ao nível de 0,01 (bicaudal).

Correlações de todas as partes interessadas

		Knowledge	Skills	Assessment	Future_Persp
Knowledge	Pearson Correlation	1	.975**	.977**	.931**
	Sig. (2-tailed)		.000	.000	.000
	N	138	138	138	138
Skills	Pearson Correlation	.975**	1	.944**	.967**
	Sig. (2-tailed)	.000		.000	.000
	N	138	138	138	138
Assessment	Pearson Correlation	.977**	.944**	1	.892**
	Sig. (2-tailed)	.000	.000		.000
	N	138	138	138	138
Future_Persp	Pearson Correlation	.931**	.967**	.892**	1
	Sig. (2-tailed)	.000	.000	.000	
	N	138	138	138	138

**. A correlação é significativa ao nível de 0,01 (bicaudal).

Regressão nos médicos

Resumo do modelo

Model	R	R Square	Adjusted R Square	Std. Error of the Estimate
1	0.970[a]	0.941	0.937	0.21445

a. Preditores: (Constante), Avaliação

Regressão em DBAs

Resumo do modelo

Model	R	R Square	Adjusted R Square	Std. Error of the Estimate
1	0.963[a]	0.927	0.923	0.27937

a. Preditores: (Constante), Avaliação

Coeficientes[a]

Model		Unstandardized Coefficients		Standardized Coefficients	t	Sig.
		B	Std. Error	Beta		
1	(Constant)	.020	.122		.164	.870
	Assessment	.822	.036	.892	22.952	.000

a. Variável Dependente: Futuro_Persp & $p<0,05$

Mediação nos médicos (Conhecimentos - Competências - Avaliação)

Resumo do modelo

Model	R	R Square	Adjusted R Square	Std. Error of the Estimate
1	0.990[a]	0.979	0.978	0.17470

a. Preditores: (Constante), Conhecimento

Coeficientes[a]

Model		Unstandardized Coefficients		Standardized Coefficients	t	Sig.	95.0% Confidence Interval for B	
		B	Std. Error	Beta			Lower Bound	Upper Bound
1	(Constant)	-.338	.108		-3.119	.007	-.568	-.108
	Knowledge	1.130	.041	.990	27.422	.000	1.042	1.217

a. Variável Dependente: Competências & $p<0,05$

Resumo do modelo

Model	R	R Square	Adjusted R Square	Std. Error of the Estimate
1	0.980[a]	0.961	0.959	0.20394

a. Preditores: (Constante), Competências

Coeficientes[a]

Model		Unstandardize Coefficient		Standardize Coefficient	t	Sig.	95.0% Confidence Interval for B	
		B	Std.	Beta			Lower	Upper
1	(Constant	.236	.112		2.103	.052	-.002	.474
	Skills	.837	.042	.980	19.881	.000	.748	.927

a. Variável Dependente: Avaliação & $p<0,05$

Resumo do modelo

Model	R	R Square	Adjusted R Square	Std. Error of the Estimate
1	0.981[a]	0.962	0.956	0.20937

a. Preditores: (Constante), Conhecimentos, Competências

Coeficientes[a]

Model		Unstandardized Coefficients		Standardized Coefficients	t	Sig.	95.0% Confidence Interval for B	
		B	Std. Error	Beta			Lower Bound	Upper Bound
1	(Constant)	.186	.165		1.131	.276	-.165	.537
	Skills	.711	.300	.833	2.375	.031	.073	1.350
	Knowledge	.145	.342	.149	.425	.677	-.584	.875

a. Variável Dependente: Avaliação & $p<0,05$

Mediação em médicos (Competências - Avaliação - Perspetiva individual e futura)

Resumo do modelo

Model	R	R Square	Adjusted R Square	Std. Error of the Estimate
1	0.980[a]	0.961	0.959	0.20394

a. Preditores: (Constante), Competências

Coeficientes[a]

Model		Unstandardized Coefficients		Standardized Coefficients	t	Sig.	95.0% Confidence Interval for B	
		B	Std. Error	Beta			Lower Bound	Upper Bound
1	(Constant)	.236	.112		2.103	.052	-.002	.474
	Skills	.837	.042	.980	19.881	.000	.748	.927

a. Variável Dependente: Avaliação & *p<0,05*

Resumo do modelo

Model	R	R Square	Adjusted R Square	Std. Error of the Estimate
1	0.970[a]	0.941	0.937	0.21445

a. Preditores: (Constante), Avaliação

Coeficientes[a]

Model		Unstandardize Coefficient		Standardize Coefficient	t	Sig.	95.0% Confidence Interval for B	
		B	Std.	Beta			Lower	Upper
1	(Constant	.148	.127		1.165	.261	-.122	.419
	Assessmen	.829	.052	.970	15.990	.000	.719	.939

a. Variável Dependente: Futuro_Persp & *p<0,05*

Resumo do modelo

Model	R	R Square	Adjusted R Square	Std. Error of the Estimate
1	0.976[a]	0.953	0.947	0.19735

a. Preditores: (Constante), Avaliação, Competências

Coeficientes[a]

Mode l		Unstandardize Coefficient		Standardize Coefficient	t	Sig.	95.0% Confidence Interval for B	
		B	Std.	Beta			Lower	Upper
1	(Constant	.221	.123		1.797	.093	-.041	.483
	Skills	.408	.207	.558	1.973	.067	-.033	.848
	Assessmen	.361	.242	.423	1.493	.156	-.154	.877

a. Variável Dependente: Futuro_Persp & *p<0,05*

Mediação em todas as partes interessadas (Conhecimentos - Competências - Avaliação)

Resumo do modelo

Model	R	R Square	Adjusted R Square	Std. Error of the Estimate
1	0.975[a]	0.951	0.950	0.25767

a. Preditores: (Constante), Conhecimento

Coeficientes[a]

Model		Unstandardized Coefficients		Standardized Coefficients	t	Sig.
		B	Std. Error	Beta		
1	(Constant)	.208	.057		3.640	.000
	Knowledge	.879	.017	.975	51.202	.000

a. Variável Dependente: Competências & *p<0,05*

Resumo do modelo

Model	R	R Square	Adjusted R Square	Std. Error of the Estimate
1	0.944[a]	0.892	0.891	0.39886

a. Preditores: (Constante), Competências

Coeficientes

Model		Unstandardized Coefficients		Standardized Coefficients	t	Sig.
		B	Std. Error	Beta		
1	(Constant)	.315	.092		3.414	.001
	Skills	.985	.029	.944	33.430	.000

a. Variável Dependente: Avaliação & *p<0,05*

Resumo do modelo

Model	R	R Square	Adjusted R Square	Std. Error of the Estimate
1	0.978[a]	0.956	0.955	0.25597

a. Preditores: (Constante), Conhecimentos, Competências

Coeficientes

Model		Unstandardized Coefficients		Standardized Coefficients	t	Sig.
		B	Std. Error	Beta		
1	(Constant)	.394	.059		6.620	.000
	Skills	-.175	.085	-.168	-2.055	.042
	Knowledge	1.072	.077	1.140	13.972	.000

a. Variável Dependente: Avaliação & *p<0,05*

Mediação em todas as partes interessadas (Competências - Avaliação - Perspetiva individual e futura)

Resumo do modelo

Model	R	R Square	Adjusted R Square	Std. Error of the Estimate
1	0.967[a]	0.934	0.934	0.28628

a. Preditores: (Constante), Competências

Coeficientes

Model		Unstandardized Coefficients		Standardized Coefficients	t	Sig.	95.0% Confidence Interval for B	
		B	Std.	Beta			Lower	Upper
1	(Constant	-.070	.066		-1.065	.289	-.201	.060
	Skills	.930	.021	.967	43.948	.000	.888	.972

a. Variável Dependente: Futuro_Persp & *p*<*0*,05

Resumo do modelo

Model	R	R Square	Adjusted R Square	Std. Error of the Estimate
1	0.944[a]	0.892	0.891	0.39886

a. Preditores: (Constante), Competências

Coeficientes

Model		Unstandardized Coefficients		Standardized Coefficients	t	Sig.	95.0% Confidence Interval for B	
		B	Std. Error	Beta			Lower Bound	Upper Bound
1	(Constant)	.315	.092		3.414	.001	.132	.497
	Skills	.985	.029	.944	33.430	.000	.927	1.044

a. Variável Dependente: Avaliação & *p*<*0*,05

Resumo do modelo

Model	R	R Square	Adjusted R Square	Std. Error of the Estimate
1	0.969[a]	0.938	0.937	0.27824

a. Preditores: (Constante), Avaliação, Competências

Coeficientes

Model		Unstandardized Coefficients		Standardized Coefficients	t	Sig.	95.0% Confidence Interval for B	
		B	Std. Error	Beta			Lower Bound	Upper Bound
1	(Constant)	-.014	.067		-.210	.834	-.147	.118
	Skills	1.106	.062	1.150	17.723	.000	.983	1.230
	Assessment	-.179	.060	-.194	-2.996	.003	-.298	-.061

a. Variável Dependente: Futuro_Persp & *p*<*0*,05

D. Padrão de feedback das partes interessadas (com base nas componentes do modelo IV)

O eixo X mostra os factores

O eixo Y representa o número de participantes

Legendas de padrões de 1 -5 mostrando a escala de likert de menos para mais confiante

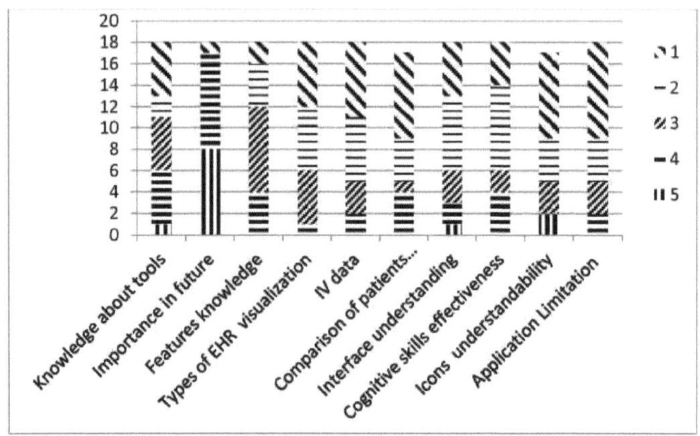

Factores de conhecimento Feedback nos médicos

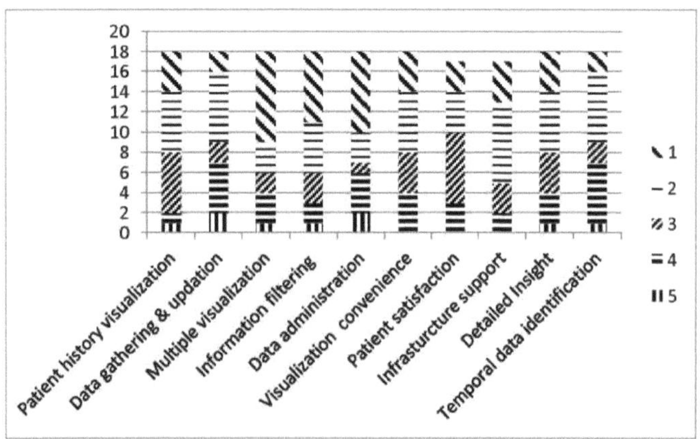

Factores de competência Feedback nos médicos

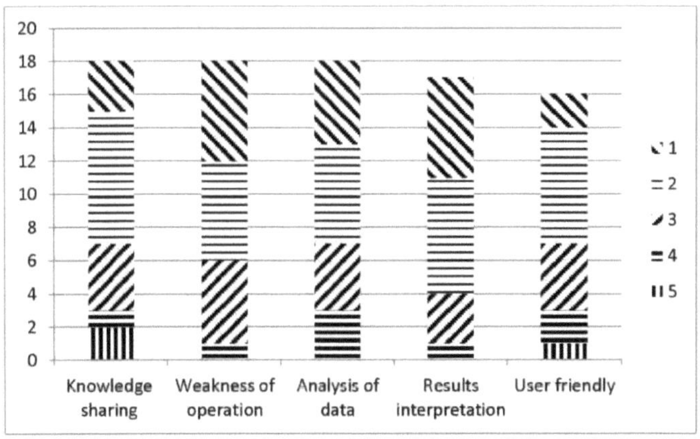

Factores de avaliação Feedback nos médicos

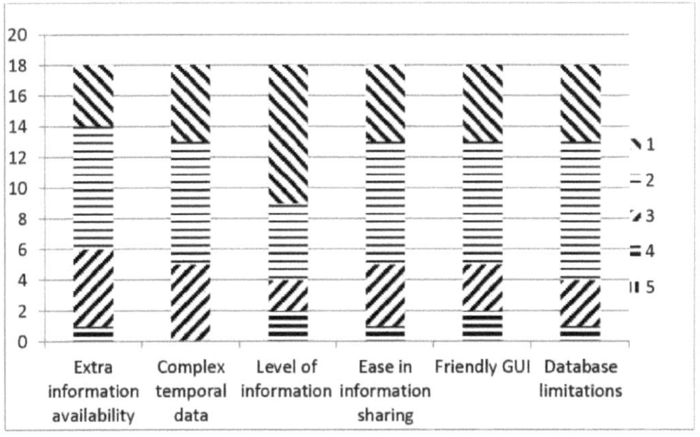

Factores individuais e de perspetiva futura Feedback nos médicos

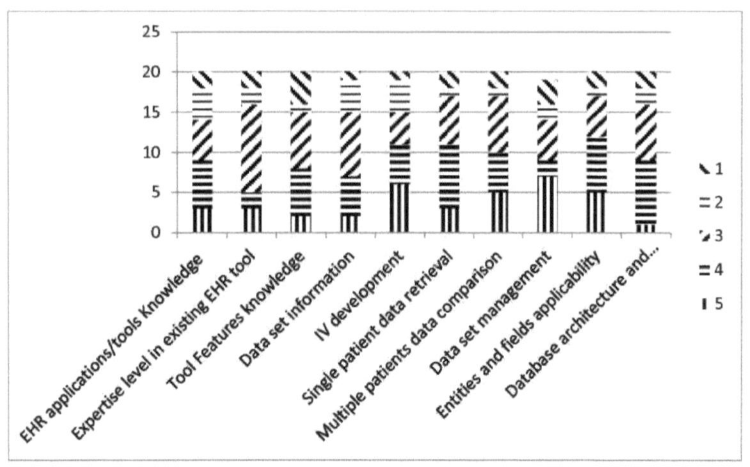

Factores de conhecimento Feedback nos DBAs

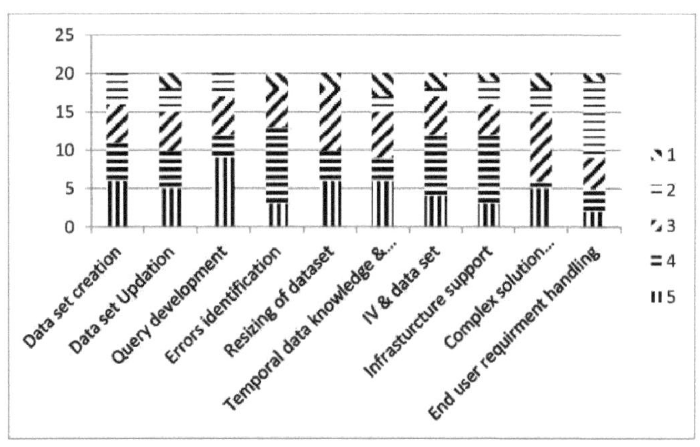

Factores de competência Feedback nos DBAs

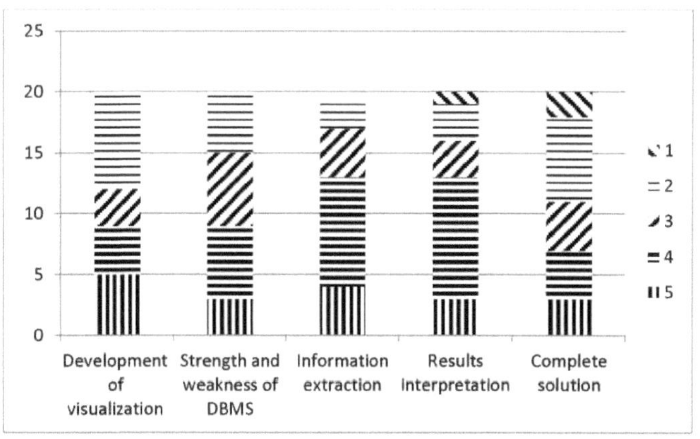

Factores de avaliação Feedback nos DBAs

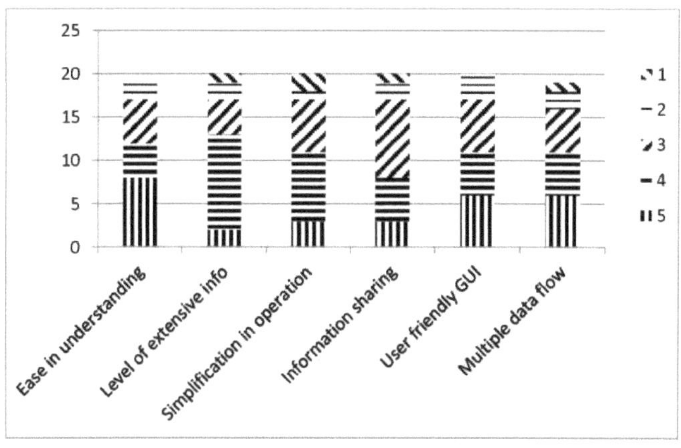

Factores de Perspetiva Individual e Futura Feedback em DBAs

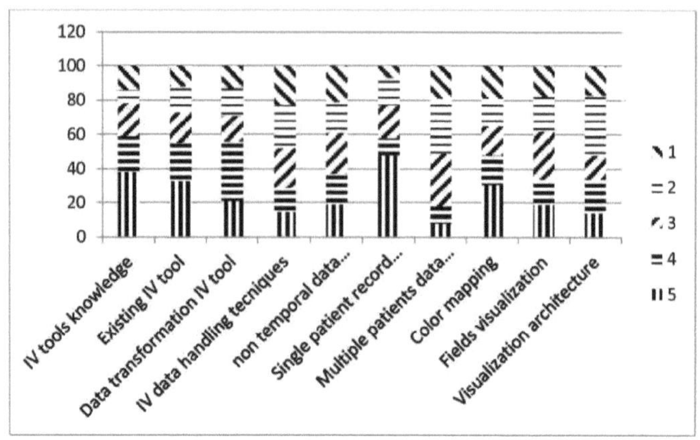

Factores de Conhecimento Feedback em Designers Visuais

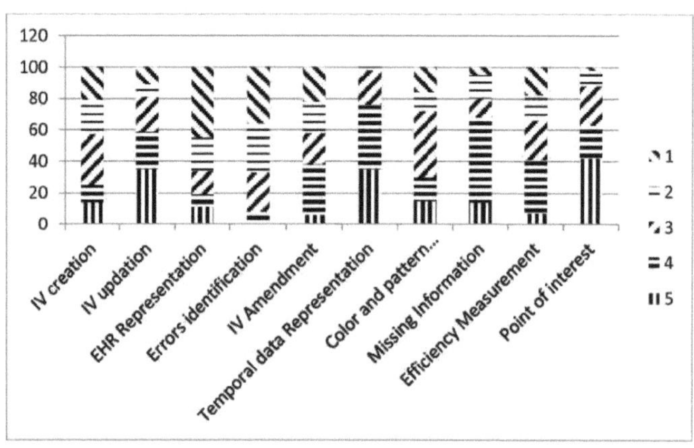

Factores de Competência Feedback em Designers Visuais

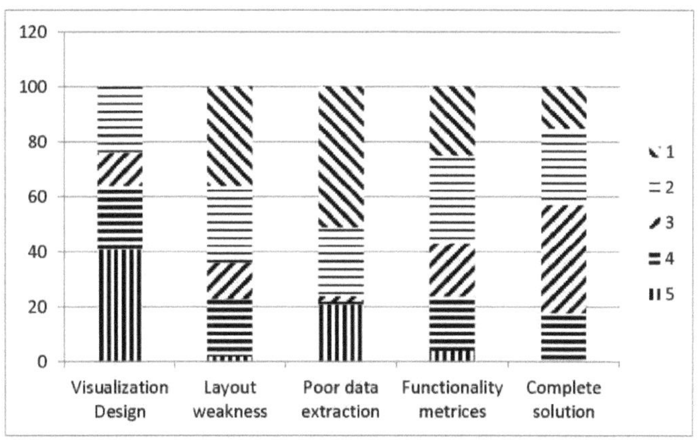

Factores de Avaliação Feedback em Designers Visuais

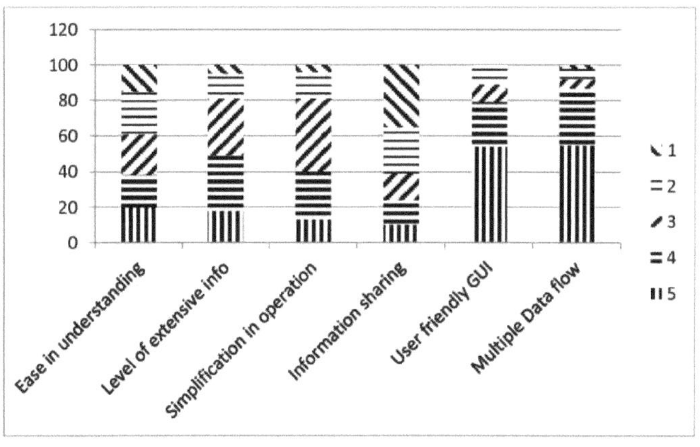

Factores de Perspetiva Individual e Futura Feedback em Designers Visuais

E. Frequência de palavras e percentagem de palavras temáticas em nós categóricos

Category	Node	Interviews	References	Percentage %
Cat-1	Knowledge	Resp1	564	14.62
		Resp2	631	20.19
		Resp3	244	18.97
		Resp4	637	18.38
		Resp5	681	19.86
		Resp6	417	20.05
		Resp7	435	20.15
		Resp8	508	19.05
Cat-2	Skills	Resp1	102	2.07
		Resp2	138	3.9
		Resp3	33	2.56
		Resp4	93	2.86
		Resp5	85	2.97
		Resp6	54	2.39
		Resp7	89	3.05
		Resp8	103	3.75
Cat-3	Assessment	Resp1	90	1.93
		Resp2	105	3.58
		Resp3	26	2.43
		Resp4	86	2.86
		Resp5	91	3.47
		Resp6	38	2.29
		Resp7	97	4.25
		Resp8	83	3.28
	Individual	Resp1	583	14.93
		Resp2	639	20.16
		Resp3	252	19.14
		Resp4	645	18.44

Cat-4	and Future Perspective	Resp5	677	19.56
		Resp6	425	20.19
		Resp7	523	20.07
		Resp8	256	18.19
Cat-5	Knowledge vs. Skills and Assessment	Resp1	381	10.12
		Resp2	376	12.39
		Resp3	161	12.86
		Resp4	407	11.78
		Resp5	333	9.92
		Resp6	273	13.51
		Resp7	328	12.15
		Resp8	257	11.21
Cat -6	Skill vs. Assessment & future perspective	Resp1	597	15.36
		Resp2	672	21.40
		Resp3	262	20.14
		Resp4	673	19.32
		Resp5	709	20.52
		Resp6	441	21.01
		Resp7	389	18.83
		Resp8	459	18.46
Cat -7	Assessment vs. future perspective	Resp1	564	14.62
		Resp2	631	20.19
		Resp3	244	18.97
		Resp4	637	18.38
		Resp5	681	19.86
		Resp6	417	20.05
		Resp7	521	19.05
		Resp8	489	18.45

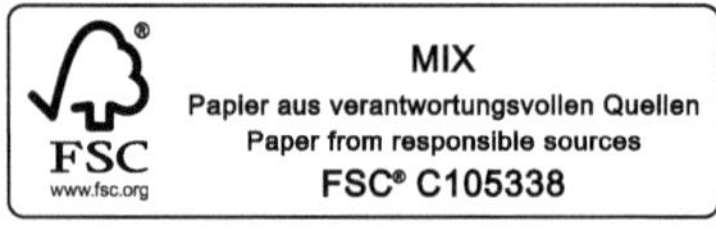

Printed by Books on Demand GmbH, Norderstedt / Germany